Chun K. Kim

# Nuclear Medicine and PET/CT Cases
## Cases in Radiology

# 核医学及 PET/CT 病例解析

主 编　〔美〕　淳·K.基姆

主 译　陈　跃

天津出版传媒集团

天津科技翻译出版有限公司

著作权合同登记号：图字：02-2017-256

图书在版编目（CIP）数据

核医学及PET/CT病例解析/（美）淳·K.基姆
（Chun K. Kim）主编；陈跃主译. —天津：天津科技
翻译出版有限公司，2019.9
书名原文：Nuclear Medicine and PET/CT Cases
ISBN 978-7-5433-3950-7

Ⅰ.①核…　Ⅱ.①淳…　②陈…　Ⅲ.①计算机 X 线扫描
体层摄影-影像诊断-病案-分析　Ⅳ.①R814.42

中国版本图书馆 CIP 数据核字（2019）第 154370 号

授权单位：Oxford Publishing Limited
出　　版：天津科技翻译出版有限公司
出 版 人：刘子媛
地　　址：天津市南开区白堤路 244 号
邮政编码：300192
电　　话：(022)87894896
传　　真：(022)87895650
网　　址：www.tsttpc.com
印　　刷：北京博海升彩色印刷有限公司
发　　行：全国新华书店
版本记录：787mm×1092mm　16 开本　27.5 印张　350 千字
　　　　　2019 年 9 月第 1 版　2019 年 9 月第 1 次印刷
　　　　　定价：188.00 元

（如发现印装问题，可与出版社调换）

# 译者名单

主　译　陈　跃

译　者（按姓氏汉语拼音排序）

蔡　亮　西南医科大学附属医院

陈　立　西南医科大学附属医院

陈　宇　四川大学华西医院

陈　跃　西南医科大学附属医院

丁浩源　西南医科大学附属医院

黄占文　西南医科大学附属医院

刘　斌　四川大学华西医院

潘卫明　海南医学院第一附属医院

杨吉刚　首都医科大学附属北京友谊医院

张　春　首都医科大学附属北京朝阳医院

张　伟　西南医科大学附属医院

张　瑜　西南医科大学附属医院

张春银　西南医科大学附属医院

张蜀茂　西南医科大学附属医院

郑文璐　西南医科大学附属医院

朱　艳　西南医科大学附属医院

邹雨婷　西南医科大学附属医院

# 编者名单

## 主编

**Chun K. Kim**
Associate Professor of Radiology
Havard Medical School
Clinical Director of Nuclear Medicine and Molecular Imaging
Brigham and Women's Hospital
Boston, Massachusetts

## 编者

**Scott Britz-Cunningham, MD, PhD**
Division of Nuclear Medicine
West Roxbury VA Medical Center
Assistant Professor of Radiology
Harvard Medical School
Boston, Massachusetts

**Marcelo F. Di Carli, MD**
Professor of Radiology
Harvard Medical School
Chief, Division of Nuclear Medicine and
Molecular Imaging
Brigham and Women's Hospital
Boston, Massachusetts

**Frederick D. Grant, MD**
Assistant Professor of Radiology
Harvard Medical School
Boston Children's Hospital
Boston, Massachusetts

**Sherif Heiba, MD**
Associate Professor of Radiology
Icahn School of Medicine
Mount Sinai Medical Center
New York, New York

**Laura L. Horky, MD, PhD**
Instructor in Radiology
Harvard Medical School
Brigham and Women's Hospital
Boston, Massachusetts

**Hyewon Hyun, MD**
Instructor in Radiology
Harvard Medical School
Brigham and Women's Hospital
Boston, Massachusetts

**Heather A. Jacene, MD**
Assistant Professor of Radiology
Harvard Medical School
Dana-Farber Cancer Institute
Boston, Massachusetts

**Phillip J. Koo, MD**
Assistant Professor of Radiology
University of Colorado School of Medicine
Aurora, Colorado

**Christopher J. Palestro, MD**
Chief of Nuclear Medicine and Molecular Imaging
North Shore Long Island Jewish Medical
Health System
Professor of Radiology
Hofstra North Shore–LIJ School of Medicine
New Hyde Park, New York

**Won Jun Park, MD**
CHF Fellow
Department of Cardiology
Mount Sinai Beth Israel Hospital
New York, New York

**Balaji Rao, MD**
Assistant Professor of Radiology
Yale University School of Medicine
New Haven, Connecticut

**Christopher G. Sakellis, MD**
Instructor in Radiology
Harvard Medical School
Dana-Farber Cancer Institute
Boston, Massachusetts

**S. Ted Treves, MD**
Professor of Radiology
Harvard Medical School
Boston Children's Hospital
Boston, Massachusetts

**Daniel F. Worsley, MD**
Assistant Professor of Radiology
University of British Columbia
Vancouver General Hospital
Vancouver, BC, Canada

**Katherine A. Zukotynski, MD**
Assistant Professor
University of Toronto
Sunnybrook Health Sciences Centre
Toronto, ON, Canada

# 中文版前言

核医学是利用微量放射性核素诊断、治疗和研究疾病的学科,在临床发挥着重要的作用。我国核医学普及程度不高,核医学诊疗项目开展得不全面,部分项目甚至尚未开展。哈佛医学院核医学科诊疗工作的开展在全球领先。

淳·K.基姆主编积累了大量的核医学诊疗病例,编写了《核医学和 PET/CT 病例解析》一书,该书由牛津大学出版社出版。弗尼吉亚大学、亚利桑那州立大学、乔治城大学和宾夕法尼亚大学等的多位专家共同参与该书的编写。书中主要介绍了单光子显像、核医学治疗与 PET/CT 的各种病例。全书共 15 章 194 个病例,包括中枢神经系统显像、炎症/感染核素显像、肺通气/灌注显像、儿科核医学、放射性核素心脏显像、骨显像、PET/CT 在肿瘤中的应用、其他亲肿瘤显像等。每个病例包括病史、放射性药物/剂量/检查流程、影像表现、鉴别诊断、教学要点、临床处置和参考文献。

该书图文并茂,讲解通俗易懂,通过展示一个个经典病例,激发读者对于达到正确诊断所必需的理性思维,开阔分析及鉴别诊断思路,从而提高应用核医学技术对疾病进行诊断分析的能力,相信对广大医师有很好的启迪作用。该书内容全面,实用性强,可作为核医学科住院医师,到核医学科轮转的规范化培训学员、研究生和进修生,以及其他相关专业人员的参考读物,堪称一本从入门到精通的理想病例书籍。

我国核医学发展不平衡,许多医院新建核医学科,核医学的临床应用急需普及提高。译者在精读本书后,有感于国内缺乏类似案例解析书籍,欣然同意翻译该书,以期提高广大医务人员对核医学的认识和理解。通过团队的不懈努力,顺利完成了该书的翻译工作。在翻译过程中,力求精准并忠实于原著,经过翻译团队共同讨论,反复校对和修订,最终将这本有价值且实用的案例分析书籍呈现给广大读者。感谢天津科技翻译出版有限公司的编辑们为本书中译本的出版所付出的辛勤劳动!

本书翻译过程中难免存在局限性和不足,敬请各位读者批评指正。

2019 年 8 月于泸州

# 前　言

　　该书以简明扼要的形式介绍了普通核医学与 PET/CT 显像病例，主要供放射科和核医学科住院医师和研究人员参考阅读，其他从事核医学相关研究的影像医师也会从中受益。本书采用独特的编排体例，每个病例的第一页给出患者病史和病例图像，但图像中没有箭头指示病灶，使读者在翻开下一页之前可以评价相应的影像发现，给出可能的诊断结果，模拟阅片室的场景。在每个病例的第二页顶部，会给出该病例的诊断结果和用箭头标示病灶的图像。此外，本书以浅显易懂的方式介绍了放射性药物/剂量/检查程序、影像表现、鉴别诊断、教学要点与临床处置。

　　典型的教科书中一般会将所有的鉴别诊断一一列出，冗长而不实用。本书与之不同之处在于，仅列出实用的且能激发有用的思维过程的鉴别诊断，或包括有价值的教学点的鉴别诊断(见“鉴别诊断”部分)。为了加深对特定疾病的全面理解，许多病例中增加了类似的病例。所强调的达到正确诊断所必需的相关思维过程与推理过程，在“教学要点”部分列出。书中有的“教学要点”内容是作者们二三十年临床经验的积累，极具实践性和实用性。

　　相信读者会发现此书生动有趣，通俗易懂。例如，大多数的放射科住院医师在大约 4 周的核医学科轮转期间就能够完成此书的阅读。大部分从业者将会发现该书虽然简洁，但蕴含的信息却如此丰富！希望本书可以成为核医学科医师备考的基础书籍以及相关专业人员有价值的参考指南。

# 致　谢

向对本书投入大量心血及提出宝贵建议的人员致以最诚挚的感激：

弗尼吉亚大学，马克·安德森

华盛顿大学 Mallinckrodt 放射学研究所，桑吉夫·巴拉

宾夕法尼亚州大学赫尔歇医疗中心，迈克·布鲁诺

堪萨斯城圣卢克医院，梅丽莎·罗萨多·德·克里斯滕森

亚利桑那州立大学，瑞汗·可汗

宾夕法尼亚大学，亚历山大·马利瑞安

布莱根妇女医院，斯泰西·斯密斯

献给我的父母、妻子和孩子，
感谢他们的关爱与支持！


淳·K.基姆

# 病例 1

## 病史

患者女,42 岁,患有难治性癫痫,脑部 MRI 未见异常。

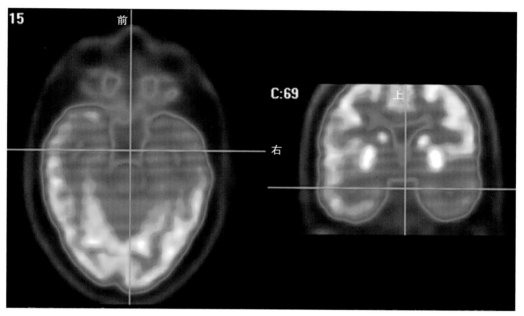

图 1.1

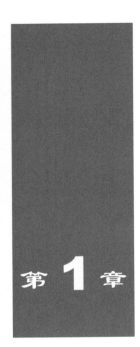

# 第 1 章　中枢神经系统核素显像

Laura L. Horky, Chun K. Kim

# 目 录

# 病例 1 左侧颞叶发作间期灶

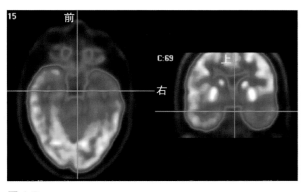

图 1.2

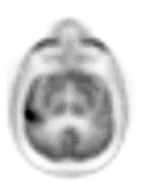

图 1.3

## 放射性药物/剂量/检查流程

$^{18}$F-FDG/5mCi/注射后 1h PET 显像。

## 影像表现

图 1.2：左侧颞叶代谢减低。

## 鉴别诊断

结合癫痫病史和 MRI 正常，PET 影像表现与左颞癫痫发作间期致痫灶最符合。

## 教学要点

1.发作间期 PET 显像对于癫痫病灶的鉴别很有意义。

2.正如另 1 例癫痫持续发作的患者(图 1.3)，发作期 PET 显像(FDG 摄取期间癫痫发作)和发作期 SPECT 显像(在最开始发作的 15~30s 内注射显像剂)典型表现为致痫灶高代谢/高灌注，然而，发作间期的影像表现为致痫灶低代谢/低灌注(图 1.2)。

3.如果时机把握得当，发作期 SPECT 显像，比发作间期 PET 显像或 SPECT 显像敏感性更高，但此时机往往很难获得。更重要的是，显像剂注射延迟(临床发作大于 30s 后)可能导致致痫灶的错误定位。因此，一些研究中心更倾向于行发作间期的 PET 显像。

4.发作间期的 PET 显像比发作间期的 SPECT 显像更敏感。

5.在颞叶的致痫灶，MRI 可能显示正常或显示为海马硬化。

6. SPECT 和 PET 显像研究常常应用于体表脑电图或 MRI 不能明确识别癫痫病灶时。这些显像研究可以指导外科医师进行手术切除或进一步的诊断性操作，如硬膜下电极放置。当发作间期 PET 显像表现为双侧脑皮质代谢不对称，其差异≥15%(平均 SUV)时，手术可能更成功(Theodore 等，1992)。

## 临床处置

1.FDG 影像表现与 MRI(在本例中为正常)和脑电图相关。

2.这些信息用来确定患者是否适合行颞叶切除术。

3.这例患者随后接受了左前颞叶切除术，术后经过至少 2 年随访未见癫痫发作。手术病理显示胶质细胞轻度增生。

## 参考文献

Theodore WH, et al. Temporal lobectomy for uncontrolled seizures: the role of positron emission tomography. *Ann Neurol.* 1992;32:789–794.

Horky L, et al. PET and SPECT in brain tumors and epilepsy. *Neurosurg Clin N Am.* 2011;22:169–184.

## 病例 2

### 病史

患者 65 岁,头部外伤后昏迷,CT 显示硬膜下和蛛网膜下隙出血和小脑幕切迹脑疝。

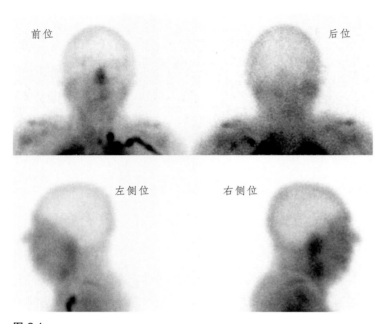

图 2.1

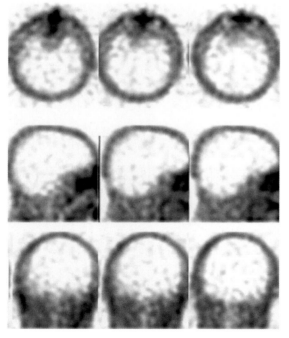

图 2.2

# 病例 2　脑死亡

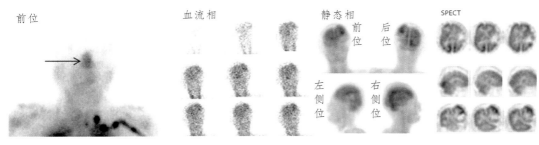

前位　　　　　　　血流相　　　　　　静态相　　　　　SPECT
　　　　　　　　　　　　　　　　　前　　后
　　　　　　　　　　　　　　　　　位　　位

　　　　　　　　　　　　　　　　　左　　右
　　　　　　　　　　　　　　　　　侧　　侧
　　　　　　　　　　　　　　　　　位　　位

图 2.3　　　　　　　图 2.4

## 放射性药物/剂量/检查流程

　　$^{99m}$Tc-HMPAO/20mCi/显像剂注射后立即行动态显像,20min 后行静态平面显像,必要时可行 SPECT 显像。

## 影像表现(图 2.1 至图 2.3)

　　1.颅内无显像剂分布。

　　2.鼻部高灌注(热鼻征)(箭)。

## 鉴别诊断

　　该显像的影像表现符合脑死亡。

## 教学要点

　　1.灌注显像剂($^{99m}$Tc-ECD 和 $^{99m}$Tc-HMPAO)可进入脑实质。

　　2.使用这些显像剂,如果颅内无显像剂分布可考虑诊断为脑死亡。若大脑任何部位出现显像剂分布均排除该诊断。

　　3.如果平面显像不确定,可以考虑行 SPECT 显像。

　　4.图 2.4:非脑死亡病例。

　　5.如果在脑功能停止 6h 内显像或出现头皮或颅内出血,那么颅内可能会出现假阳性。

　　6.如果使用的显像剂不能穿过血脑屏障(例如 $^{99m}$Tc-DTPA),那么需要进一步随访评估。然而,如果使用 HMPAO 或 ECD 显像(这是目前认为的标准诊断方式),这仅是辅助的检查,不能单独用来确诊脑死亡。

　　(1)正如图 2.4 血流灌注相的前 4 帧图像上所见,如果存在动脉期的"三叉戟标志"(主要由一个代表左、右大脑前动脉向头顶裂上方的活性延伸和代表左、右大脑中动脉向双侧外侧裂的活性延伸)可排除脑死亡。图像显像不清是由于本例使用的是灌注显像剂,导致脑本底摄取迅速增高。

　　(2)"热鼻征"表明因缺乏颈内动脉血流供血而优选颈外动脉循环供血,出现该影像表现的患者约占脑死亡患者的 50%。

　　(3)静脉期,静脉窦无显像剂分布提示脑死亡。

## 临床处置

　　1.如果影像表现与脑死亡一致,告知相关团队,并在患者病例上做记录。

　　2.如果影像表现与脑死亡不一致,可再次行该检查。

**参考文献**

Donohoe K, et al. *SNM Procedure Guideline for Brain Death Scintigraphy*. version 1.0, 2003 (www.snm.org/guidelines).

## 病例 3

### 病史

患者男,68 岁,经颈动脉超声和 MR 血管成像检查证实为双侧颈内动脉闭塞和左前循环卒中,计划行颈内外动脉搭桥术。

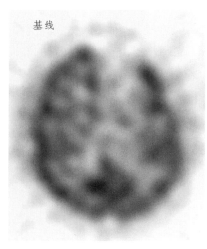

基线　　　　　　使用乙酰唑胺后

图 3.1　　　　　图 3.2

# 病例 3　左侧大脑前动脉卒中和大脑中动脉缺血

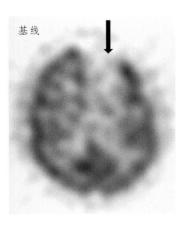
基线

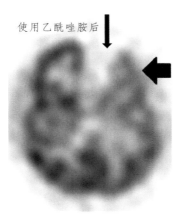
使用乙酰唑胺后

图 3.3　　　　　　　　图 3.4

## 放射性药物/剂量/检查流程

$^{99m}$Tc-ECD/20mCi/注射后 45min 行 SPECT 显像。

## 影像表现

1.左侧大脑前动脉供血区为固定缺损(图 3.3 和图 3.4,细箭)。

2. 左侧大脑中动脉供血区为可逆性缺损, 仅在使用乙酰唑胺后的显像中可见 (图 3.4,粗箭)。

## 鉴别诊断

1.这个固定缺损与其左侧大脑前动脉卒中的病史一致。

2.左侧大脑中动脉供血区可逆性缺损与脑血管损伤后的缺血区一致。

## 教学要点

1.这个显像是为了判断患者是否受益于颈内外动脉搭桥术或颈动脉内膜切除术。

2.乙酰唑胺(醋唑磺胺)是一种碳酸酐酶抑制剂,可以增加约 4 倍的脑循环血流量。当患者出现脑循环受损时,可以通过自动调节血管舒张来缓解。

3.基线灌注可能表现正常,但在给予血管舒张剂后,类似于"灌注压力试验",已经受损的血管不能进一步扩张,而其余的(未受损的)血管脑灌注增加。因此,相比之下,受损的血管区域表现为低灌注。

## 临床处置

单侧颈动脉狭窄和静息状态下, 脑血管储备功能正常的患者是颈动脉搭桥手术的理想选择。当患者脑血管储备不足时,行颈动脉内膜切除术或颈内外动脉搭桥术的风险会增加。

## 参考文献

Juni J, et al. *Procedure Guideline for Brain Perfusion SPECT Using 99mTc Radiopharmaceuticals*, version 3.0, approved 2009 (http://www.snm.org/guidelines).

Vorstrup S, et al. Evaluation of the cerebral vasodilatory capacity by the acetazolamide test before EC-IC bypass surgery in patients with occlusion of the internal carotid artery. *Stroke.* 1986;17:1291–1298.

# 病例 4

## 病史

患者女, 73 岁, 患痴呆症。

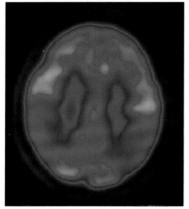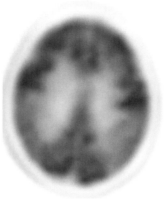

图 4.1

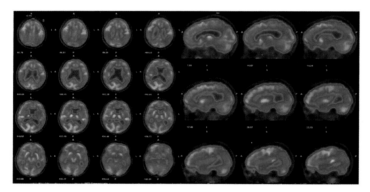

图 4.2

## 病例 4　阿尔茨海默病

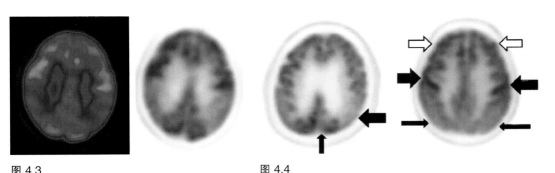

图 4.3　　　　　　　　　　　　图 4.4

### 放射性药物/剂量/检查流程

$^{18}$F-FDG/10mCi/注射显像剂后 1h 行 PET 显像。

### 影像表现

1.双侧额叶(轻度的)、顶叶、颞叶和后扣带回皮质代谢均降低。

2.双侧感觉运动皮层、深部核团、枕叶皮质和小脑代谢正常。

3.大脑纵裂池、尾状核间距、丘脑间距均增宽符合脑萎缩表现。

### 鉴别诊断

1.帕金森性痴呆:其影像表现与阿尔茨海默病(AD)相似,但视觉皮层受影响更大,颞叶内侧皮质受影响相对较小。

2.路易体痴呆(DLB):除了额叶和颞顶叶皮质代谢降低,枕叶皮质也表现为代谢减低。此外,如果患者除了认知功能障碍,同时出现帕金森综合征和视幻觉,说明其视觉皮层存在病理改变,则 DLB 可考虑为主要诊断。

### 教学要点

1.在阿尔茨海默病患者中,在 FDG PET 显像上早期影像表现是颞顶叶代谢减低,早期可以是不对称的。早期也可见后扣带回代谢减低。随着疾病的进展,额叶皮质出现代谢减低。在 AD 患者中,感觉运动皮质、枕叶皮质和小脑半球皮质不受累。

2.SPECT 灌注显像(例如,$^{99m}$Tc-HMPAO 和 $^{99m}$Tc-ECD)也可以用于诊断这些疾病,但是 PET 显像分辨率更高。

3.图 4.4:(左图)早期 AD 是顶叶皮质不对称性发生,左侧(粗箭)比右侧受累更严重。左侧后扣带回也是不对称性较对侧代谢减低更明显(细箭)。(右图)晚期 AD,双侧额叶(白箭)和双侧顶叶(细黑箭)代谢均减低。感觉运动皮质显著增高(粗黑箭)。

### 临床处置

1.目前没有治愈 AD 的方法。

2.胆碱酯酶抑制剂可以减缓 AD 疾病进展但不能预防或逆转。

3.胆碱酯酶抑制剂常用于 AD 和 DLB 患者,抗精神药物虽在 AD 患者中有效,却会导致 DLB 患者产生严重的副作用。

### 参考文献

Herholz K. FDG PET and differential diagnosis of dementia. *Alzheim Dis Assoc Disord*. 1995;9:6–16.

Waxman A, et al. *Society of Nuclear Medicine Procedure Guideline for FDG PET Brain Imaging*, version 1.0, 2009 (www.snm.org/guidelines).

# 病例 5

## 病史

患者男 ,58 岁,出现精神状态改变。

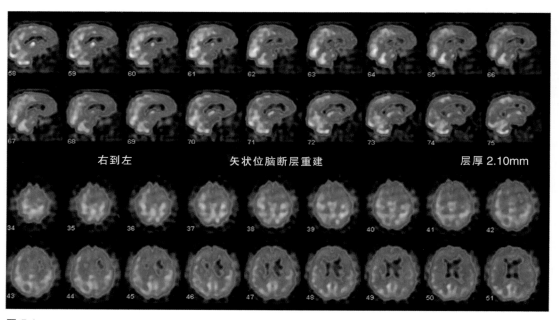

图 5.1

## 病例 5　额颞叶痴呆

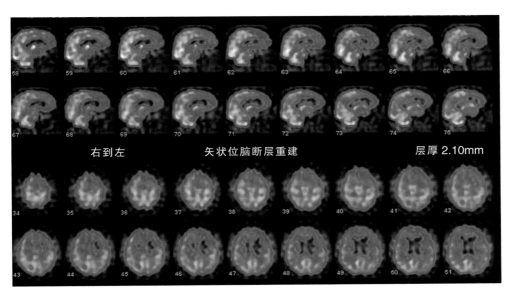

右到左　　　矢状位脑断层重建　　　层厚 2.10mm

图 5.2

### 放射性药物/剂量/检查流程

$^{99m}$Tc-HMPAO/925MBq(25mCi)/注射显像剂后 90min 行 SPECT 显像。

### 影像表现

1. 双侧额叶和颞叶血流灌注降低。

2. 顶叶血流灌注正常。

3. 小脑和基底节血流灌注正常。

### 鉴别诊断

额颞叶痴呆(FTD)的典型影像表现。

### 教学要点

1. FTD 病理上与 Tau 蛋白包涵体有关。

2. MRI 可显示正常或提示额叶和(或)颞叶前部萎缩。

3. FDG PET 显像常用于鉴别诊断 AD 与 FTD,如名称所示,FTD 常累及额叶和颞叶皮质。在 FTD 患者中,额叶皮质受累比顶叶皮质更严重。

4. SPECT 灌注显像也可用于痴呆症的评估。

### 临床处置

1. 目前没有治愈 FTD 的方法。

2. 抗抑郁和抗精神病药物有一定帮助。

3. 支持治疗是有必要的。

### 参考文献

Herholz K. FDG PET and differential diagnosis of dementia. *Alzheim Dis Assoc Disord*. 1995;9:6–16.

Waxman A, et al. *Society of Nuclear Medicine Procedure Guideline for FDG PET Brain Imaging*, version 1.0, 2009 (www.snm. org/guidelines).

# 病例 6

## 病史

患者男,65 岁,出现认知能力下降、震颤及幻觉。

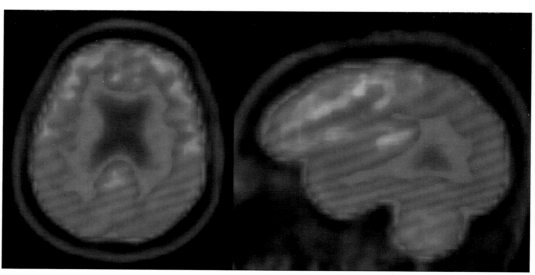

图 6.1

# 病例 6　路易体痴呆

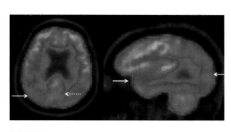
图 6.2

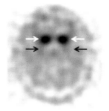
图 6.3

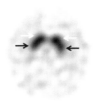
图 6.4

## 放射性药物/剂量/检查流程

$^{18}$F-FDG/370MBq(10mCi)/注射显像剂后 1h 行 PET 显像(图 6.1)和 $^{123}$I-氟潘(多巴胺转运体显像)/148MBq(4mCi)/注射显像剂后 3~6h 行 SPECT 显像(图 6.3)。

## 影像表现

1.图 6.2:双侧顶叶、颞叶和枕叶皮质(实箭)以及后扣带回(虚箭)代谢均减低,额叶皮质代谢正常。

2.图 6.3:(同 1 例患者的多巴胺转运体显像);双侧尾状核显像剂摄取正常(白箭),而双侧壳核摄取明显减少(黑箭)。

3.图 6.4:另 1 例多巴胺转运体显像正常的患者,作为对比。

## 鉴别诊断

AD:不大可能出现枕叶代谢减低。

## 教学要点

1. DaTscan(多巴胺转运蛋白显像):$^{123}$I-氟潘是可卡因类似物,经美国 FDA 批准用于评估多巴胺转运体。多巴胺转运体出现在纹状体,在该区域黑质纹状体神经元突触及突触后神经元以多巴胺作为神经递质。

2.帕金森病表现包括运动迟缓、静止性震颤、肌僵直及姿势不稳。

3.多巴胺转运体显像异常的帕金森综合征对于多巴胺治疗是有反应的。出现这类症状的疾病包括帕金森病(最常见)、进行性核上麻痹、多系统萎缩、皮质基底节区变性和 DLB。这些疾病不能通过多巴胺转运体显像予以鉴别,而 FDG PET 显像则有助于鉴别诊断。

4. 非神经变性帕金森综合征 (原发性震颤、药物诱导帕金森综合征和心因性帕金森综合征),其特点是纹状体多巴胺转运正常和多巴胺转运体显像正常。这类疾病对多巴胺治疗无效。

5.在美国和欧洲,多巴胺转运体显像主要用于评估帕金森病。在欧洲,临床上多巴胺转运体显像也用于鉴别 DLB 与 AD。但在美国,直到 2015 年 3 月,此适应证都没有被批准。

## 临床处置

1.目前没有治愈 DLB 的方法。

2.以控制症状为主。

3.详见病例 4。

## 参考文献

Djang D, et al. *SNM Practice Guideline for Dopamine Transporter Imaging with 123I-Ioflupane SPECT*, version 1.0 *J Nucl Med.* 2012;53:154–163.

McKeith I, et al. Diagnosis and management of dementia with Lewy bodies: third report of the DLB Consortium. *Neurology.* 2005;65:1863–1872.

Weintraub D, Hurtig HI. Presentation and management of psychosis in parkinson's disease and dementia with Lewy bodies. *Am J Psychiatry.* 2007;164:1491–1498.

# 病例 7

## 病史

患者女,72 岁,有慢性脑卒中病史,行 PET 显像以进行肺癌的早期分期。

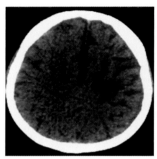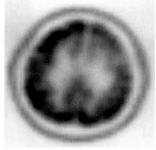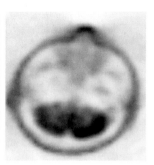

图 7.1

## 病例 7　由慢性脑梗死引起的交叉性小脑失联络

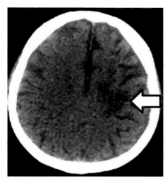 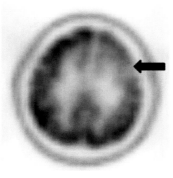 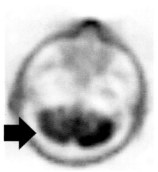

图 7.2

### 放射性药物/剂量/检查流程

$^{18}$F-FDG/370MBq(10mCi)/注射显像剂后 1h 行 PET 显像。

### 影像表现

1.CT(白箭)示左侧额叶后部脑白质和皮质密度减低,FDG PET 显像示(细箭)相应部位代谢减低。患者曾多年前于该部位发生脑梗死,由于正常脑白质代谢本就较低,脑白质的梗死灶在 FDG PET 显像上很难发现。

2.对侧小脑半球代谢减低(粗箭)。

### 鉴别诊断(基于 PET 影像表现)

1.急性或慢性脑卒中(CT 或 MRI 可辅助诊断)。

2.低级别胶质瘤。

3.癫痫的发作间期。

4.既往手术史。

5.照射野。

6.既往脑损伤。

### 教学要点

1.交叉性小脑失联络表现为由于皮质桥小脑纤维断裂使皮质失活化引起对侧小脑半球代谢降低。原发性损伤可能发生在皮质或深部核团。

2.交叉性小脑失联络是当幕上发生病变时(包括肿瘤、卒中或损伤),PET 或 SPECT 显像上一种常见的良性表现。小脑代谢减低通常是无症状的,如果是脑卒中产生的影响往往以后会消失,但若是与脑肿瘤相关,这影响可能会持续存在。切忌不要将其误认为是小脑的一种病变。

### 临床处置

无特殊处置。这个特殊病例的小脑影像表现主要有学术研究的意义。当提示急性卒中时,应告知治疗团队。

**参考文献**

Baron JC, et al. 'Crossed cerebellar diaschisis' in human suptratentorial brain infarction. *Trans Am Neurol Assess.* 1980;105:459–461.

Brunberg JA, et al. Crossed cerebellar diaschisis: occurrence and resolution demonstrated with PET during carotid temporary balloon occlusion. *Am J Neuroradiol.* 1992;13:58–61.

Flores LG II, et al. Crossed cerebellar diaschisis: analysis of iodine-123-IMP SPECT imaging. *J Nucl Med.* 1995;36:399–402.

# 病例 8

## 病史

患者男,78 岁,症状为步态失调、尿失禁和痴呆。

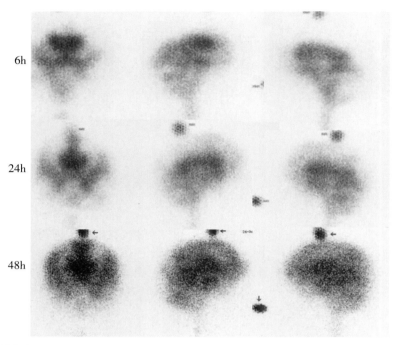

图 8.1

# 病例 8　放射性核素脑池显像:正常颅压脑积水

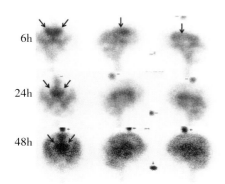

图 8.2

## 放射性药物/剂量/检查流程

$^{111}$In-DTPA/0.3~0.5mCi/鞘内给药后在多个时间点显像。

## 影像表现

1. 6h:大脑基底池和侧脑室(箭)内见显像剂浓聚。

2. 24h:双侧大脑外侧裂和大脑纵裂见显像剂缓慢充盈,但大脑凸面未见显像剂分布。侧脑室持续显影。

3. 48h:大脑凸面见显像剂分布,侧脑室仍见持续显影。

## 鉴别诊断

表现典型,无须鉴别。

## 教学要点

1.正常颅压脑积水(NPH)以三联征为特点:尿失禁、痴呆和共济失调(也称"多汗、行为怪异、步态不稳")。

2.脑脊液压力正常,CT 图像上未见明显皮质萎缩。

3.脑池造影术用于鉴别 NPH 患者,该类患者可受益于脑脊液分流术:从脑室分流到腹腔、右心房或胸腔。

4.$^{111}$In-DTPA 是经 FDA 批准唯一能注入脑脊液腔的显像剂。本例显像中,经腰椎穿刺注入显像剂。正常情况下,注射显像剂后 2~4h 大脑基底池显影,4~6h 脑室和鞍上池显影,24h 大脑凸面可见显像剂分布,24h 后,侧脑室无显像剂分布。侧脑室偶见短暂的轻度显影,特别是脑萎缩的患者,但持续时间不超过 24h。NPH 患者在 4~6h 见侧脑室显影,早于正常人且可持续几天。

## 临床处置

1.NPH 患者经脑脊液分流术治疗有效。脑脊液分流术可以消除约 81% NPH 患者的典型症状。

2.脑脊液循环系统显像目前不常规用于 NPH 的诊断。神经外科医师更倾向于做腰椎穿刺引流试验。

### 参考文献

Black P, et al. CSF shunts for dementia, incontinence, and gait disturbance. *Clin Neurosurg.* 1985;32:632–651.

Jacobs M, et al. Radionuclide cisternography and MRI in the evaluation of normal pressure hydrocephalus. *J Nucl Med.* 1989;14:819–884.

Poca MA, et al. Is the placement of shunts in patients with idiopathic normal-pressure hydrocephalus worth the risk? Results of a study based on continuous monitoring of intracranial pressure. *J Neurosurg.* 2004 May;100:855–866.

# 病例 9

## 病史

患者女,72 岁,已行 NPH 的脑室腹腔分流术,再次出现步态不稳和记忆丧失,评估分流管是否阻塞。

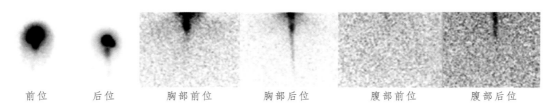

前位　　　后位　　　胸部前位　　　胸部后位　　　腹部前位　　　腹部后位

图 9.1　早期显像。

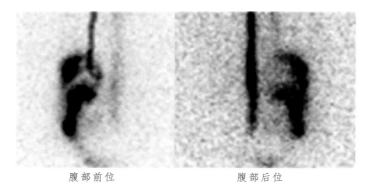

腹部前位　　　　　　腹部后位

图 9.2　延迟显像。

## 病例 9　正常脑室腹腔分流术

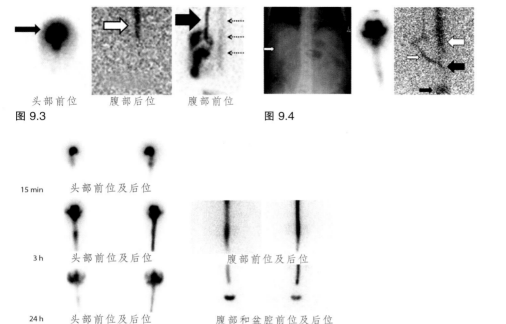

图 9.3　头部前位　　腹部后位　　腹部前位

图 9.4

图 9.5
15 min　头部前位及后位
3 h　头部前位及后位　　腹部前位及后位
24 h　头部前位及后位　　腹部和盆腔前位及后位

### 放射性药物/剂量/检查流程

$^{111}$In-DTPA/0.5mCi/显像剂注入分流贮液器后行脑室腹腔分流显像(注射时压迫分流管远端以使显像剂首先进入脑室)。

### 影像表现

1.显像剂进入侧脑室显影(左侧黑箭),提示贮液囊和侧脑室之间的分流管近端通畅。

2.显像剂正常地从脑室流到硬膜囊内(白箭)。

3.显像剂迅速地通过分流管远端(粗箭)到达右腹部的腹膜腔内,提示远端管道通畅。

4.脊髓硬膜囊仅见显像剂轻度摄取增高(虚箭),可以与分流管区别开。

### 鉴别诊断

表现典型,无须鉴别。

### 教学要点

1.阻塞是分流术失败的主要原因,可发生于分流管的近端或远端,常由于脑脊液蛋白质堆积而引起。

2.脑室腹腔分流术的阻塞部位常需手术来疏通。

3.分流管也可能损坏或渗漏。

4.分流管远端阻塞举例如下。

(1)图 9.4(部分阻塞):KUB 示分流管在腹腔内呈卷曲状(小白箭)。早期放射性核素显像(中间图)可见显像剂进入脑室后顺着硬膜囊向下流。4h 后的延迟显像可见腹部(右)腰椎水平硬膜囊内显像剂分布(大白箭),腹部脑室腹腔分流管(小白箭)显影突然中断,提示梗阻水平(大黑箭)。腹腔内未见显像剂汇入。显像剂经膀胱生理性排泄(小黑箭)。影像表现提示分流管远处末端的阻塞。

(2)图 9.5(完全阻塞):显像剂进入脑室后在脑脊液腔内流动,但完全不能到达分流管远端。

## 临床处置

分流修补术。

### 参考文献

MacDonald A, Burrell S. Infrequently performed studies in nuclear medicine: Part 2. *J Nucl Med Technol*. 2009;37:1–13.

Samuel R, et al. Failure of cerebrospinal fluid shunts, Part I. *Pediatric Neurol*. 2006;34:83–92.

Samuel R, et al. Failure of cerebrospinal fluid shunts, Part II. *Pediatric Neurol*. 2006;34:171–176.

# 病例 10

## 病史

患者有肺癌伴脑转移史,已行放射治疗。6 个月后 MRI 随访提示,在之前放射外科手术区,左侧顶枕叶见一个斑片状强化影。

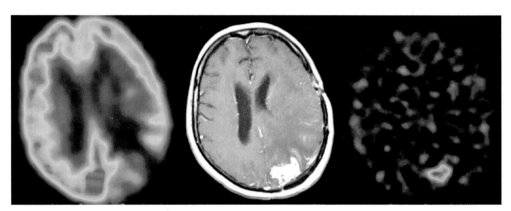

图 10.1

# 病例 10 恶性肿瘤复发

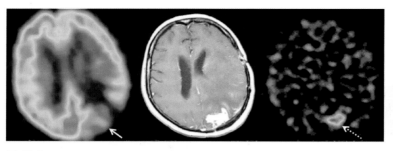

图 10.2

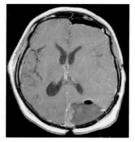

图 10.3

## 放射性药物/剂量/检查流程

$^{18}$F-FDG/10mCi/注射显像剂后 1h 行 PET 显像（图 10.2，左图）和 $^{201}$Tl-氯化物/111MBq（3mCi）/注射显像剂后 2~5min 行早期 SPECT 显像（图 10.2，右图），必要时行 SPECT 延迟显像。注意：PET 和 SPECT 显像不能在同一天。

## 影像表现

1.图 10.2 示左侧顶枕区（虚箭）铊摄取明显增高，MRI 显像上对应部位明显强化。与照射野内的邻近皮质相比，相应部位的 FDG 摄取较高（实线箭头），但不如正常的脑灰质摄取高。这些影像表现考虑肿瘤复发可能。

2.图 10.3：术后 MRI 显像。病理提示低分化腺癌伴广泛性坏死。

## 鉴别诊断

放射治疗后坏死区肉芽组织代谢增高（炎性反应增强）。

## 教学要点

1.治疗后的坏死常常在临床和影像学（MRI）上无法与肿瘤复发鉴别。它们均会出现明显强化。

2.通常来说，FDG 摄取越高，越倾向于肿瘤的诊断。然而，肿瘤和坏死组织均出现 FDG 摄取增高，从而使得鉴别诊断困难，尤其是在放射治疗后的早期阶段，故放射治疗后至少 1~3 个月内不建议行该检查。

3.正常脑灰质 FDG 高摄取可能会干扰图像分析，MRI 显像能辅助诊断。最好的方式是将 PET 与最近的 MRI 显像（增强后 T1 或增强后 3D）融合。这比通过肉眼逐一比较更有用，因为脑部 PET 和 MRI 的轴向平面通常彼此不同。有许多的融合软件包可供选择。

4.在血脑屏障破坏的区域，$^{201}$Tl 通过 Na-K ATP 酶被活细胞摄取。周围的脑皮质未引起混淆的生理性摄取。然而，炎性细胞也是存活细胞，也可以摄取 $^{201}$Tl 或 FDG。

## 参考文献

Chen W. Clinical applications of PET in brain tumors. *J Nucl Med.* 2007;48:1468–1481.

Horky LL, et al. PET and SPECT in brain tumors and epilepsy. *Neurosurg Clin N Am.* 2011;22:169–184.

Kline JL, et al. Single-photon emission CT in the evaluation of recurrent brain tumor in patients treated with gamma knife radiosurgery or conventional radiation therapy. *AJNR.* 1996;17:1681–1686.

（黄占文 译）

# 第 2 章 炎症/感染核素显像

Christopher J. Palestro

# 病例 11

## 病史

无。

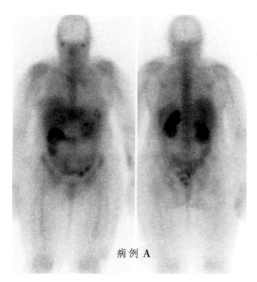

病例 A

图 11.1

# 病例 11 间质性肾炎

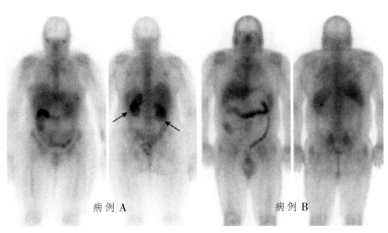

病例 A 病例 B

图 11.2

## 放射性药物/剂量/检查流程

$^{67}$Ga–枸橼酸盐/10mCi/注射显像剂后 48h 显像。

## 影像表现

(患者 A)双侧肾脏摄取(箭)明显高于脊柱摄取。

## 鉴别诊断

1.肾盂肾炎。

2.淋巴瘤。

## 教学要点(间质性肾炎)

1.最常见病因为药源性,特别是抗生素和非甾体类抗炎药(NSAID)的使用。

2.临床表现:急性肾衰竭,伴随一系列非特异性症状和体征:氮质血症,外周嗜酸性粒细胞增多,出现镜下血尿、蛋白尿和嗜酸性粒细胞尿,主要是肾小管受损。

3. $^{67}$Ga 显像

(1)在鉴别急性肾衰竭病因时很有价值。病因为急性间质性肾炎时,典型表现为肾脏区域强烈的 $^{67}$Ga 显像剂摄取(病例 A),而为急性肾小管性坏死则表现为肾脏区域极少或缺损的显像剂分布(病例 B)。

(2)注射显像剂至少 48h 后显像的原因是注射显像剂后刚开始的 24h 内肾脏是 $^{67}$Ga 排泄的主要途径。

## 临床处置

早期的肾上腺皮质激素干预可改善疾病预后。

**参考文献**

Joaquim AI, et al. Ga-67 scintigraphy in the differential diagnosis between acute interstitial nephritis and acute tubular necrosis: an experimental study. *Nephrol Dial Transplant*. 2010;25:3277–3282.

Palestro CJ. Scintigraphic imaging of inflammation and inflammation. In: Brant WE, Helms CA, eds. *Fundamentals of Diagnostic Radiology*. 4th ed. Philadelphia: Lippincott, Williams and Wilkins; 2012:1339–1352.

# 病例 12

## 病史

患者男,45 岁,尿路感染伴发热和下腰痛。图 12.1 为后位平面显像图(A)及选定层面的冠状面显像图(B)。

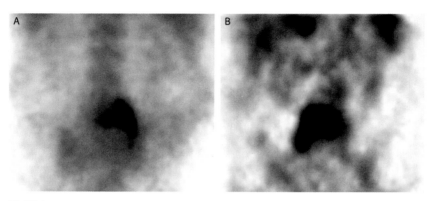

图 12.1

# 病例 12　脊柱骨髓炎合并腰肌脓肿

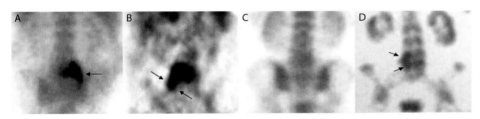

图 12.2

## 放射性药物/剂量/检查流程

$^{67}$Ga-枸橼酸盐/10mCi/注射显像剂后 48h 显像。

## 影像表现

1.$^{67}$Ga 显像:后位平面显像图(A)及冠状面显像图(B)提示下段腰椎椎体异常显像剂摄取并累及邻近软组织。

2. 2 天前骨显像表现

(1)后位平面显像图(C)在相应平面(L4/5)未见异常显像剂摄取。

(2)SPECT 冠状面图像(D)提示 L4/5 相邻椎体显像剂摄取增高(箭),但未见邻近软组织显像剂摄取。

## 鉴别诊断

1.肿瘤。

2.压缩性骨折(骨显像阳性,$^{67}$Ga 显像阴性)。

3.骨退行性病变(骨显像阳性,$^{67}$Ga 显像阴性)。

## 教学要点

1.脊柱骨髓炎:老年人群易患;发病率占骨髓炎的 2%~7%;通常由菌血症和细菌直接感染所致;最常见致病菌为金黄色葡萄球菌;椎体和椎间盘最易受累;椎体后份受累的病例约高达 20%;可伴随邻近软组织脓肿形成。

2.临床表现:50%的患者至少有 3 个月实验室检查对脊柱骨髓炎的临床价值有限的临床症状;90%的患者为腰痛或颈痛;20%的患者存在神经系统功能障碍;实验室检查对脊柱骨髓炎,的临床价值有限;不到 50%的患者有白细胞数量的增高;红细胞沉降率(ESR)在超过 90%病例中均有增高;革兰染色和血培养是对其最有价值的实验室检测方法。

3.$^{67}$Ga 显像

(1)提高骨显像特异性。

(2)可早于骨显像探测到感染灶。

(3)提示伴随的软组织感染。

(4)作为 MRI 辅助手段,不能完全替代 MRI。

(5)SPECT 和 SPECT/CT 能极大地提高其诊断准确率。

## 临床处置

抗生素干预,必要时手术治疗。

**参考文献**

Gemmel F, et al. Radionuclide imaging of spinal infections. *Eur J Nucl Med Mol Imag*. 2006;33:1226–1237.

Love C, et al. Diagnosing spinal osteomyelitis: a comparison of bone and Ga-67 scintigraphy and magnetic resonance imaging. *Clin Nucl Med*. 2000;25:963–977.

Palestro CJ, et al. Radionuclide imaging of musculoskeletal infection: conventional agents. *Semin Musculoskelet Radiol*. 2007;11:335–352.

# 病例 13

## 病史

患者女,58 岁,淋巴结肿大和呼吸困难。

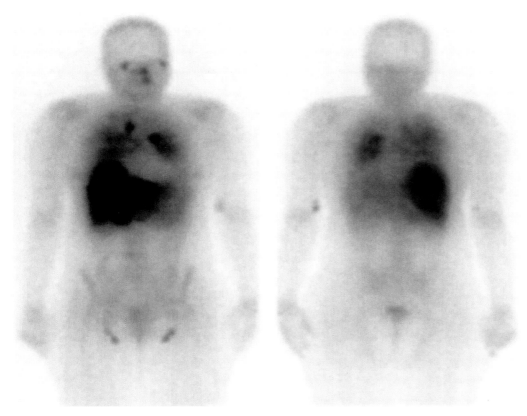

图 13.1

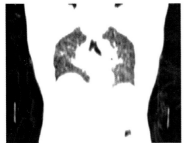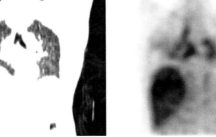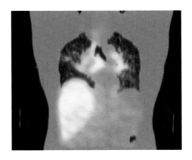

图 13.2

# 病例 13　结节病

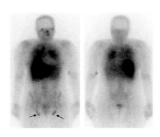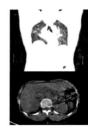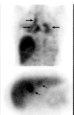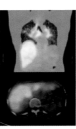

图 13.3　　　　　　　　图 13.4

## 放射性药物/剂量/检查流程

$^{67}$Ga–枸橼酸盐/8mCi/注射显像剂后 48h 行平面和 SPECT/CT 显像。

## 影像表现

1.全身平面显像(图 13.3)

(可见双侧泪腺、腮腺及鼻咽部摄取 $^{67}$Ga 形成"熊猫状"面容。)

(1)双肺点片状显像剂浓聚。

(2)双肺门及右气管旁淋巴结局限性显像剂分布增高(因肺部显像剂分布而显示不清)。

(3)腹腔内及门脉周围显像剂摄取呈局限性浓聚(部分被肝脏遮挡)。

(4)双侧腹股沟淋巴结显像剂摄取增高(箭)。

2.冠状面和轴位 SPECT/CT 显像(图 13.4)

(1)纵隔及双肺门淋巴结显像剂分布类似希腊字母 λ(即"λ 征"),此表现常为结节病的特异性征象。

(2)腹腔内和门脉区域的淋巴结显示更为清晰、直观。

## 鉴别诊断

1.淋巴瘤。

2.肿瘤淋巴管播散。

3.机会性感染。

4.间质性肺疾病。

5.肺尘埃沉着病。

## 教学要点

1.病因:原因不明;常易累及年轻人和中年人群的多系统肉芽肿性疾病。

2.临床表现:因受累器官不同而呈现多样化;肺部受累常表现为干咳、呼吸困难、胸痛及偶尔咯血(少见)。

3. $^{67}$Ga 显像

(1)用以评估结节病(主要由 T 淋巴细胞、单核–吞噬细胞和非干酪样上皮肉芽肿组成)累及范围,监测治疗效果,检测疾病复发,鉴别疾病活动性。

(2)肺部显像剂摄取程度与疾病活动性密切相关。

(3)非特异性,不能直接确诊结节病。

## 临床处置

1.针对多系统受累对症治疗;糖皮质激素为主要治疗手段。

2.其他药物包括甲氨蝶呤、硫唑嘌呤和英夫利昔单抗(用于激素抵抗和激素不能耐受的患者)。

## 参考文献

Dempsey OJ, et al. Sarcoidosis. *BMJ*. 2009;339:b3206.

Palestro CJ. Scintigraphic imaging of inflammation and inflammation. In: Brant WE, Helms CA, eds. *Fundamentals of Diagnostic Radiology*. 4th ed. Philadelphia: Lippincott, Williams and Wilkins; 2012:1339–1352.

Sulavik SB, et al. Specificity and sensitivity of distinctive chest radiographic and/or 67Ga images in the noninvasive diagnosis of sarcoidosis. *Chest*. 1993;103:403–409.

# 病例 14

病史

患者男, 35 岁, 静脉药瘾者, 3 周前开始出现呼吸短促、发热和干咳, 并逐渐加重。

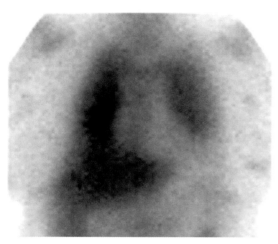

图 14.1

# 病例 14 卡式肺孢子虫肺炎（PCP）

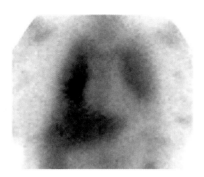

图 14.2

## 放射性药物/剂量/检查流程

$^{67}$Ga-枸橼酸盐/10mCi/注射显像剂后 48h 显像。

## 影像表现

双肺弥漫性显像剂分布（间质性浆细胞性肺炎，阳性率高达 90%）。

（1）左肺显像剂摄取与肝脏摄取水平相当。

（2）右肺显像剂摄取水平高于左肺及肝脏。

## 鉴别诊断

1.其他机会性感染性疾病（巨细胞病毒性肺炎：往往是肺门周围显像，双肺显像剂摄取较低；细菌性肺炎则以肺内局限性显影灶为主要特征）。

2.肺部药物毒性反应。

3.结节病（"熊猫状"面容；纵隔及双肺门"λ 征"）。

4.纤维化性肺泡炎（特发性肺纤维变性）。

## 教学要点

1.病因：缺乏 CD4$^+$细胞的肺泡巨噬细胞不能有效地根除肺泡内的卡式肺孢子虫，使其在肺泡内无限增殖，引发感染。

2.临床表现

（1）进展性劳力性呼吸困难。

（2）干咳。

（3）发热，寒战。

（4）呼吸急促。

（5）心动过速。

3.$^{67}$Ga 显像

（1）检测卡式肺孢子虫肺炎非常灵敏。

（2）典型表现为双肺弥漫性显像剂异常浓聚，浓聚程度至少应与肝脏摄取水平相当。

（3）显像阴性基本可排除 PCP。

（4）对于 PCP 和大多数机会性感染，$^{68}$Ga 炎性显像往往比白细胞标记显像更为灵敏。

## 临床处置

治疗常规采用复方新诺明和喷他脒。

**参考文献**

Palestro CJ. The current role of gallium imaging in infection. *Sem Nucl Med*. 1994;24:128–141.

Palestro CJ. Scintigraphic imaging of inflammation and inflammation. In: Brant WE, Helms CA, eds. *Fundamentals of Diagnostic Radiology*. 4th ed. Philadelphia: Lippincott, Williams and Wilkins; 2012:1339–1352.

Palestro CJ, et al. The use of gallium and labeled leukocyte scintigraphy in the AIDS patient. *Q J Nucl Med*. 1995;39:221–230.

# 病例 15

## 病史

患者 65 岁,因牙周脓肿,服用阿莫西林 2g/d。

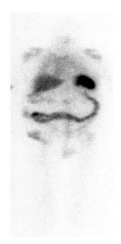

图 15.1

## 病例 15 假膜性结肠炎

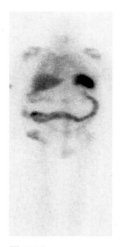

图 15.2

**放射性药物/剂量/检查流程**

$^{111}$In 标记白细胞/0.5mCi/注射显像剂后 24h 显像。

**影像表现**

横结肠走行区显像剂摄取增高。

**鉴别诊断**

1.炎性肠病。

2.缺血性肠病。

3.消化系统出血。

4.吞噬白细胞。

**教学要点**

1.病因

(1)接受抗生素治疗的患者,肠道正常菌群紊乱后,难辨梭状芽孢杆菌大量繁殖产生毒素而致病。

(2)结肠壁发炎出血,具有典型的假膜状表现。

2.临床表现

(1)腹痛。

(2)血性腹泻。

(3)发热。

3.$^{111}$In 标记白细胞显像

(1)肠道显像剂分布通常为病理性摄取。

(2)疾病受累的范围通常不能依靠显像剂注射数小时后的单张显像结果来确定。

(3)疾病受累的准确范围有必要在显像剂注射后短时间内对多点显像的图像结果分析而得出。

4.$^{99m}$Tc 标记白细胞显像

注射显像剂 4h 以后的显像,肠道有显像剂分布可能是正常的。

## 临床处置

停止不适宜的抗生素治疗，改为甲硝唑。

**参考文献**

Palestro CJ, et al. Labeled leukocyte imaging: current status and future directions. *Q J Nucl Med Mol Imaging*. 2009;53:105–123.

Palestro CJ. Scintigraphic imaging of inflammation and inflammation. In: Brant WE, Helms CA, eds. *Fundamentals of Diagnostic Radiology*. 4th ed. Philadelphia: Lippincott, Williams and Wilkins; 2012:1339–1352.

# 病例 16

## 病史

患者 44 岁,静脉药物成瘾,发热伴菌血症。

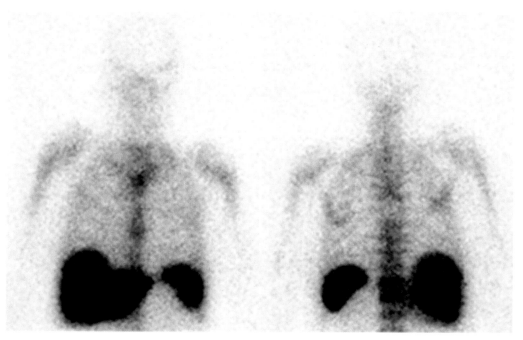

图 16.1

## 病例 16　脊柱骨髓炎

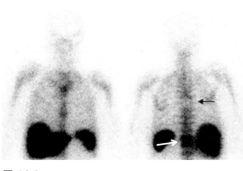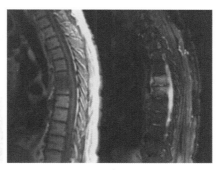

图 16.2

### 放射性药物/剂量/检查流程

$^{111}$In 标记白细胞/0.54mCi/注射后 24h 显像。

### 影像表现

1.白细胞标记显像(左图)

(1)中位胸椎显像剂摄取降低(黑箭)。

(2)下胸/上腰椎区域片状显像剂浓聚灶(白箭)其实为肝左叶显像剂分布。

2.MRI(右图):白细胞标记显像后 1 天行 MRI,示椎间盘变窄伴异常的 T1 低信号及 T2 高信号,骨髓炎受累的椎体及椎间盘区域信号增强。

### 鉴别诊断

1.治疗中的骨髓炎。

2.肿瘤。

3.压缩性骨折。

4.Paget 病。

5.陈旧的放射性损伤。

6.其他任何导致骨髓受累的疾病。

### 教学要点

1.病因:见病例 12。

2.临床表现:见病例 12。

3.白细胞标记显像

(1)不适用于可疑的脊柱骨髓炎,因为超过 50%的成人病例中表现为非特异的显像剂分布缺损。

(2)显像剂分布缺损的原因不清楚,此在 $^{99m}$Tc 标记的白细胞显像上同样出现。

(3)无论何时,在白细胞标记的显像中出现脊柱显像剂分布缺损时,应考虑到脊柱骨髓炎。

### 临床处置

抗生素治疗,必要时手术治疗。

#### 参考文献

Palestro CJ, et al. Radionuclide diagnosis of vertebral osteomyelitis: indium-111-leukocyte and technetium-99m-methylene diphosphonate bone scintigraphy. *J Nucl Med*. 1991;32:1861–1865.

Palestro CJ, et al. Radionuclide imaging of musculoskeletal infection: conventional agents. *Semin Musculoskelet Radiol*. 2007;11:335–352.

## 病例 17

### 病史

　　患者女,81 岁,几个月前接受了股-腘动脉人工血管置换术,出现伤口感染和发热,血培养提示耐甲氧西林金黄色葡萄球菌(MRSA)阳性。

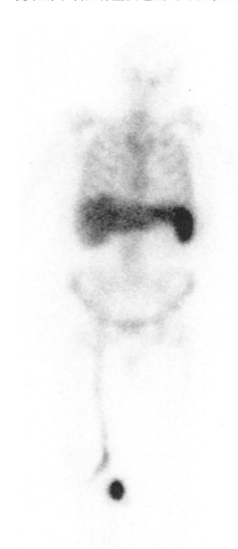

图 17.1

## 病例 17　股-腘动脉血管移植物感染

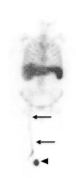

**图 17.2**

### 放射性药物/剂量/检查流程
$^{111}$In 标记白细胞/0.5mCi/注射显像剂后 24h 显像。

### 影像表现
1.右侧大腿中份条管状显像剂浓聚影从大腿根部(箭)延伸至同侧膝关节处。

2.右膝关节中份小片状显像剂局限性异常浓聚影(箭头),与术中发现的膝关节周围脓肿部位一致。

### 鉴别诊断
1.非感染性移植物血栓。

2.近期(小于 1 个月)放置的移植物。

3.移植物周围血肿。

### 教学要点
1.病因:两个主要作用机制。

(1)植入时细菌感染。

(2)远隔器官感染的血源性或淋巴源性播散。

2.临床表现:植入后不同时期的表现往往呈现多样化。

(1)早期(植入后 4 个月内)的感染主要表现为发热、白细胞增多、菌血症以及移植物功能障碍。

(2)晚期感染常隐匿,通常不伴发热。

3.白细胞标记显像

(1)检测假体感染敏感性高(>90%)。

1)敏感性不会受症状的持续时间及先前的抗生素治疗影响。

2)特异性在不同病例中会有不同的表现。

(2)对于探测真菌性动脉瘤也较敏感。

(3)对于血液透析通路感染的探测有较高的敏感性和特异性。

(4)对于细菌性心内膜炎的诊断价值不大。

## 临床处置

如有可能,移除移植物并维持抗生素治疗。

### 参考文献

Palestro CJ, et al. Indium-111-labeled leukocyte scintigraphy in hemodialysis access-site infection. *J Nucl Med.* 1990;31:319–324.

Palestro CJ, et al. Labeled leukocyte imaging: current status and future directions. *Q J Nucl Med Mol Imaging.* 2009;53:105–123.

# 病例 18

## 病史

1 例发热患者注射 $^{111}$In 标记白细胞显像剂后 2h 的前位显像图。

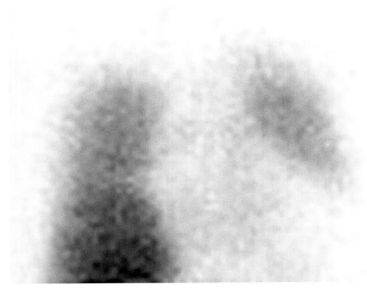

图 18.1

## 病例 18　早期标记白细胞显像中肺部的正常生理性摄取

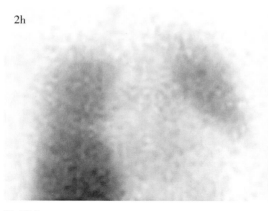
2h

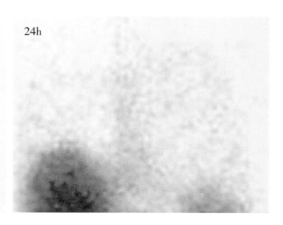
24h

图 18.2

### 放射性药物/剂量/检查流程

$^{111}$In 标记白细胞/0.5mCi/注射后 2h 及 24h 显像。

### 影像表现

1.注射显像剂后 2h 显像示双肺弥漫性显像剂摄取。

2.注射显像剂后 24h 显像示双肺显像剂完全清除。

3.注射显像剂后 24h 显像示部分骨髓及脾脏中见显像剂分布。

### 鉴别诊断

1.成人呼吸窘迫综合征(ARDS):是非感染性疾病,但肺部有轻度弥漫性显像剂摄取增加。

2.脓毒症。

3.机会性感染:间质性浆细胞肺炎,双肺弥漫性摄取增加。

4.肺部药物毒性反应。

5.放射性肺炎。(在放射野内的正常肺组织受到损伤而引起的炎性反应。轻者无症状,炎症可自行消散;重者肺发生广泛纤维化,导致呼吸功能损害。)

6.血液透析。

### 教学要点

1.原因:可能因为体外标记时白细胞活化,导致通过双肺血管床时运动缓慢,从而延长在肺部通过的时间。

2.临床表现:生理性标记白细胞显像剂摄取为显像早期双肺区较弥漫的显像剂浓聚,但清除较快,通常在 4h 后达到本底水平。

3.极少情况下因细菌性肺炎引起。

4.肺部图像评价应在显影后 4h 后进行。

### 临床处置

无须处置。

### 参考文献

Love C, et al. Pulmonary activity on labeled leukocyte images: physiologic, pathologic, and imaging correlations. *RadioGraphics*. 2002;22:1385–1393.

# 病例 19

## 病史

患者男,17 岁,镰状细胞病,伴发热和左侧肩痛。

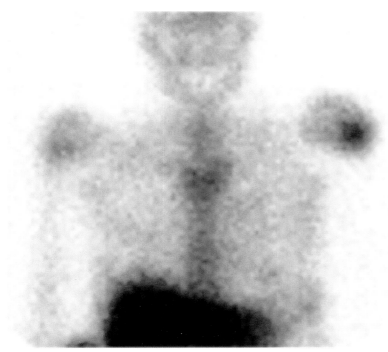

图 19.1

## 病例 19  局限性骨髓扩张

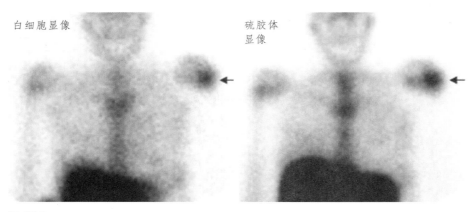

图 19.2

### 放射性药物/剂量/检查流程

$^{111}$In 标记白细胞/0.5mCi/注射后 24h 进行白细胞显像(图 19.2,左图)。再进行 $^{99m}$Tc–硫胶体(SC)/10mCi/注射后 1h 显像(图 19.2,右图)。

### 影像表现

$^{99m}$Tc-SC 骨髓显像和 $^{111}$In 标记白细胞显像均提示患者左肱骨头局限性显像剂浓聚。

### 鉴别诊断

骨髓炎患者白细胞显像阳性,但 $^{99m}$Tc-SC 骨髓显像阴性。

### 教学要点

1.白细胞可以积聚在感染灶,也可以积聚在骨髓。

(1)因此,单独的白细胞显像不能很好地区分感染与骨髓扩张(造血功能增高)。

(2)白细胞标记显像的图像分布特点(比如分布不对称)及显像剂摄取程度均不能作为鉴别感染与骨髓扩张的依据。

2.诊断骨髓炎时,推荐白细胞显像和 $^{99m}$Tc-SC 骨髓显像联用。

(1)白细胞和硫胶体均会在骨髓中积聚。

当白细胞显像与 $^{99m}$Tc-SC 骨髓显像结果一致时,则提示为骨髓扩张,不支持骨髓炎的诊断。

(2)白细胞会在感染灶中积聚,但硫胶体不会。

当白细胞标记显像与 $^{99m}$Tc-SC 骨髓显像结果不一致时,则提示感染性病变,支持骨髓炎的诊断。

### 临床处置

支持治疗。

### 参考文献

Palestro CJ, et al. Combined labeled leukocyte and technetium 99m sulfur colloid bone marrow imaging for diagnosing musculoskeletal infection. *RadioGraphics*. 2006;26:859–870.

# 病例 20

## 病史

患者 55 岁, 糖尿病, 右足无痛性肿胀。

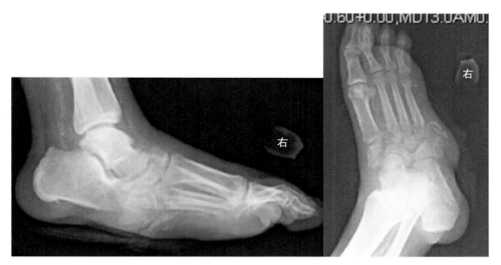

图 20.1

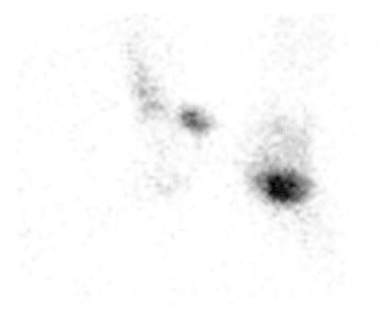

图 20.2

# 病例 20　神经性关节骨髓炎

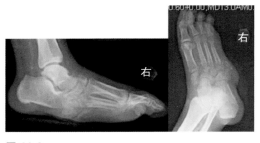

图 20.3

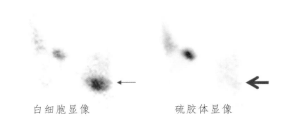

白细胞显像　　　　　　　硫胶体显像

图 20.4

## 放射性药物/剂量/检查流程

$^{111}$In 标记白细胞/0.5mCi/注射后 24h 进行白细胞显像(图 20.4,左图)。再进行 $^{99m}$Tc–硫胶体/10mCi/注射后 1h 显像(图 20.4,右图)。

## 影像表现

1.右足 X 线平片(侧位及斜位相)(图 20.3)

(1)"摇椅底足"改变,关节广泛结构紊乱,骨质侵蚀,多个小碎骨片形成构成了神经性关节病。

(2)不能排除合并有骨髓炎。

(3)患者已经历第 5 次放射性切除术。

2.$^{99m}$Tc-SC 与 $^{111}$In 标记白细胞联合显像示双足侧位(图 20.4)

(1)$^{111}$In 标记白细胞显像示右足中份片状显像剂浓聚(细箭),而 $^{99m}$Tc-SC 显像相应部位未见明显显像剂分布(粗箭)。换句话说,两者显像不一致,符合骨髓炎表现。

(2)左侧跟骨病灶在 $^{99m}$Tc-SC 与 $^{111}$In 标记白细胞联合显像中表现较一致,所以考虑为骨髓显像,而非感染。

## 鉴别诊断

1.非感染性神经性关节病($^{111}$In 标记白细胞显像阳性而 $^{99m}$Tc-SC 显像阴性)。

2.软组织感染,可能性较小,必要时可通过 SPECT 或 SPECT/CT 提高诊断特异性。

## 教学要点

1.病因:大多数情况因邻近溃疡灶的感染蔓延而来。

2.临床表现:无痛性肿胀,邻近软组织常伴发溃疡灶。

3.标记的白细胞聚集在一些非感染的部位,主要与其局限性骨髓增生活跃相关。

(1)标记的白细胞在神经性关节中聚集不一定表示感染。

(2)鉴别神经性骨关节病最好的放射性显像方法为 $^{99m}$Tc-SC 与 $^{111}$In 标记白细胞联合显像。

4.部分要点见病例 19。

## 临床处置

抗生素;必要时行截肢术。

### 参考文献

Palestro CJ et al. Marrow versus infection in the Charcot joint: Indium-111 leukocyte and technetium-99m sulfur colloid scintigraphy. *J Nucl Med.* 1998;39:346–350.

Palestro CJ, et al. Combined labeled leukocyte and technetium 99m sulfur colloid bone marrow imaging for diagnosing musculoskeletal infection. *RadioGraphics.* 2006.;26:859–870.

# 病例 21

患者 56 岁,双侧膝关节置换术后 2 个月,右侧膝关节疼痛,红细胞沉降率(ESR)升高,C 反应蛋白正常。

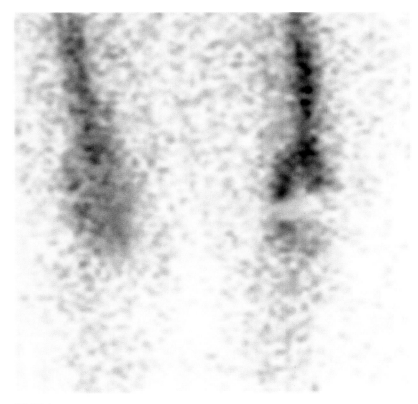

图 21.1

## 病例 21　右侧全膝关节置换术后感染及左侧人工膝关节周围骨髓代谢增高

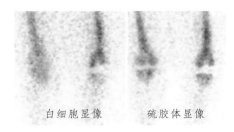

白细胞显像　　　　硫胶体显像

图 21.2

### 放射性药物/剂量/检查流程

$^{111}$In 标记白细胞/0.5mCi/注射后 24h 进行白细胞显像(图 21.2,左图)。再进行 $^{99m}$Tc–硫胶体/10mCi/注射后 1h 显像(图 21.2,右图)。

### 影像表现

1.$^{111}$In 标记白细胞显像与 $^{99m}$Tc-SC 显像在右膝关节显像剂分布不一致。

联合显像提示为感染所致。

2.左膝关节周围白细胞摄取较右膝关节术区显像剂摄取更为浓聚,但是与骨髓显像空间分布一致,提示为活化的骨髓摄取。

### 鉴别诊断

邻近右膝关节置换区的浅层软组织感染。

### 教学要点

1.病因

(1)因置换术后时间不同而有差异。

(2)术后 1 年内的感染多由手术导致。

(3)术后 1 年后的感染往往由血源性感染引起。

2.临床表现

(1)假关节疼痛、周围水肿和皮肤红斑。

(2)ESR 和(或)CRP 常会出现异常,但不总是异常。

(3)白细胞计数常为正常。

3.假关节周围的白细胞显像阳性不一定提示感染,有可能为活化的骨髓摄取显像剂的表现,最好的显像方法为 $^{111}$In-WBC 显像与 $^{99m}$Tc-SC 联合显像。

部分要点见病例 19。

### 临床处置

抗生素治疗数周有效后依据病情行移植物取出术或修复术。

### 参考文献

Love C, et al. Nuclear medicine and the infected joint replacement. *Sem Nucl Med*. 2009;39:66–78.

Palestro CJ, et al. Combined labeled leukocyte and technetium 99m sulfur colloid bone marrow imaging for diagnosing musculoskeletal infection. *RadioGraphics*. 2006;26:859–870

Palestro CJ, et al. Radionuclide imaging of musculoskeletal infection: conventional agents. *Semin Musculoskelet Radiol*. 2007;11:335–352.

# 病例 22

## 病史

患者 75 岁,CT 显示腹膜后腹主动脉瘤旁的软组织肿块。

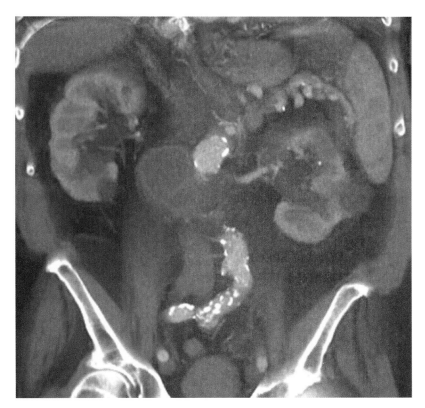

图 22.1

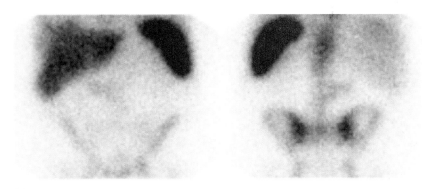

图 22.2

## 病例 22　腹腔脓肿

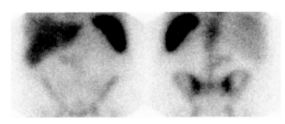

图 22.3

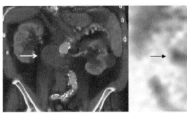
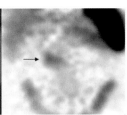

图 22.4

### 放射性药物/剂量/检查流程

$^{111}$In 标记白细胞/0.5mCi/注射后 24h 显像。

### 影像表现

1.CT 图像(图 22.4,左图)

(1)腹腔内见大小约 5.6cm×4.6cm 的腹主动脉瘤,邻近腹膜后见大小约 4.1cm×5.1cm×6.7cm 的厚壁软组织密度影,疑似脓肿(白箭)。

(2)双肾囊肿。

2.标记的白细胞平面显像(图 22.3)及冠状位 SPECT 显像(图 22.4,右图):

中腹部、脊柱前方见团片状显像剂摄取增高影(箭),与腹膜后软组织肿块所在部位一致。

### 鉴别诊断

1.细菌性动脉瘤。

2.感染性血肿。

### 教学要点

1.病因:多样。

2.临床表现:因病灶部位不同而不同;发热;局部疼痛;白细胞增高。

3.白细胞标记显像可作为解剖成像的补充,有助于脓肿与其他液性密度影、肿瘤,甚至术后改变等相鉴别。

### 临床处置

CT 引导下穿刺引流。

**参考文献**

Palestro CJ. Scintigraphic imaging of inflammation and inflammation. In: Brant WE, Helms CA, eds. *Fundamentals of Diagnostic Radiology*. 4th ed. Philadelphia: Lippincott, Williams and Wilkins; 2012:1339–1352.

Palestro CJ, et al. Labeled leukocyte imaging: current status and future directions. *Q J Nucl Med Mol Imaging*. 2009;53:105–123.

# 病例 23

## 病史

患者 85 岁,患有痴呆,伴发热和白细胞升高。

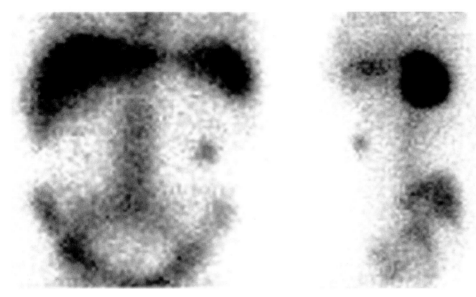

图 23.1

## 病例 23　胃造口术区生理性摄取

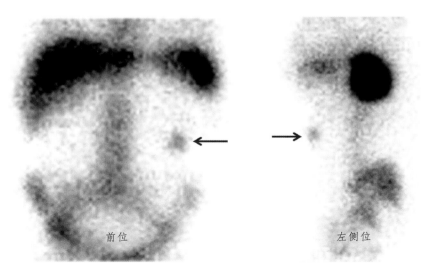

前位　　　　　　　左侧位

图 23.2

### 放射性药物/剂量/检查流程

$^{111}$In 标记白细胞/0.6mCi/注射后 24h 显像。

### 影像表现

左侧中腹部前部软组织小片状显像剂浓聚影(箭)。

### 鉴别诊断

1.软组织感染。

2.缝线脓肿。

3.出血/血肿。

### 教学要点

1.病因:造口术可造成肉芽创面,在愈合过程中肉芽创面处常伴白细胞的聚集。

2.临床表现:无明显症状。

3.尽管通常标记的白细胞不会在正常手术切口处聚集,但有以下几种情况例外:

(1)肉芽创面类似造口术(气管切开术、回肠切开术、结肠切开术和直肠切开术等),开放的手术伤口、植皮等,尽管没有感染,在标记白细胞显像中可表现为显像剂浓聚。

(2)局灶性摄取,特别是当浅表来源时,需要与临床紧密联系。没有明确的临床病史,如造口术、血管导管和透析导管等可能产生假阳性结果。建议直接观察以确认或排除造瘘的存在。

### 临床处置

无须处置。

### 参考文献

Palestro CJ. Scintigraphic imaging of inflammation and inflammation. In: Brant WE, Helms CA, eds. *Fundamentals of Diagnostic Radiology*. 4th ed. Philadelphia, Lippincott, Williams and Wilkins; 2012:1339–1352.

Palestro CJ, et al. Role of radionuclide imaging in the diagnosis of postoperative infection. *RadioGraphics*. 2000;20:1649–1660.

Palestro CJ, et al. Labeled leukocyte imaging: current status and future directions. *Q J Nucl Med Mol Imaging*. 2009;53:105–123.

# 病例 24

## 病史

患者女,55 岁,乳腺癌Ⅰ期。

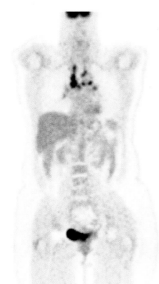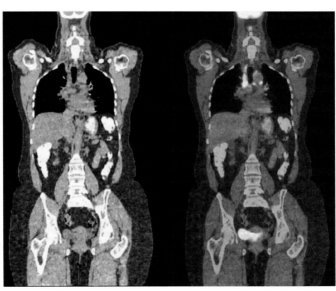

图 24.1

## 病例 24　结节病

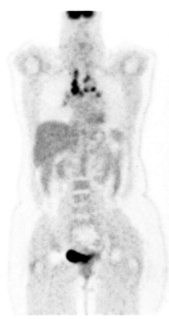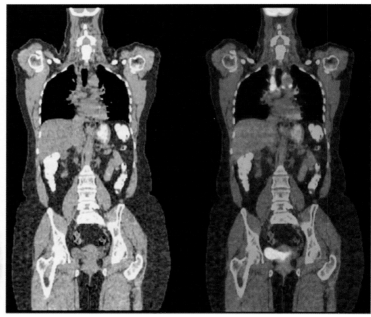

图 24.2

### 放射性药物/剂量/检查流程

$^{18}$F-FDG/14mCi 注射后 1h 行 PET/CT 显像。

### 影像表现

纵隔及双侧肺门区多发淋巴结增大及显像剂摄取增高(SUVmax 约 13)。

### 鉴别诊断

1.淋巴瘤。

2.转移性疾病。

### 教学要点

1.病因:见病例 13。

2.临床表现:见病例 13。

3. FDG PET/CT

(1)需注意 FDG 摄取为非特异性,易与其他疾病混淆。

(2)FDG PET/CT 对于结节病的疗效检测很有价值,在心脏结节病中也有一定价值。

### 临床处置

见病例 13。

### 参考文献

Prabhakar HB et al. Imaging features of sarcoidosis on MDCT, FDG PET, and PET/CT. *AJR*. 2008;190(suppl) S1–S6.
Youssef G, et al. The use of 18F-FDG PET in the diagnosis of cardiac sarcoidosis: a systematic review and metaanalysis including the Ontario experience. *J Nucl Med*. 2012;53:241–248.

# 病例 25

## 病史

患者女,75 岁,腹主动脉支架植入 2 年,出现发热、腹痛和白细胞升高。

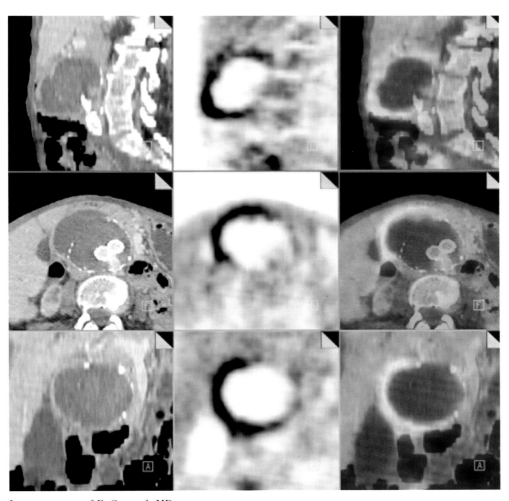

Image courtesy of F. Gemmel, MD

图 25.1

# 病例 25    腹主动脉支架感染

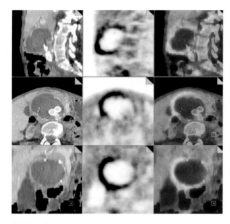
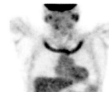
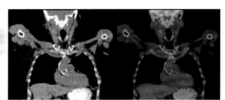

图 25.2                图 25.3

## 放射性药物/剂量/检查流程

$^{18}$F-FDG/11mCi 注射后 1h 行 PET/CT 显像。

## 影像表现

1.图 25.2：从冠状位、矢状位和轴位图像上均可见腹主动脉支架所在区域显像剂浓聚。

2.图 25.3：双侧锁骨下动脉血管支架植入术后 3 年,无明显临床症状,见沿支架走行区域条带状显像剂摄取增高影,SUVmax 约 6.9。

## 鉴别诊断

无菌性感染。

## 教学要点

1.病因：见病例 17。

2.临床表现：见病例 17。

3.FDG PET/CT

(1)对诊断血管植入物感染有很高的敏感性。

(2)特异性还存在争议。在一组数据中,未感染的血管支架区域(14/15)也存在显像剂摄取增高。

(3)可通过联合分析移植物 FDG 摄取模式和 CT 图像上支架的形态来进一步提高其诊断特异性。PET 图像上局限性的显像剂浓聚结合 CT 图像上不规则的支架形态表现,通常提示感染的可能。

## 临床处置

抗感染治疗,如有可能,移除感染的支架。

### 参考文献

Bleeker-Rovers CP, et al. Imaging of infectious diseases using [18F] fluorodeoxyglucose PET. *Q J Nucl Med Mol Imaging.* 2008;52:17–29.

Spacek M, et al. Diagnostics of "non-acute" vascular prosthesis infection using 18F-FDG PET/CT: our experience with 96 prostheses. *Eur J Nucl Med Mol Imaging.* 2009;36:850–858.

Wasselius J, et al. High 18F-FDG Uptake in synthetic aortic vascular grafts on PET/CT in symptomatic and asymptomatic patients. *J Nucl Med.* 2008;49:1601–1605.

# 病例 26

## 病史

患者男,60 岁,因车祸行脊柱成形术,伴开放性伤口形成。

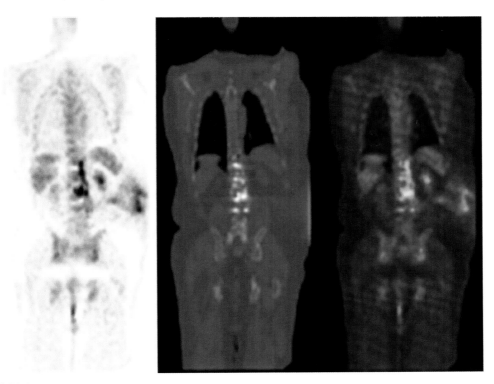

图 26.1

# 病例 26　脊柱骨髓炎/植入物感染

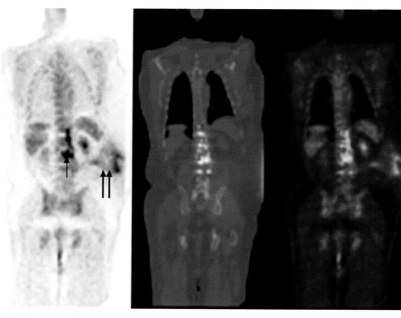

图 26.2

## 放射性药物/剂量/检查流程

$^{18}$F-FDG/15mCi 注射后 1h 行 PET/CT 显像。

## 影像表现

1. T11 延伸到 L3 椎旁左侧区域的 FDG 摄取异常增加(SUVmax:9.3),可追踪到左侧腰部的开放伤口(双箭)。

2. L2 椎体局部 FDG 摄取异常增高(SUVmax 8.7)(箭)。

## 鉴别诊断

1.压缩性骨折。

2.肿瘤。

## 教学要点

1.病因:见病例 12。

2.临床表现:见病例 12。

3. FDG PET/CT

(1)对于脊柱骨髓炎有着较高的敏感性和一定的特异性。

(2)可作为 MRI 鉴别诊断感染性疾病与严重终板退行性变的补充手段。

(3)未感染的脊柱金属固定器可导致假阳性结果。

## 临床处置

移除受感染的金属固定器,给予抗生素治疗。

### 参考文献

Gemmel F, et al. Expanding role of 18F-fluoro-D-deoxyglucose PET and PET/CT in spinal infections. *Eur Spine J.* 2010;19:540–551.

Strobel K, et al. PET/CT in musculoskeletal infection. *Semin Musculoskelet Radiol.* 2007;11:353–364.

# 病例 27

## 病史

　　患儿女,10 岁,数月来无明显诱因出现全身不适和间歇性发热,没有局部的体征或症状。实验室检查、X 线平片和超声检查均未见异常。

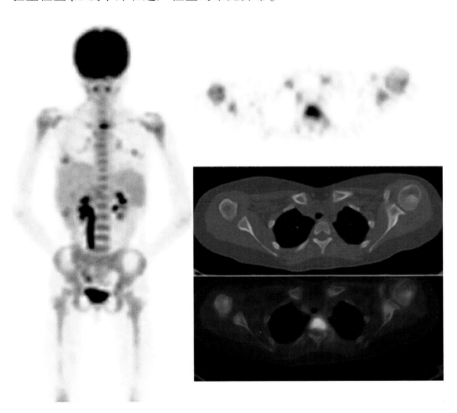

图 27.1

## 病例 27　不明原因发热(FUO)/非霍奇金淋巴瘤

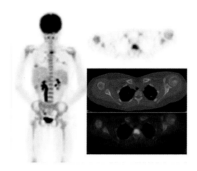

图 27.2

### 放射性药物/剂量/检查流程

$^{18}$F-FDG/10mCi 注射后 1h 行 PET/CT 显像。

### 影像表现

1.前位最大密度投影(MIP)图像(图 27.2,左图)

(1)上胸椎显像剂异常浓聚。

(2)纵隔、双肺及肝脏多发结节状显像剂异常浓聚。

(3)右侧肾积水。

2.上胸椎横断显像图(图 27.2,右图)

(1)T3 椎体 FDG 摄取增高(SUVmax 11.4)。

(2)活检结果为非霍奇金淋巴瘤。

### 鉴别诊断

1.其他恶性病变。

2.细菌性感染。

3.结节病。

### 教学要点

1.不明原因发热(FUO)病因

(1)感染性病因占 20%~30%。

(2)新生物所致占 10%。

(3)其他病因包括:脉管炎、血栓性疾病、胶原性血管病、肉芽肿性疾病、脑血管意外和药源性发热等。

2.临床表现

(1)不明原因发热至少 3 周。

(2)有时发热超过 38.3℃。

(3)门诊和住院期间未能明确诊断。

3. FDG-PET

(1)尽管 FDG 特异性不高,但因其较高的敏感性,使其在 FUO 鉴别诊断中很有价值。

(2)由于 PET 的阴性预测值较高,当其结果为阴性时,基本可排除严重病因所导致的发热。

### 临床处置

根据病因进行相应治疗。

### 参考文献

Bleeker-Rovers CP, et al. Fever of unknown origin. *Semin Nucl Med*. 2009;39:81–87.

# 病例 28

## 病史

患者 A,62 岁,全髋关节置换术后持续疼痛 5 年(人工骨水泥假体包括股骨部件以及与之匹配的髋臼部件)。

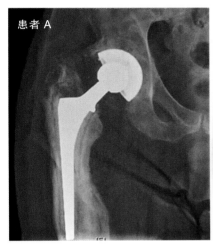
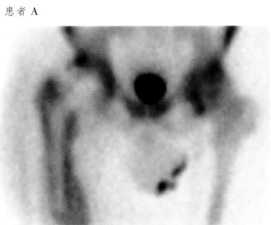

图 28.1

# 病例 28　右侧全髋关节置换术后感染

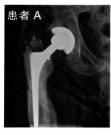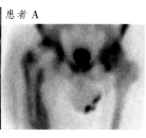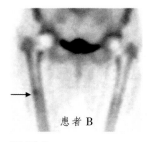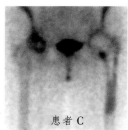

图 28.2　　　　　　　　　　　　　　　　　图 28.3

## 放射性药物/剂量/检查流程

$^{99m}$Tc-MDP/25mCi/注射后 2h 行骨扫描检查。

## 影像表现

1.X 线平片

(1)人工髋关节假体完整,对位良好。

(2)股骨假体组件骨水泥–骨界面周围见透光区提示假体松动和(或)感染可能。

(3)股骨干中段增厚的骨膜可能与陈旧性骨折或应力性作用相关。

2.骨扫描

(1)右侧髋关节假体股骨部件周围显像剂摄取明显增加。

(2)假体外侧软组织显像剂摄取增加。

(3)假体远端显像剂摄取增高区与 X 线骨膜成骨区相对应。

## 鉴别诊断

无菌性松动。

## 教学要点

1.病因与临床表现:见病例 21。

2.人工髋关节置换术后骨扫描

(1)股骨假体远端的局灶性摄取增高提示无菌性松动[例如,患者 B(图 28.3),右髋关节置换术后 3 年出现无菌性松动],假体周围显像剂弥漫性摄取通常表明感染(患者 A)。然而,在假体植入术后的 1 年内,假体周围显像剂摄取模式变化很大(显像剂分布形态多种多样),常规显像是有帮助的。此外,多达 10%的患者在假体植入术 1 年后,在无明显临床症状的情况下也会出现假体周围摄取增高(患者 C)。因此,这些诊断标准只是适度的可靠。(所以,在对这类患者进行诊断时应极为谨慎。)

(2)在多孔涂层髋关节置换术后,持续 1 年以上的假体周围显像剂摄取增高较为普遍。目前,尚缺乏有关不同类型正常的假体周围显像剂分布形态变化(演变)的数据。

3.骨扫描评估膝关节置换术后相关疾病也存在一定问题:超过 60%的股骨假体组件以及近 90%的胫骨假体组件表现为假体周围显像剂摄取增高持续达 1 年以上。

4.总结

(1)骨扫描对于识别关节置换术失败是敏感的,但不能可靠地确定失败的原因。

(2)进行三时相骨扫描并不能提高骨扫描在关节假体置换术后疼痛的诊断准确率(50%~70%)。对于关节置换术后疼痛的筛查,骨扫描是非常有用的方法。

## 临床处置

在抗生素治疗持续有效的情况下,进行髋关节假体移除或修复术。

**参考文献**

Love C, et al. Nuclear medicine and the infected joint replacement. *Semin Nucl Med*. 2009;39:66–78.

Palestro CJ, et al. Radionuclide imaging of musculoskeletal infection: conventional agents. *Semin Musculoskelet Radiol*. 2007;11:335–352.

（郑文璐　译）

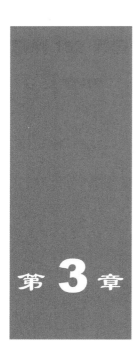

# 第3章 肺通气/灌注显像

Won Jun Park, Daniel F. Worsley, Chun K. Kim

## 病例 29

### 病史

呼吸短促和 D–二聚体(+)。

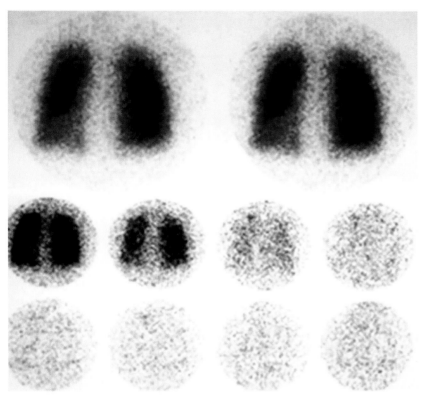

图 29.1

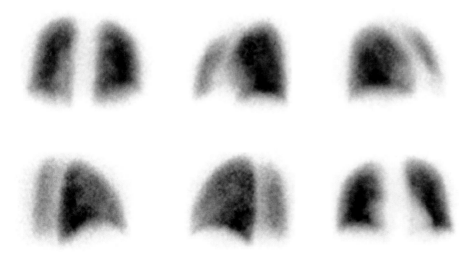

图 29.2

# 病例 29　正常的肺通气($^{133}$Xe)和灌注显像

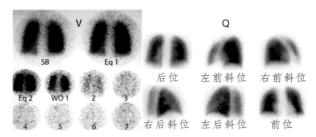

图 29.3

## 放射性药物/剂量/检查流程

1.$^{133}$Xe 通气显像:10~20mCi,如是单探头 γ 照相机,则行后位采集,如是双探头,则行右后斜位(RPO)及左后斜位(LPO)采集(见病例 40)。

(1)单次吸入相(SB):嘱患者深呼吸,于患者深吸气时,给予 $^{133}$Xe 气体。患者屏气时进行采集,一般采集 30s(如果患者不能坚持屏气 30s,则提前结束采集)。

(2)平衡相(EQ):患者在密闭容器中平静呼吸 3min,使肺内与密闭容器内的放射性气体达到平衡,在此期间,可动态采集几帧图像,或在 3min 后屏气 30s 采集得到平衡影像。如患者不能屏气 30s,则提前结束。

(3)清除相(WO):动态采集 3~5min。

2.$^{99m}$Tc-MAA 灌注显像:3~5mCi。

静注显像剂后,立即行 6 个或 8 个标准体位显像。

## 影像表现

1.通气显像 V:单次吸入相(SB)显像剂分布均匀,清除相(WO)未见区域气体弥漫性受限(清除相局部未见气体滞留)。

2.灌注显像 Q:肺内显像剂分布均匀,在心脏、纵隔和主动脉结重叠区域显像剂分布略降低。未见以胸膜为基底的节段性显像剂分布稀疏缺损区。

## 鉴别诊断

肺通气/灌注显像所见,不能解释患者的气促症状及 D-二聚体(+)的原因。

## 教学要点

1.D-二聚体(-)对急性肺栓塞(PE)有较高的阴性预测值;D-二聚体(+)不排除 PE(特异性达 50%)。

2.肺灌注显像正常可排除临床上典型的 PE。

3.由于 $^{133}$Xe 的光子能量(80KeV)低于 $^{99m}$Tc(140KeV),一般先行 $^{133}$Xe 通气显像,再行 $^{99m}$Tc-MAA 灌注显像,从而避免 $^{99m}$Tc 散射对 $^{133}$Xe 显像图像质量的影响。

4.详见更新的《SNM 实践指南(2012)》。

## 临床处置

通常,怀疑 PE 的患者,若肺灌注显像正常,可以相对安全地治疗,而无须抗凝处理。

## 参考文献

Parker JA, et al. SNM Practice Guideline for Lung Scintigraphy, 4.0*. *J Nucl Med*. 2012;40:57–65.

Schrecengost JE, et al. Comparison of diagnostic accuracies in outpatients and hospitalized patients of D-dimer testing for the evaluation of suspected pulmonary embolism. *Clin. Chem*. 2003;49:1483–1490.

# 病例 30

## 病史

急性发作胸痛和呼吸短促。

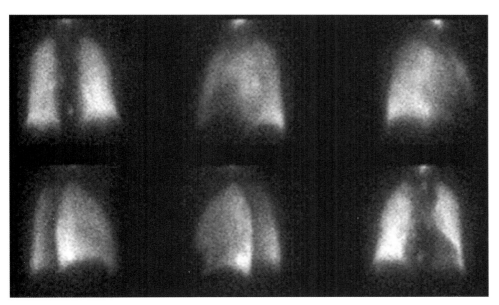

图 30.1

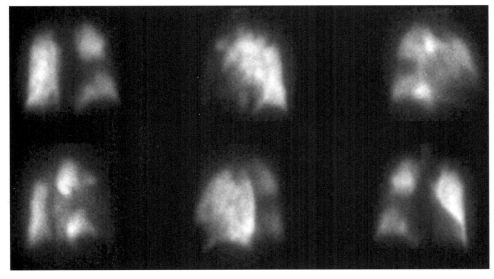

图 30.2

## 病例 30　肺栓塞(PE)

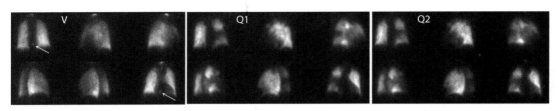

图 30.3

### 放射性药物/剂量/检查流程

1.$^{99m}$Tc-DTPA 气溶胶通气显像:30mCi $^{99m}$Tc-DTPA 引入雾化器中，实际上只有 1~1.5mCi 的显像剂通过正压雾化器到达患者肺内。

(1)药物吸入过程中,应通过后位采集持续监测计数率。

(2)患者吸入放射性气溶胶的计数率应达到 $^{99m}$Tc-MAA 灌注显像计数率的 20%~30%(或相当于 1~1.5mCi 的计数率)。

(3)嘱患者擦脸、漱口,以清除面部及口腔的放射性。

2.$^{99m}$Tc-MAA 灌注(Q)显像:见病例 29。

### 影像表现

1.通气(V)显像显示肺内显像剂分布均匀,食管远端可见吞咽的放射性气溶胶(箭)。

2.灌注(Q1)显像显示多发的与通气显像不匹配的以胸膜为基底的节段性显像剂分布缺损区,右肺更为显著。

### 鉴别诊断

以上是 PE 的典型表现;但要区分急性 PE 与慢性 PE 不能仅基于这一项检查。

### 教学要点

1. PE 典型的表现是 V/Q 显像不匹配(灌注像上表现稀疏/缺损而通气像上未见异常)。灌注缺损表现为以胸膜为基底的楔形缺损。

2. 急性肺栓塞血栓溶解所需的时间因患者所采取的治疗方式、血栓大小及患者心肺功能状态的不同而有所不同。

3. PE 后灌注缺损通常在 3 个月内有所改善。

4. 3 个月后,部分血栓被血管内皮覆盖,并与血管壁融为一体,导致管腔狭窄。一旦血栓被血管内皮覆盖,血栓通常不会进一步溶解,从而导致肺动脉血管永久性阻塞。

5.严重的慢性 PE 患者可能发展为肺动脉高压。

6. 3 个月后,随访肺灌注显像(图 30.3 中的小图像 Q2)显示持续性灌注缺损,提示是慢性 PE。

7. PE 诊断标准请参阅更新的《SNM 实践指南(2012)》。

### 临床处置

1.大多数情况下行抗凝治疗。

2.在发生大块 PE 引起血流动力学不稳定的情况下,可考虑行溶栓治疗。

3.对于伴有肺动脉高压的慢性 PE 患者可以行肺动脉血栓切除术。

### 参考文献

Parker JA, et al. SNM Practice Guideline for Lung Scintigraphy, 4.0*. *J Nucl Med.* 2012;40:57–65.

Worsley et al. Radionuclide imaging of acute pulmonary embolism. *Semin Nucl Med.* 2003;33:259–278.

# 病例 31

## 病史

患者男 ,67 岁 ,急性发作性呼吸短促。

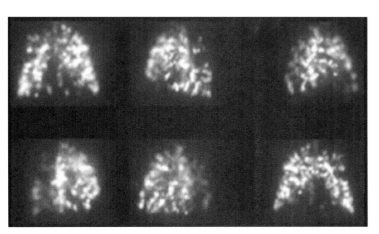

图 31.1

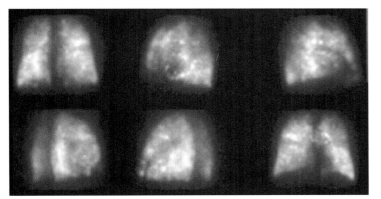

图 31.2

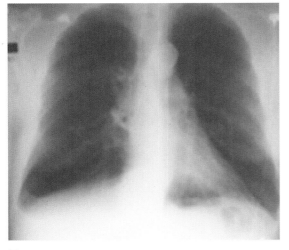

图 31.3

# 病例 31　慢性阻塞性肺疾病(COPD)

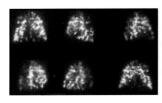 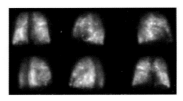 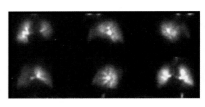

图 31.4　　　　　　　　图 31.5　　　　　　　　图 31.6

## 放射性药物/剂量/检查流程

$^{99m}$Tc-DTPA 气溶胶通气显像和 $^{99m}$Tc-MAA 灌注显像(见病例 30)。

## 影像表现(图 31.1 至图 31.5)

1.肺通气相见双肺显像剂分布不均,多发局灶性显像剂浓聚灶(图 31.4),肺灌注相见同样也是双肺显像剂分布不均(图 31.5)。

2.肺通气显像的异常较灌注显像的异常更明显。

3.未见以胸膜为基底的节段性 V/Q(通气/灌注)不匹配征象。

4.胸片:肺过度充气。

## 鉴别诊断

1.反应性气道疾病。

2.弥漫性肺泡疾病。

## 教学要点

1. COPD 与气流形成的湍流和生理无效腔的增加相关,这导致外周的肺组织显像剂分布稀疏和浓聚。

2. COPD 导致多个亚肺段或非肺段性灌注缺损,在双肺可以表现为局灶性缺损,也可以表现为弥漫性缺损,但是灌注显像上的异常改变通常没有通气显像上的异常改变程度严重。

3.反应性气道疾病和弥漫性肺泡疾病的 V/Q 显像与 COPD 类似。但对于反应性气道疾病,放射性气溶胶常沉积于中央大气道(见图 31.6),而不是分布于双肺多发局灶性的显像剂浓聚灶(图 31.4)。结合病史和影像学检查有助于鉴别诊断。

## 临床处置

治疗 COPD。

### 参考文献

Mettler FA, Guiberteau MJ. *Essentials of Nuclear Medicine Imaging*. 5th ed. New York: Elsevier; 2006.

Ziessman HA, et al. *The Requisites Nuclear Medicine*, 3rd ed. New York: Elsevier; 2006.

# 病例 32

## 病史

无。

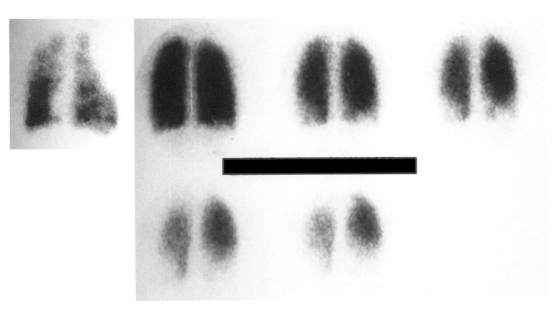

图 32.1 通气显像。

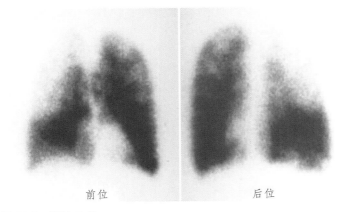

前位　　　　　　后位

图 32.2 灌注显像。

# 病例 32　慢性阻塞性肺疾病(COPD)

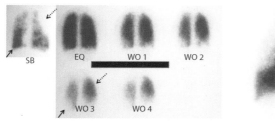

图 32.3

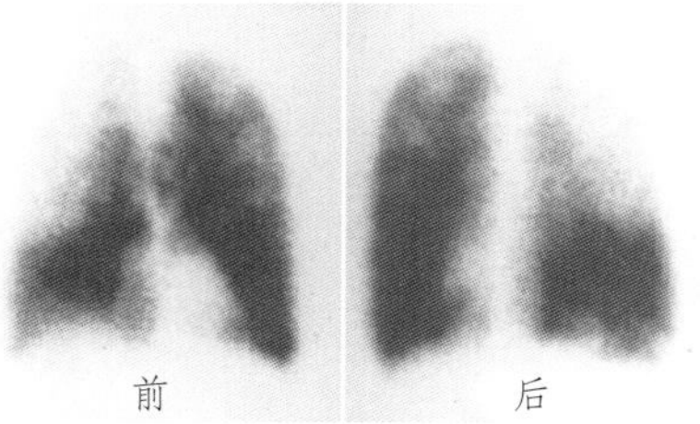

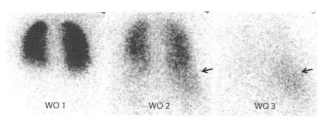

图 32.4

图 32.5

## 放射性药物/剂量/检查流程

$^{133}$Xe 通气显像和 $^{99m}$Tc-MAA 灌注显像(见病例 29)。

## 影像表现(图 32.3 和图 32.4)

1.$^{133}$Xe 后位显像显示双肺显像剂分布明显不均,显像剂分布在 SB 相和 WO 相呈相反的表现。

(1)SB 相上的右肺上叶明显的缺损区(反映了较差的通气功能),在 EQ 相上被显像剂填充,在 WO 相上表现为显像剂清除延迟(虚箭)。

(2)SB 相显示左肺下叶通气功能良好,WO 相也显示显像剂快速清除(实箭)。

(3)其余的肺叶 SB 相和 WO 相显像剂分布也呈相反的表现。

2.图 32.4:肺灌注显像与通气 SB 相大致相仿。

## 鉴别诊断

COPD 的典型表现。

## 教学要点

1.如果灌注显像表现为灌注缺损时,应观察通气显像 SB 相是否存在与之相匹配的缺损或 WO 相是否存在相应区域的显像剂滞留。

(1)WO 相显像剂滞留高度提示气道阻塞,但是仅 SB 相表现为显像剂分布缺损并无特异性,既可能由气道病变引起,也可由其他肺实质性病变引起。

(2)如果灌注缺损区和 WO 相显像剂滞留区相匹配,可排除 PE。

(3)如果灌注缺损区和通气 SB 相缺损区相匹配,而通气 WO 相无显像剂滞留,则不能除外 PE,需进一步行胸片或 CT 检查。

(4)平衡相(EQ)虽然不能为诊断 PE 提供更多的信息,但却是 WO 相必不可少的重要过程。平衡相时,如果进入阻塞性气道的 $^{133}$Xe 的量不足,WO 相就不会显示显像剂滞留,那么 SB 相显像剂分布缺损就不能进行特异性诊断。

2.见病例 31。

3.$^{133}$Xe 是脂溶性气体。延迟 WO 相,在肝细胞脂肪变性患者偶可见肝脏摄取 $^{133}$Xe(图 32.5,另外一例患者的 WO 相图像);当一侧膈肌抬高时,易与肺底的气体滞留相混淆。

## 临床处置

治疗 COPD。

### 参考文献

Worsley DF, Kim CK. Ventilation/perfusion scanning in the diagnosis of acute pulmonary embolism. In Bahk YW, Kim EE, Isawa T, eds. *Nuclear Imaging of the Chest*. Berlin: Springer-Verlag; 1998:65–84.

# 病例 33

## 病史

无。

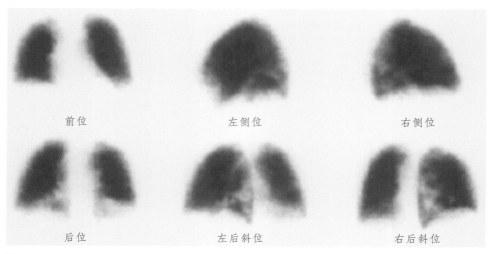

前位　　　　　　　　左侧位　　　　　　　　右侧位

后位　　　　　　　　左后斜位　　　　　　　右后斜位

图 33.1

# 病例 33 条纹征

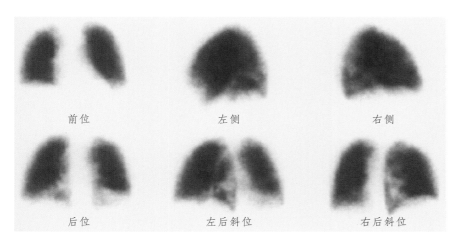

前位    左侧    右侧

后位    左后斜位    右后斜位

图 33.2

## 放射性药物/剂量/检查流程

$^{99m}$Tc-MAA 灌注显像(见病例 29)。

## 影像表现

1.双肺下叶灌注缺损区与邻近的胸膜面之间出现条形灌注充盈区(亦称条纹征)。

2.未见以胸膜为基底的节段性灌注缺损。

## 鉴别诊断

1.COPD。

2.其他肺实质疾病。

## 教学要点

1.条纹征在 PE 中罕见,多见于 COPD 和肺泡疾病。

2.条纹征是 PIOPED Ⅱ 肺栓塞极低可能诊断标准之一。其他诊断标准包括:非节段性灌注缺损;灌注缺损的面积小于胸片的异常面积;≥2 个匹配的 V/Q 缺损,局部在胸片上表现正常,其余部分肺灌注正常;1~3 个小肺段(<25%肺段)灌注缺损;中上肺单一肺段的通气、灌注及胸片三者均匹配的缺损区;大量胸腔积液(占胸腔的 1/3 以上),余肺无灌注缺损(Gottschalk 等,2007)。

3. PE 诊断标准见更新的《SNM 实践指南(2012)》。

## 临床处置

1. V/Q 显像提示 PE 极低或低度可能性,同时临床表现也低度可疑的患者,无须进一步检查,也无须行抗凝治疗。

2.即使临床中度及高度可疑 PE,如果下肢静脉无创性检查结果是阴性的,也无须行抗凝治疗。

### 参考文献

Gottschalk A, et al. Very low probability interpretation of V/Q lung scans in combination with low probability objective clinical assessment reliably excludes pulmonary embolism: data from PIOPED II. *J Nucl Med.* 2007;48:1411–1415.

Parker JA, et al. SNM Practice Guideline for Lung Scintigraphy, 4.0*. *J Nucl Med.* 2012;40:57–65.

Sostman HD, et al. Prospective validation of the stripe sign in ventilation-perfusion scintigraphy. *Radiology.* 1992;184(2):455–459.

# 病例 34

## 病史

呼吸短促,肺通气显像(本书未示出)正常。

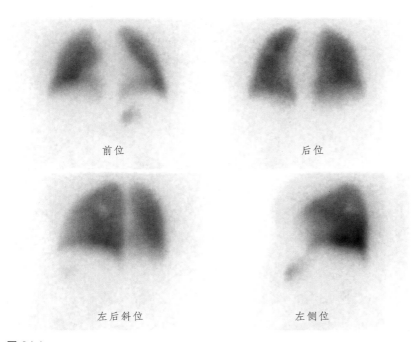

前 位                     后 位

左后斜位                   左侧位

图 34.1

## 病例 34　假"条纹征"及 SPECT 图像上单发的 V/Q 不匹配

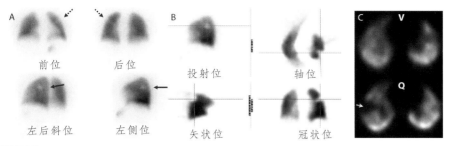

图 34.2

### 放射性药物/剂量/检查流程

$^{99m}$Tc-MAA 灌注显像(见病例 29)。

### 影像表现(图 34.2A 和 B)

1.平面显像(图 34.2A)在左后斜位和左侧位均可见到一个较小的不以胸膜为基底的灌注缺损区(实箭),该缺损在前位和后位未见明确显示,"条纹征"的存在是不确定的。

2. SPECT 图像(图 34.2B)显示以胸膜为基底的楔形缺损。

### 鉴别诊断

1.急性 PE。

2.慢性 PE。

3.其他栓子引起的栓塞,如细菌、空气和脂肪。

4.瘤栓堵塞血管。

### 教学要点

1.见病例 33。

2.毋庸置疑,PE 很少表现为"条纹征";如果出现小的灌注缺损被类似"条纹征"所包绕,但"条纹征"在最佳显示体位(此例为前位和后位)未见明确显示的情况下,诊断时应小心谨慎。

如果不能明确是否存在缺损或缺损是否以胸膜为基底,则应行 SPECT 灌注显像进一步明确诊断。

3.单发 V/Q 不匹配

(1)包括 PIOPED 和修订的 PIOPED 在内的大多数 PE 诊断标准,将单发 V/Q 不匹配诊断为 PE 中等可能性。

(2)但是,最早在欧洲启用的 PISAPED 标准认为,相应部位其他影像学检查未见明显异常的单个或多个楔形灌注缺损即可提示 PE 的存在。

4. PE 诊断标准见更新的《SNM 实践指南(2012)》。

5.在许多中心,尤其是应用 $^{99m}$Tc-锝标记的显像剂进行肺通气显像的单位,SPECT(或 SPECT/CT)显像已成为常规检查。如图 34.2 C 所示,右肺下叶外基底段灌注缺损,而通气显像正常,呈现不匹配征象。

### 临床处置

该患者诊断为 PE,并接受抗凝治疗。

#### 参考文献

Gutte H, et al. Detection of pulmonary embolism with combined ventilation–perfusion SPECT and low-dose CT: head-to-head comparison with multidetector CT angiography. *J Nucl Med*. 2009;12:1987–1992.

Kim CK. Radiopharmaceuticals and imaging techniques: perfusion lung scanning. In: Bahk YW, et al., eds. *Nuclear Imaging of the Chest*. Berlin: Springer-Verlag; 1998:40–43.

Parker JA, et al. SNM Practice Guideline for Lung Scintigraphy, 4.0*. *J Nucl Med*. 2012;40:57–65.

# 病例 35

## 病史

呼吸短促。肺通气显像显示与灌注显像匹配的缺损。

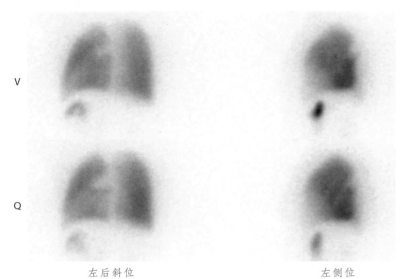

图 35.1

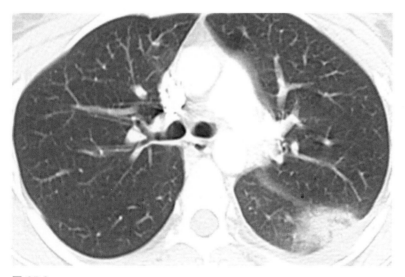

图 35.2

# 病例 35　三方匹配(通气、灌注及 CT 三者匹配)

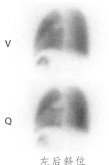

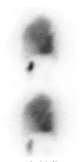
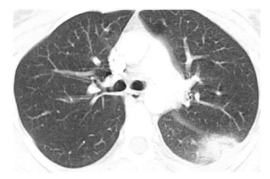

左后斜位　　　　　左侧位

图 35.3　　　　　　　　图 35.4

## 放射性药物/剂量/检查流程

$^{99m}$Tc-DTPA 气溶胶通气显像和 $^{99m}$Tc-MAA 灌注显像(见病例 30)。

## 影像表现

左肺下叶背段 1 个中等大小的 V/Q 匹配的缺损,同一部位 CT 亦显示异常。

## 鉴别诊断

1.肺梗死。

2.肺炎。

3.肿瘤。

## 教学要点

1.术语"三方匹配(3M)"指中等大小至较大的肺段性 V/Q 匹配的缺损,同一部位 CT 亦显示相同大小及形状的异常灶。

2. PIOPED 研究中,3M 征提示诊断 PE 的可能性为 26%。对肺野进一步分组研究发现,肺上野或中野孤立的 3M 征提示 PE 可能性低(11%~12%),肺下野的 3M 征则提示中等可能性(33%)。需要注意的是,PIOPED 研究中采用的是胸片,而非 CT。因此,要决定患者是进一步检查还是进行治疗,应根据 CT 检查结果做出判断。

3.对灌注异常程度的进一步研究发现,灌注减低的 3M 征诊断 PE 的可能性要低于灌注缺损的 3M 征。例如,仅为灌注减低的 3M 征如果出现在上中肺野,那么诊断为 PE 的可能性就由 11%~12%降为 0,如果灌注缺损,则诊断 PE 的可能性就增至 25%(中度可能性)。同样的,灌注减低的 3M 征如果出现在肺下野,那么 PE 中等可能性就由 33%降为 18%;如果灌注缺损,则诊断 PE 的可能性就增至 63%。

## 临床处置

该患者诊断为 PE,接受抗凝治疗。

## 参考文献

Kim CK, Worsley DF, Alavi A. Ventilation/perfusion/chest radiography match is less likely to represent pulmonary embolism if perfusion is decreased rather than absent. *Clin Nucl Med.* 2000;25:665–669.

Worsley DF, Kim CK, Alavi A, Palevski HI. Detailed analysis of patients with matched ventilation-perfusion defects and chest radiographic opacities. *J Nucl Med.* 1993;34:1851–1853.

# 病例 36

## 病史

患者女 ,54 岁 ,呼吸短促。

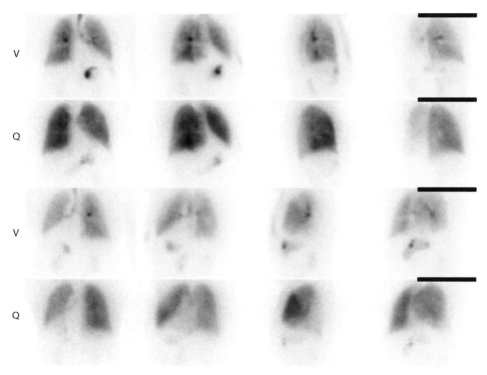

图 36.1

# 病例 36　反向 V/Q 不匹配

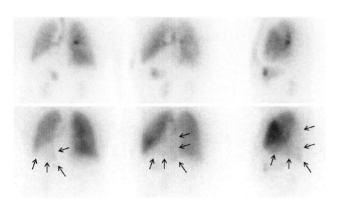

图 36.2

## 放射性药物/剂量/检查流程

　　$^{99m}$Tc-DTPA 气溶胶通气显像和 $^{99m}$Tc-MAA 灌注显像(见病例 30)。

## 影像表现

　　1.上排图像

　　(1)左肺下叶通气缺损。

　　(2)吸气时,吞咽的放射性气溶胶进入胃内。

　　(3)$^{99m}$Tc-DTPA 气溶胶从肺内入血后,通过肾脏清除,因此可看到肾内出现放射性。

　　2.下排图像:左肺下叶灌注明显减低(箭),但异常程度低于通气减低程度。

## 鉴别诊断

　　1.支气管阻塞,如黏液栓。

　　2.支气管阻塞,如支气管内膜病变。

　　3.大量胸腔积液。

　　4.肺炎。

## 教学要点

　　1.反向 V/Q 不匹配指通气缺损比相应区域的灌注缺损严重,灌注显像表现灌注减低区或正常,甚至表现为中度至重度的灌注减低,这样的表现称为反向不匹配。

　　2.单发的反向不匹配常见于肺底或整个下叶。急性起病时,常见于支气管阻塞(如黏液栓)、大量胸腔积液和肺炎等疾病。

　　3.虽然灌注表现为减低,但反向不匹配基本上可以排除 PE 的诊断。

## 临床处置

　　针对引起反向不匹配的不同病因,进行不同治疗。

### 参考文献

Carvalho P, Lavender JP. The incidence and etiology of the ventilation/perfusion reverse mismatch defect. *Clin Nucl Med.* 1989;14:571–576.

Shah RM, et al. Reverse ventilation/perfusion (V/Q) mismatch as a cause of hypoxemia. *Am J Respir Crit Care Med.* 181;2010:A6073.

# 病例 37

## 病史

　　婴儿,3 个月,呼吸困难。

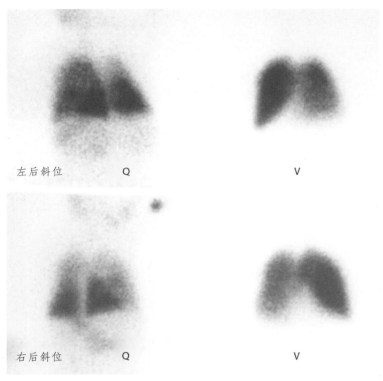

左后斜位　　　　Q　　　　　　　　　V

右后斜位　　　　Q　　　　　　　　　V

图 37.1

## 病例 37　PEEP 引起肺不张的血流灌注表现

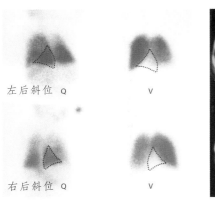

左后斜位 Q　　　　V

右后斜位 Q　　　　V

图 37.2

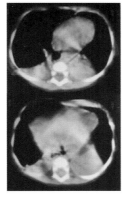

图 37.3

### 放射性药物/剂量/检查流程

先后行 $^{99m}$Tc-MAA 灌注显像和 $^{81m}$氪($^{81m}$Kr)通气显像(显像剂 1~10mCi 持续吸入)。

### 影像表现

1.通气显像和灌注显像表现相反:通气显像表现为双肺下叶显像剂分布缺损,然而灌注显像示双肺下叶显像剂较上叶和中叶明显浓聚。

2.肺外 $^{99m}$Tc-MAA 显像剂分布由右向左分流的先天性心脏病引起。

3.CT:双肺下叶肺不张。

### 鉴别诊断

肺不张(无效的呼气末正压通气)。

### 教学要点

1.肺血流灌注受肺动脉压/肺静脉压($P_a/P_v$)和肺泡压影响。直立位时,肺尖和肺上野的血流灌注低于肺下野,因为在肺尖只有当肺动脉压峰值($P_a$)高于肺泡内压时才会有血流灌注,然而,肺下野因为($P_a/P_v$)大于肺泡内压而不受肺泡内压影响。该例患儿异常表现正说明了人为升高气道压力对血流灌注显像的影响。

2.肺不张是引起通气/血流灌注(V/Q)反向不匹配的常见原因(见病例 36),但大多数患者 V/Q 反向不匹配表现为灌注降低或正常,然而此例患儿出现灌注增加。

3.该患儿由于肺不张,为使萎陷的双肺下叶复张对其进行了 PEEP 治疗,但是治疗失败。不仅如此,PEEP 增加了通气功能良好的上中叶气道阻力(也因此增加了灌注阻力),反而导致了不受 PEEP 影响的肺下野灌注增加。

4.$^{81m}$Kr 由 $^{81}$Rb/$^{81m}$Kr 发生器生产。$^{81m}$Kr 由于发射 γ 射线的能量为 191KeV,可于肺灌注显像之后行 $^{81m}$Kr 通气显像,而且可以仅在显示灌注异常的体位进行 $^{81m}$Kr 通气显像。由于 $^{81m}$Kr 的半衰期短(13s),每组 V/Q 影像可以在患者体位不变的情况下,以 Q1、V1、Q2、V2……的顺序单独采集。

### 临床处置

终止无效的 PEEP 后,患儿临床症状好转。

### 参考文献

Kim CK, Heyman S. Ventilation/perfusion mismatch caused by positive pressure ventilatory support. *J Nucl Med.* 1989;30:1268–1270.

# 病例 38

## 病史

患者男 , 62 岁 , 呼吸困难 , 咯血。

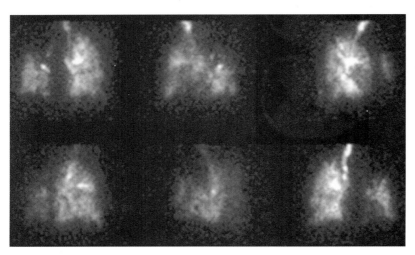

图 38.1

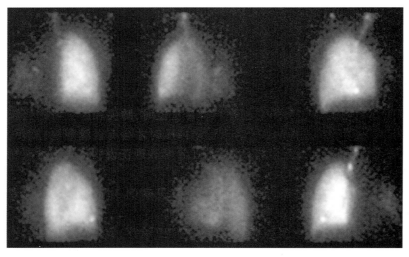

图 38.2

## 病例 38　中央型肺癌引起的单侧 V/Q 不匹配

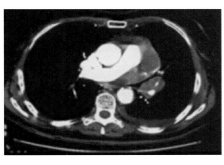

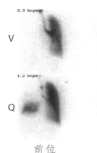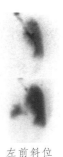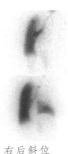

前位　　　　左前斜位　　　后位　　　右后斜位

图 38.3　　　　　　　　　　图 38.4

### 放射性药物/剂量/检查流程

先后行 $^{99m}$Tc-DTPA 气溶胶通气显像和 $^{99m}$Tc-MAA 灌注显像(见病例 30)。

### 影像表现

1.图 38.1:肺通气显像示双肺显像剂分布不均匀,左肺显像剂分布减低。

2.图 38.2:左肺灌注异常比通气异常更显著(V/Q 不匹配),右肺灌注正常。

3.图 38.3:CT 显示软组织肿块包绕左肺动脉和左肺静脉,左肺少量胸腔积液,左肺下叶支气管受压,但未完全闭塞。

### 鉴别诊断

1.肺动脉或肺静脉受到外源性压迫(例如,中央型肺癌或淋巴结病变)。

2.单侧肺动脉发育不全。

3.MAA 注入错位的中心静脉导管。

4.纤维性纵隔炎。

5.PE 导致单侧肺无血流灌注非常罕见,需结合其他影像学检查和病史进行综合判断。

### 教学要点

1.单侧肺 V/Q 不匹配不是 PE 的典型表现。

2.肺灌注显像可以直接评价肺血流灌注情况和肺血管通畅情况。

3.任何导致肺动脉受压的疾病(例如,肺癌和淋巴结病变)和侵犯肺动脉血管的病变(例如,肉瘤或血管炎)均可引起血流灌注的减低。

4.其他可引起单侧肺血流灌注减低的原因,如肺切除。

5.肺门肿瘤导致的通气显像异常比灌注显像异常更为显著。

图 38.4 是 1 例肺门肿瘤患者的 V/Q 影像,肿瘤堵塞了右主支气管以及右上和右中肺动脉,右肺下叶动脉未受累。

### 临床处置

根据癌症分期进一步治疗。

### 参考文献

Pickhardt PJ, et al. Unilateral hypoperfusion or absent perfusion on pulmonary scintigraphy: differential diagnosis. *AJR.* 1998;171:145–150.

Worsley DF, et al. Radionuclide imaging of acute pulmonary embolism. *Semin Nucl Med.* 2003;33:259–278.

# 病例 39

## 病史

患者女,24 岁,产后呼吸短促急性发作 4 天。

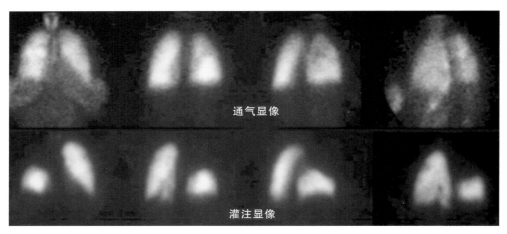

图 39.1

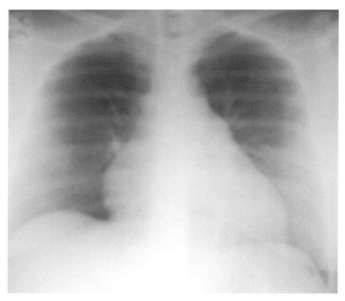

图 39.2 同一天的胸部 X 线图像。

# 病例 39　肺栓塞(PE)

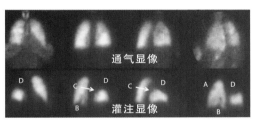
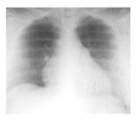
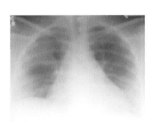

图 39.3　　　　　　　　　　　　　图 39.4　　　　　图 39.5

## 放射性药物/剂量/检查流程

先后行 $^{99m}$Tc-DTPA 气溶胶通气显像和 $^{99m}$Tc-MAA 灌注显像(见病例 30)。

## 影像表现

1.图 39.3

(1)左肺上叶前段(A)、左肺下叶外基底段(B)、右肺下叶上段(C)和右肺上叶全叶(D)V/Q 不匹配。

(2)甲状腺和乳腺显影,可能与 $^{99m}$Tc-DTPA 中含有游离高锝酸盐有关。

(3)DTPA 和高锝酸盐通过肾脏清除,所以可见肾脏显像。

2.图 39.4:同一天的胸片正常。

3.图 39.5:24h 后复查胸片,于右肺上叶可见一以胸膜为基底、楔形磨玻璃样阴影(又称驼峰征)。右肺上叶灌注显像的异常范围大于胸片所示异常范围。

## 教学要点

1.见病例 30:肺栓塞。

2.见病例 38:位于肺门的巨型肿瘤。

3. 2 个及以上较大面积或充足数量的中等面积的 V/Q 不匹配灌注缺损区(2 个中等缺损相当于 1 个较大缺损)提示 PE 高度可能性,PPV 达 88%。

4.灌注缺损的范围大于胸片所示异常范围时,PE 为高度可能性。灌注缺损的范围与胸片所示异常范围接近时,PE 为中度可能性,此时如临床怀疑 PE,则需行进一步检查(如 CT 血管造影)。

5.有文章建议,如果患者接受了 4mCi $^{99m}$Tc-MAA,12h 内应避免母乳喂养。如果患者接受了 $^{99m}$Tc-DTPA、$^{133}$Xe、$^{99m}$Tc- 锝气体或 $^{81m}$Kr 肺通气显像,则可正常哺乳《见 SNM 实践指南》。

6.PE 诊断标准见更新的《SNM 实践指南(2012)》。

## 临床处置

1.抗凝治疗。

2.关于哺乳问题

(1)检查前:建议挤出母乳贮存,用以喂养婴儿。

(2)检查后:一般来说,建议 24h 内避免母乳喂养。

参考文献

Parker JA, et al. SNM Practice Guideline for Lung Scintigraphy, 4.0*. *J Nucl Med.* 2012;40:57–65.

Worsley DF, et al. Radionuclide imaging of acute pulmonary embolism. *Semin Nucl Med.* 2003;33:259–278.

# 病例 40

## 病史

呼吸短促。

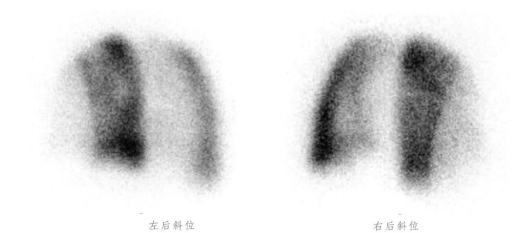

左后斜位      右后斜位

图 40.1 单次吸气 $^{133}$Xe 通气显像。

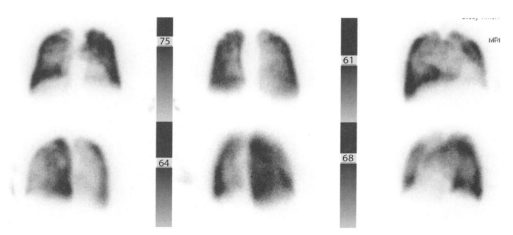

图 40.2 灌注显像。

## 病例 40 手臂引起的衰减伪影

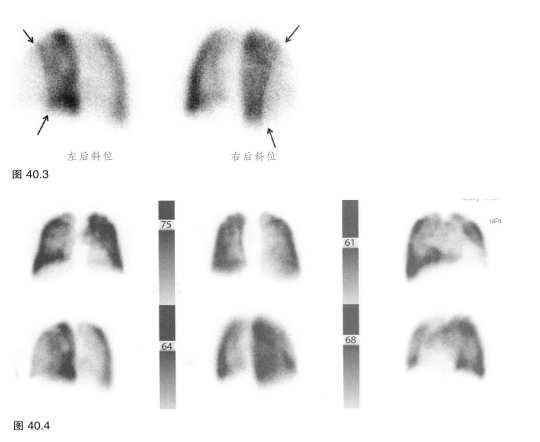

图 40.3

图 40.4

### 放射性药物/剂量/检查流程

先后行 $^{133}$Xe 通气显像和 $^{99m}$Tc-MAA 灌注显像(见病例 29)。

### 影像表现

1.图 40.3:肺通气显像于双肺前部可见边界清晰、跨肺叶的显像剂分布明显减低区。

2.图 40.4:灌注显像显像剂分布不均匀,但未见 V/Q 不匹配性缺损。

### 鉴别诊断

通气的这种影像学表现是由放在前面的手臂引起的衰减伪影。

### 教学要点

1.行灌注显像之前,工作人员发现了手臂引起的通气伪影。灌注显像时,告知患者双臂上举。

2.患者由于身体原因(例如,脑卒中和骨骼系统疾病)双臂不能上举时,则在灌注影像同一部位也可见类似的稀疏缺损区。

### 临床处置

提醒技师应严格遵守操作规范。

# 病例 41

## 病史

患者男,54 岁,呼吸短促急性发作。

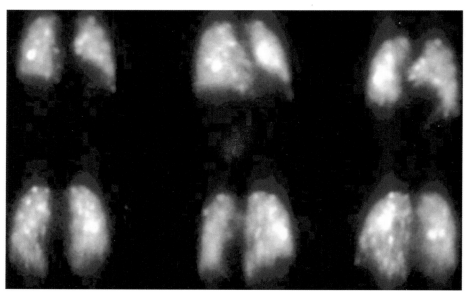

图 41.1

## 病例 41　MAA 颗粒聚集引起肺内"热点"

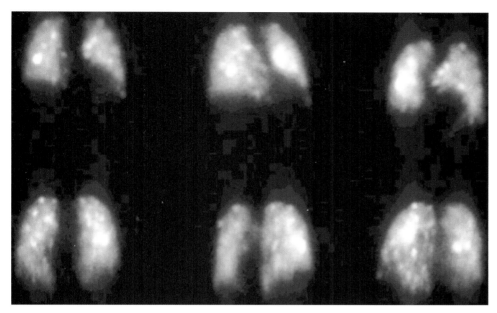

图 41.2

**放射性药物/剂量/检查流程**

$^{99m}$Tc-MAA 灌注显像（见病例 29）。

**影像表现**

1.灌注显像显示双肺多发、随机分布的显像剂浓聚灶。

2.未见以胸膜为基底的节段性灌注缺损。

**鉴别诊断**

无。

**教学要点**

1.注射器内 MAA 颗粒聚集会导致肺内出现散在多发的局灶性"热点"。

2.这种情况多见于注射前回血，血液与 MAA 形成更大颗粒；注射前未充分摇匀混合，注射器内 MAA 颗粒聚集成更大颗粒；或注射静脉患血栓性静脉炎。

3.注射时尽量避免回血。

**临床处置**

无。

**参考文献**

Ikehira H, et al. Hot spots observed on pulmonary perfusion imaging: a case report. *J Nucl Med Technol.* 1999;27:301–302.
Worsley DF, et al. Radionuclide imaging of acute pulmonary embolism. *Semin Nucl Med.* 2003;33:259–278.

（张春　译）

# 第 **4** 章 儿科核医学

Phillip J. Koo, Frederick D. Grant, S. Ted Treves

# 病例 42

## 病史

患儿女,55 天,黄疸。

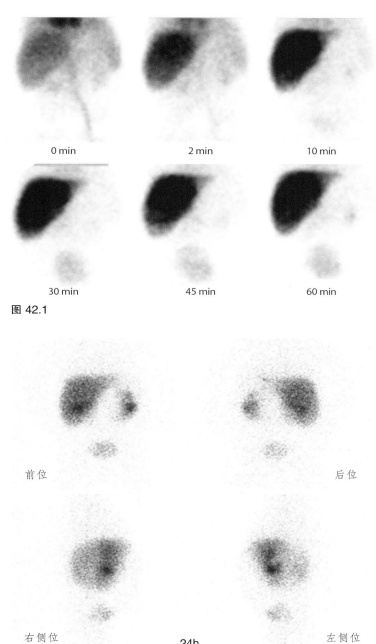

图 42.1

图 42.2

## 病例 42　胆管闭锁

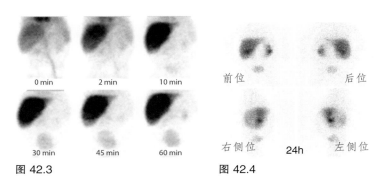

图 42.3　　　　　　　　　　　　图 42.4

### 放射性药物/剂量/检查流程

$^{99m}$Tc–甲溴菲宁/0.02mCi/kg；最小剂量 0.5mCi/肝胆显像，静脉注射后行 1h 动态显像和 24h 延迟静态显像。

### 影像表现

1.肝脏迅速且均匀显像。

2. 24h 肝外胆管及肠道内未见显影。

3.胆囊未见显影。

4.相对增高的肾脏显像剂分布，反映显像剂通过替代途径(肾脏)排泄增加。

### 鉴别诊断

1.胆汁排泄受阻

(1)肝外胆管：胆管闭锁，胆管梗阻。

(2)肝内胆管：胆管缺如(Alagille 综合征)，肝内胆汁淤积症。

2.肝细胞功能异常：新生儿肝炎，全肠外营养综合征。

3.系统性疾病：脱水、败血症。

### 教学要点

1.如果存在显像剂从胆管排入肠道，则表明胆管系统通畅，排除胆管闭锁，其敏感性和阴性预测值几乎为 100%。

2.肝胆显像诊断胆管闭锁的特异性为 43%~90%。若肝细胞功能障碍，由于胆管系统结构完整，可以将显像剂排出进入肠道。然而，由于严重的肝细胞功能障碍，特别是在早期成像时，可能无法显示肠道内的显像剂。

3. 延迟显像对于肝细胞功能障碍所导致胆汁含量减少非常有价值。

4.肝胆显像前 3~5 天使用苯巴比妥，促进胆汁的分泌与排泄，可提高诊断特异性和阳性预测值。

5.行延迟图像时，尿液沾染不应与肠道内显像剂相混淆，清洁皮肤或更换尿布后再获得延迟图像可以避免。

### 临床处置

1.胆管闭锁的最终确诊需经皮穿刺或行肝穿刺胆管造影术。

2.早期诊断胆管闭锁至关重要，因为在出生后前几周手术治疗成功率最高。

### 参考文献

Kim CK, et al. Liver and biliary tract. In: Elgazzar A, ed. *The Pathophysiologic Basis of Nuclear Medicine*. 2nd ed. Berlin: Springer-Verlag; 2006:419–447.

Treves ST. *Pediatric Nuclear Medicine/PET*. New York: Springer; 2007:213–217.

# 病例 43

## 病史

患儿女，16 岁。

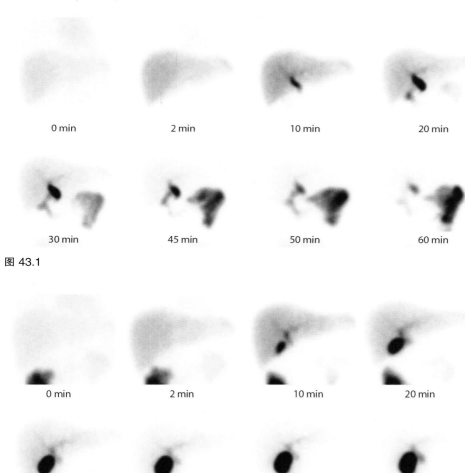

图 43.1

图 43.2

## 病例 43 胆总管囊肿(Ⅰ型)

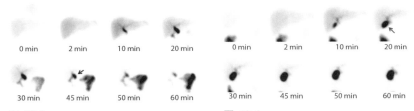

图 43.3

图 43.4

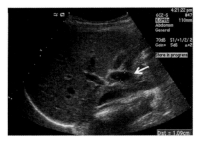

图 43.5

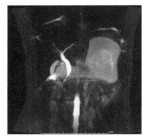

图 43.6

### 放射性药物/剂量/检查流程

$^{99m}$Tc-甲溴菲宁/0.02mCi/kg;最大剂量 1.4mCi/肝胆显像,注射后动态显像 1h,必要时延迟显像。

### 影像表现

1.显像剂注射后第 1 个 60min 影像(图 43.3):肝脏迅速显影,随后显像剂排泄。扩张的肝外胆管显像剂滞留(箭),显像剂迅速排入肠道。

2.$^{99m}$Tc-甲溴菲宁静脉注射后,静脉注射吗啡(图 43.4),可见胆囊显影(箭)。

3.超声(图 43.5)和 MR 图像(图 43.6)证实梭形扩张(箭)影像为肝外胆管。

### 鉴别诊断

1.胆囊炎:胆囊延迟显影提示胆囊炎;吗啡介入试验后胆囊迅速显影提示可能为慢性胆囊炎而非急性胆囊炎。

2.胆总管下段梗阻:显像剂迅速排入肠道,45~60min 胆总管显像剂分布减少,可以排除胆总管囊肿。

### 教学要点

1.Todani 胆总管囊肿分型

(1)Ⅰ型:胆总管囊状扩张型。

(2)Ⅱ型:胆总管憩室型。

(3)Ⅲ型:胆总管囊肿脱垂。

(4)Ⅳ型:多发性的肝内或肝外的胆管扩张:

1)ⅣA 型:肝外胆总管扩张同时合并肝内胆管扩张。

2)ⅣB 型:肝外胆管多发性扩张。

(5)Ⅴ型(Caroli 病):肝内多发胆管扩张。

2.肝胆显像,胆总管囊肿早期即可显像,随后见胆道系统进行性充填显影。

3.如果肝实质内显像剂残留较少,一些中心会在注射吗啡同时注射补充剂量的显像剂。

## 临床处置

由于胆总管囊肿具有潜在的并发症,如梗阻或胆汁淤积,肝外胆管囊肿通常采取手术治疗。

**参考文献**

Kim OH, Chung HJ, Choi BG. Imaging of the choledochal cyst. *Radiographics*. 1995;15:69–88.
Treves ST. *Pediatric Nuclear Medicine/PET*. New York: Springer; 2007:219–220.

# 病例 44

## 病史

患儿男,5 岁,直肠出血。

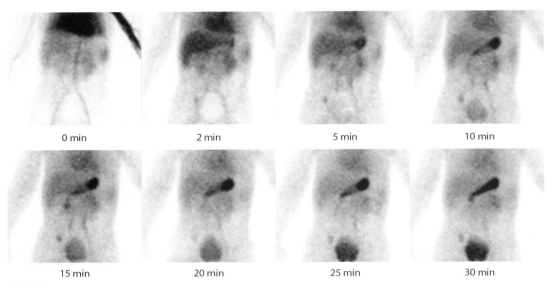

图 44.1

## 病例 44　Meckel 憩室异位胃黏膜

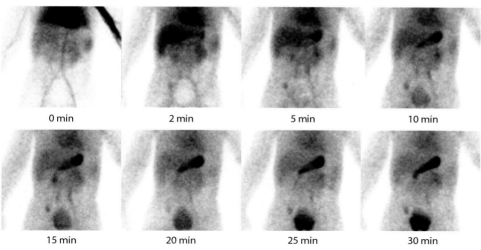

图 44.2

### 放射性药物/剂量/检查流程

$^{99m}TcO_4^-$/0.05mCi/kg/最小剂量 0.02mCi/Meckel 显像,静脉注射后动态显像 30min,必要时行静态显像。

### 影像表现

右下腹显像剂异常浓聚灶,与胃显像基本同步,显像期间位置不变。

### 鉴别诊断

1.胃肠道出血极有可能为 Meckel 憩室中含有异位胃黏膜,而不太可能是肠道重复畸形。

2.肠道炎症、肿瘤同样可以出现 $^{99m}TcO_4^-$ 的浓聚。

3.注意,显像剂浓聚的时间模式和附加成像,有助于排除尿路显像剂影像。

### 教学要点

1.约 50% 的 Meckel 憩室含异位胃黏膜,正是由于酸性物质对邻近黏膜诱导损伤,导致肠道出血。

2.Meckel 憩室的其他并发症包括肠梗阻、憩室炎、肠套叠和肠穿孔。

3.有报道,胃泌素和胰高血糖素的使用可提高其诊断准确率,但是,极少使用也没有必要。与这两种药物相比,西咪替丁更常用于提高诊断准确率,但是,也很少应用。

4.临床高度怀疑 Meckel 憩室而动态显像阴性者,行侧位平面成像、SPECT 或 SPECT/CT 有助于诊断。

### 临床处置

1.有症状的 Meckel 憩室患者可采取手术治疗。

2.无症状的 Meckel 憩室的治疗尚存在争议。

#### 参考文献

Levy AD, Hobbs CM. Meckel diverticulum: radiologic features with pathologic correlation. *Radiographics*. 2004;24:565–587.

Treves ST. *Pediatric Nuclear Medicine/PET*. New York: Springer; 2007:192–200.

# 病例 45

## 病史

患儿男,14 个月,复发性肺炎。

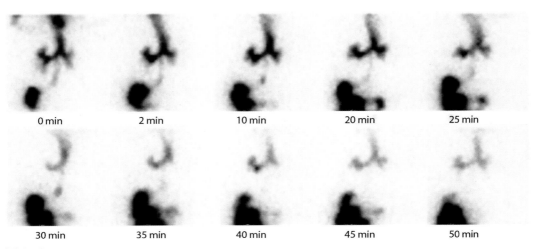

图 45.1

## 病例 45　气管支气管肺吸入显影

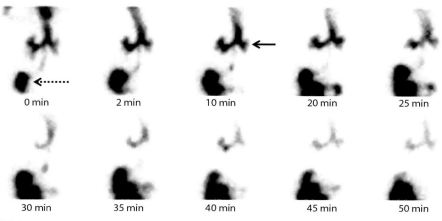

图 45.2

### 放射性药物/剂量/检查流程

$^{99m}$Tc-硫胶体/0.3mCi/放射性核素唾液显像/滴 1 滴含 $^{99m}$Tc-硫胶体的生理盐水在患儿舌后部或舌下,后位动态显影。

### 影像表现

1.显像剂经口咽部快速进入胃(虚箭)。

2.气管支气管树显像剂浓聚,逐渐延伸至其分支(实箭)。

3.吸入的显像剂未见自发的清除。

### 鉴别诊断

1.此病例显像剂浓聚模式,诊断气管支气管肺吸入。

2.注意鉴别吸入的显像剂来源于口咽部或是胃食管反流。

### 教学要点

1.唾液显像是符合生理状态的检查,用于评估口腔分泌物吸入引起反复肺部感染。

2.放射性核素唾液显影对于诊断吸入性肺炎较胃肠道造影或吞咽实验具有较高的敏感性,因其为主动的吞咽液体和固体。

3.相比 X 线钡餐检查,放射性核素唾液显影解剖细节不清晰,但患者所受剂量较小。

4.经口咽部引起的肺吸入较胃食管反流较为常见。

### 临床处置

1.近端支气管树的吸入性物质常常通过黏膜上皮快速清除。

2.远端支气管树的吸入性物质不能自发的清除,常需通过药物甚至手术治疗。

3.系列放射性核素唾液显影随访,优于 X 线检查,因其辐射剂量小。

### 参考文献

Grant FD. Nuclear medicine and molecular imaging of the pediatric chest: current practical imaging assessment. *Radiol Clin North Am.* 2011;49:1025.

Treves ST. *Pediatric Nuclear Medicine/PET.* New York: Springer; 2007:181–183.

# 病例 46

## 病史

患儿男,3 岁。

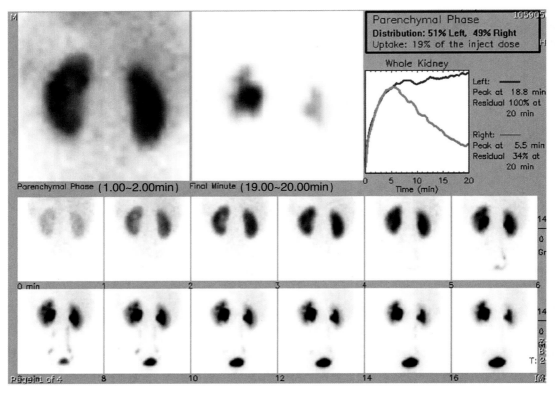

图 46.1

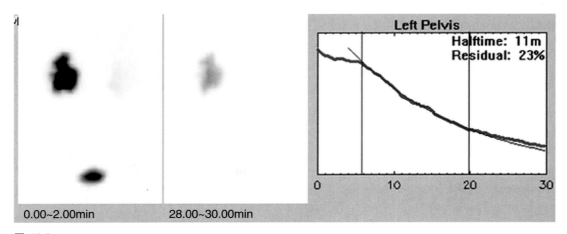

图 46.2

## 病例 46　非梗阻性肾积水

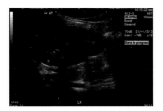

图 46.3

### 放射性药物/剂量/检查流程

$^{99m}$Tc-MAG3/0.1mCi/kg；最小剂量 1mCi/利尿后肾动态显像。呋塞米使用前动态采集 20~30min，呋塞米使用后，再动态采集 20~30min。

### 影像表现

1.图 46.1

(1)左肾肾盂轻度扩张，肾皮质显影浅淡。

(2)皮质通过时间(显像剂在肾集合系统出现的时间)为 4min(正常<6min)。

(3)左肾集合系统排泄明显延迟。

(4)未见输尿管迂曲或扩张。

2.图 46.2(静脉注射呋塞米 1mg/kg 后)

(1)大量显像剂经肾集合系统排泄。

(2)定量评价：左肾清除半衰期(T1/2)约 11min，30min 残余 23%，可作为评价梗阻程度的半定量指标。

3.图 46.3：超声提示左肾盂肾盏轻度扩张。

### 鉴别诊断

1.肾皮质快速显影及快速清除提示肾灌注和皮质功能完好。肾盂肾盏扩张及显像剂从集合系统清除延迟提示肾盂积水。

2.利尿剂介入试验对于鉴别有无集合系统梗阻具有重要临床价值。

### 教学要点

1.最初 20min 时间–放射性活度曲线影像表现非特异性，必须行动态显像鉴别皮质功能障碍与尿路梗阻。

2.显像剂从肾集合系统排泄延迟，而扩张或迂曲的输尿管未见明显显影，提示肾盂输尿管连接处轻度梗阻(UPJ)。

3.利尿参数，比如肾清除半衰期(T1/2)及利尿后残余量，对于评价梗阻的程度具有重要意义。

4.非梗阻性的清除半衰期(T1/2)延长的主要原因有肾功能不全、尿路/肾盂明显积水扩张，以及长期使用利尿剂和膀胱充盈。

### 临床处置

1.半定量指标提示有梗阻的患者需密切关注肾盂积水的进展或转归。

2.肾皮质显像($^{99m}$Tc-DMSA)可用于更准确地评估分肾功能差异。

### 参考文献

Ross SS. Observation of infants with SFU grades 3-4 hydronephrosis: worsening drainage with serial diuresis renography indicates surgical intervention and helps prevent loss of renal function. *J Pediatr Urol.* 2011;7:266–271.

Treves ST. *Pediatric Nuclear Medicine/PET.* New York: Springer; 2007:251–257.

# 病例 47

## 病史

患儿女,40 天。

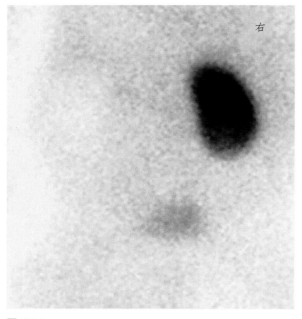

图 47.1

## 病例 47　多囊肾发育不良

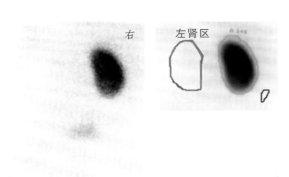

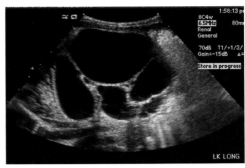

图 47.2　　　　　　　　　　　　　图 47.3

### 放射性药物/剂量/检查流程

$^{99m}$Tc-DMSA/0.05mCi/kg；最小剂量 0.02mCi/肾皮质显像，静注后 4h 静态显像。

### 影像表现

1.图 47.2：右肾形态、位置正常；左肾未见显影。

2.图 47.3：超声提示左肾可见多个大小不等囊性结构替代正常肾组织。

### 鉴别诊断

1.肾皮质显像鉴别诊断包括：

(1)多囊肾发育不良。

(2)多囊性肾病。

(3)肾缺如。

(4)异位肾。

2.多囊性肾发育不良超声表现典型，在儿童时期多囊肾并不多见。

### 教学要点

1.多囊肾发育不良典型表现为单侧较小的囊性肾，常在胎儿时期被发现；双侧多囊性肾发育不良生存期较短；多囊肾通常为双侧，并且可逐渐增大。

2.如果临床怀疑异位肾时，DSMA 显像时应加大扫描范围，包括盆腔区域。

### 临床处置

有临床症状的无功能肾可行手术切除，否则无须进一步处理。

**参考文献**

Katabathina VS, Kota G, et al. Adult renal cystic disease: a genetic, biological, and developmental primer. *Radiographics*. 2010;30(6):1509–1523.

Treves ST. *Pediatric Nuclear Medicine/PET*. New York: Springer; 2007:267.

# 病例 48

## 病史

患儿女,10 岁,反复尿路感染伴发热。

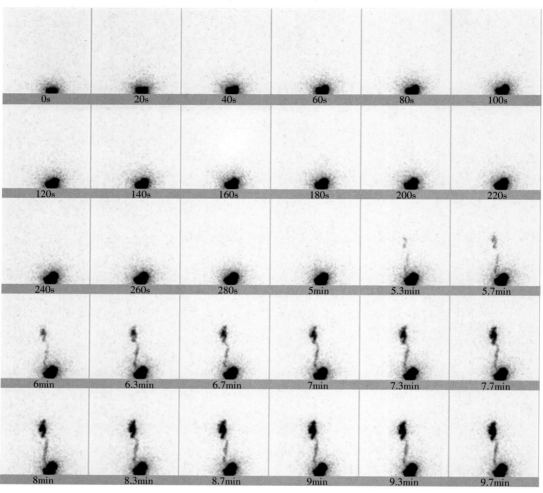

图 48.1

## 病例 48　膀胱输尿管反流(放射性核素膀胱显像-3级)

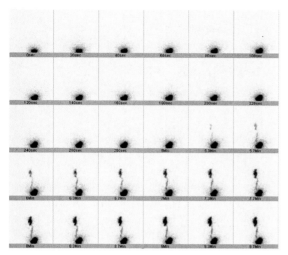

图 48.2

### 放射性药物/剂量/检查流程

$^{99m}TcO_4$/1mCi/直接法放射性核素膀胱显像(RNC)。通过导尿管将显像剂引入膀胱后直接后位动态显像。

### 影像表现

5min 见显像剂反流入左输尿管,随后左肾盂、肾盏扩张显影,影像表现符合膀胱输尿管反流(UVR)RNC-3 级。

### 鉴别诊断

无须鉴别诊断,但此检查并不能探明反流的原因。

### 教学要点

1.膀胱输尿管反流,放射性核素膀胱显影(RNC)分为 1 级(反流至输尿管),2 级(反流至肾盂、肾盏),3 级(反流至扩张的集合系统),而排尿性膀胱尿道造影(VCUG)分为 I~IV 级。

2.由于 RNC 可以长时间动态采集图像,因此,RNC 探测膀胱输尿管反流较 VCUG 具有较高敏感性、对比剂分辨率。

3. RNC 解剖分辨率不如 VCUG,因此,输尿管囊肿、膀胱憩室、后尿道瓣膜症需要采取其他检查方法,比如超声或 VCUG。

4. RNC 辐射剂量较 VCUG 低 50~100 倍。

### 临床处置

1.轻度 VUR 可自愈。

2. UVR 尿路感染可能与肾盂肾炎及肾瘢痕形成相关,存在肾衰竭的风险,因此,必须早期治疗。

3.治疗措施包括密切观测、长期抗生素预防治疗或外科矫正 VUR。膀胱输尿管反流持续或严重患者需行手术治疗。

4. RNC 由于辐射剂量低,可作为儿童无症状膀胱输尿管反流筛查与随访的首选检查方法。

### 参考文献

Treves ST. *Pediatric Nuclear Medicine/PET*. New York: Springer; 2007:286–304.

## 病例 49

### 病史

患儿女,5 岁。

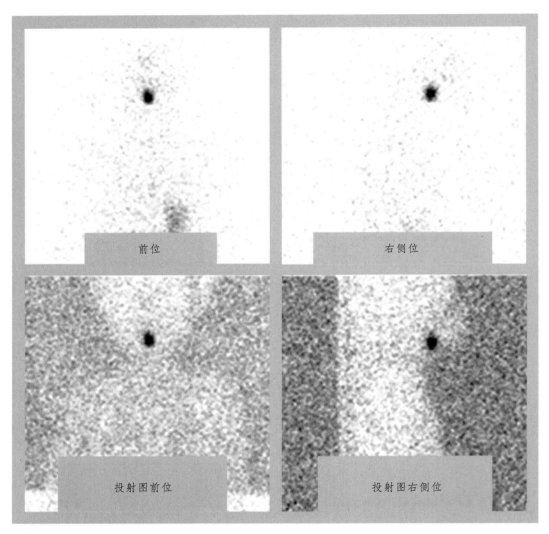

前位                右侧位

投射图前位              投射图右侧位

图 49.1

# 病例 49  舌根部异位甲状腺

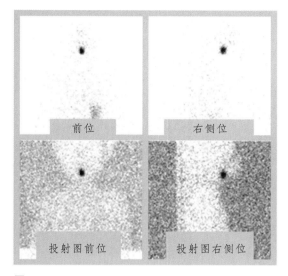

图 49.2

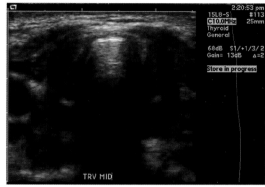

图 49.3

**放射性药物/剂量/检查流程**

$^{123}$I-碘化钠/0.006mCi/kg；最小剂量 0.025mCi/甲状腺显像，口服后 4h、24h 显像。

**影像表现**

1.图 49.2：上半身平面显像，在舌根部中份区域可见显像剂浓聚灶，符合舌根部异位甲状腺。

(1)其他部位未见碘浓聚灶。

(2)$^{57}$Co 源定标辅助定位诊断。

2.图 49.3：超声图像证实正常甲状腺部位无甲状腺组织。

**鉴别诊断**

无须鉴别。甲状腺显像是用来诊断异位甲状腺组织的。

**教学要点**

1.舌根部异位甲状腺是胚胎期间甲状腺下降停止导致的。异位甲状腺可位于甲状舌管任何区域。

2.典型异位甲状腺患者有的有甲状腺功能减退症状，但患者甲状腺功能也可以正常。

3.体格检查可发现舌根部团块，不必行其他影像学检查或活检。舌根部异位甲状腺常引起吞咽困难、呼吸困难和疼痛等症状。

**临床处置**

1.甲状腺功能减退患者用甲状腺激素替代治疗。

2.症状与异位甲状腺大小相关，可采取甲状腺激素抑制治疗或手术治疗。

3.手术患者需终生甲状腺激素替代治疗。

**参考文献**

Rahbar R, Yoon MJ, Connolly LP, et al. Lingual thyroid in children: a rare clinical entity. *Laryngoscope*. 2008;118:1174–1179.

# 病例 50

## 病史

患儿男,9 个月,过度哭闹。

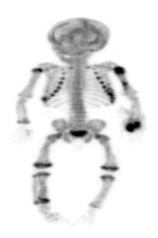

图 50.1

# 病例 50　非意外创伤（儿童虐待）

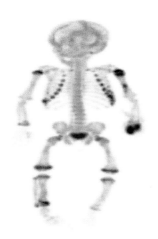

图 50.2

## 放射性药物/剂量/检查流程

$^{18}$F-NaF/0.06mCi/kg；最小剂量 0.3mCi/全身骨 PET 显像，注射后 30~45min 显像。

## 影像表现

1.图像是 $^{18}$F-NaF PET MIP 成像而非 $^{99m}$Tc-MDP 骨显像。

2.左侧肱骨近端和中份、右侧桡骨远端、右侧胫骨远端显像剂摄取增高。

3.右侧肋骨前段、左侧肋骨前外侧段见多处显像剂异常浓聚区。

4.左侧桡骨远端、左手显像剂异常影系显像剂部分外漏。

## 鉴别诊断

1.影像表现特征高度怀疑儿童虐待，若考虑其他疾病应进一步评估。

2.意外伤害、播散性炎症，以及肿瘤转移性疾病等亦可出现多处显像剂摄取增高灶，但是，此例患者异常显像剂浓聚部位以及分布特点是儿童虐待高度特征性的征象。

## 教学要点

1.影像学检查诊断非意外创伤具有重要意义。

2.典型的骨折部位有颅骨、肋骨、长骨、干骺端等，各年龄段儿童多处骨折应高度怀疑儿童虐待。

3.骨显像与 X 线检查互补。在全身骨骼观察方面，骨显像对于干骺端及颅骨骨折敏感性较差，但对于探测肋骨骨折更敏感。

4.$^{18}$F-NaF PET 显像是骨显像的有效方法，相比 $^{99m}$Tc-MDP，其图像质量更好、准确率更高。

## 临床处置

1.骨显像结果应结合 X 线检查结果综合分析。

2.影像表现应在报告中详细描述，并应与临床医师直接沟通。

### 参考文献

Drubach LA, et al. Skeletal trauma in child abuse: detection with $^{18}$F-NaF PET. *Radiology*. 2010;255:173–181.

Treves ST. *Pediatric Nuclear Medicine/PET*. New York: Springer; 2007:345–349.

# 病例 51

## 病史

患儿男,8 岁。

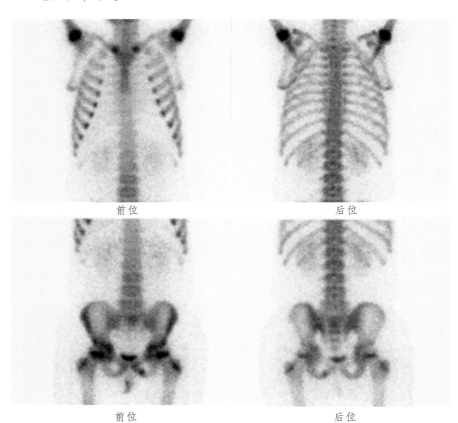

前 位　　　　　　　　后 位

前 位　　　　　　　　后 位

图 51.1

# 病例 51　坐骨耻骨骨软骨病

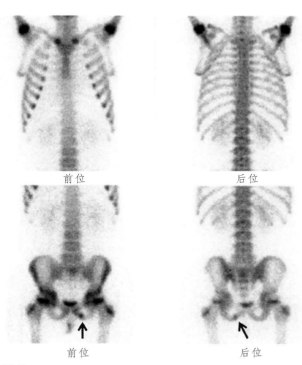

前位　　　　　　　后位

前位　　　　　　　后位

**图 51.2**

## 放射性药物/剂量/检查流程

$^{99m}$Tc-MDP/0.2mCi/kg；最小剂量 1mCi/骨显像。

## 影像表现

1.左侧坐骨耻骨连接处显像剂异常浓聚增高灶。

2.邻近骨质结构均正常。

## 鉴别诊断

1.主要与骨髓炎鉴别。

2.原发恶性肿瘤病史患者,应考虑骨转移,但在骨盆区单一的转移病灶少见。

## 教学要点

1.坐骨耻骨骨软骨病

(1)耻骨下支和坐骨之间的软骨连接。

(2)典型者 4~12 岁发生。

(3)骨显像常表现为坐骨耻骨连接非对称显像剂浓聚灶。

2.化脓性关节炎典型征象是关节周围骨质显像剂摄取增加。

## 临床处置

1.正常生理改变,无须特殊处理。

2.熟悉其表现有助于减少不必要的检查以及治疗。

## 参考文献

Treves ST. *Pediatric Nuclear Medicine/PET*. New York: Springer; 2007:318–321.

# 病例 52

## 病史

患儿女, 8 岁。

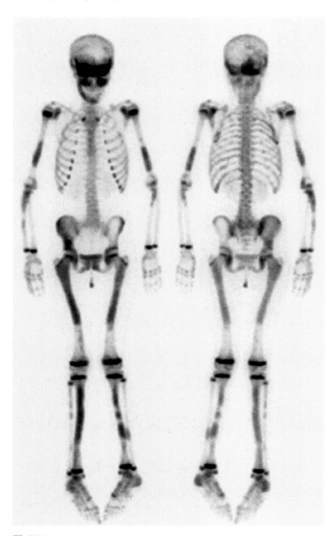

图 52.1

## 病例 52 多发性骨纤维发育结构不良

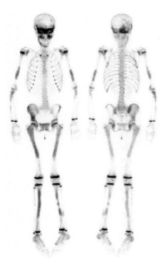

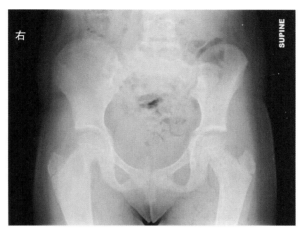

图 52.2

图 52.3

### 放射性药物/剂量/检查流程

$99m$Tc-MDP/0.2mCi/kg；最小剂量 1mCi/全身骨显像。

### 影像表现

1.骨显像可见多处骨非局限性显像剂摄取增高,可累及中轴骨和四肢骨,包括额骨、枕骨、右下颌骨、双侧肱骨、右侧耻骨、左桡骨近端、骨盆右侧、双侧股骨和双侧胫腓骨。

2.骨盆 X 线平片:右股骨近端磨玻璃样改变伴早期股骨内翻成角改变。

### 鉴别诊断

1.其他可能性诊断

(1)肿瘤转移性疾病。

(2)播散性感染。

(3)骨骼淋巴瘤。

2.骨骼多处广泛的非局限性显像剂摄取增加是多发性骨纤维发育不良最具特征的影像表现。

### 教学要点

1.骨显像异常浓聚区与 X 线检查综合分析利于病因学诊断,X 线表现为扩张性、磨玻璃样改变有助于该疾病的诊断。

2.骨纤维结构不良可以是单发,也可多发。

3. McCune-Albright 综合征至少包括以下两种表现:多发性骨纤维发育不良、皮肤咖啡斑和自发性内分泌功能亢进。

### 临床处置

对于 McCune-Albright 综合征患者,内分泌科医师应随访其内分泌功能,治疗内分泌功能亢进。

### 参考文献

Shore EM. Inherited human diseases of heterotopic bone formation. *Nat Rev Rheumatol.* 2010;6:518–527.

Treves ST. *Pediatric Nuclear Medicine/PET.* New York: Springer; 2007:367–373.

# 病例 53

## 病史

患儿男,11 岁,背部疼痛。

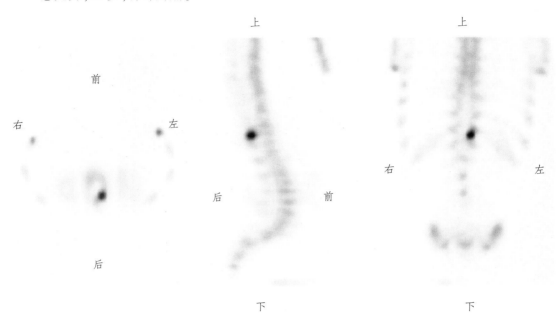

图 53.1

# 病例 53　骨样骨瘤

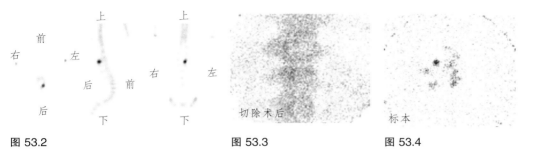

图 53.2　　　　　　　　　　　图 53.3　　　　　　　图 53.4

## 放射性药物/剂量/检查流程

$^{99m}$Tc-MDP/0.2mCi/kg；最小剂量 1mCi；最大剂量 20mCi/SPECT 骨显像。

## 影像表现

图 53.2：T12 椎体左后方约椎板与椎弓根交界处显像剂局灶性高摄取。

## 鉴别诊断

对于临床怀疑骨样骨瘤患者,骨显像/SPECT 显像剂浓聚灶可以辅助诊断和病灶定位。但骨显像或 SPECT 骨显像剂浓聚增高不特异,感染、肿瘤、代谢性疾病、外伤等均可摄取增高。

## 教学要点

1.骨样骨瘤患者常表现为骨痛,夜间或活动后加重,非甾体抗炎药服用后疼痛缓解。

2.骨显像对于骨样骨瘤的检出较敏感,SPECT 特别有利于评估脊柱疾病。

3.骨显像可定位解剖区域,有助于 CT 或 MRI 进一步的评估。

4.CT 可用于诊断骨样骨瘤,指导治疗。

## 临床处置

1.手术或射频消融术可以缓解患者的疼痛症状。

2.对于手术患者,术前注射 $^{99m}$Tc-MDP,术中使用移动 γ 相机来确保病灶的完全切除。

3.术中扫描机针孔骨显像(图 53.3)显示局灶显像剂浓聚灶已经手术切除。该病变仅存在于术后标本(术后病变组织的显像图)(图 53.4)。患者术后症状缓解。

### 参考文献

Blackiewicz DJ. Osteoid osteomas: interoperative bone scan-assisted resection. *J Neurosurg Pediatr.* 2009;4:237–244.

Treves ST. *Pediatric Nuclear Medicine/PET.* New York: Springer; 2007:362–366.

# 病例 54

## 病史

患儿男,11 岁。

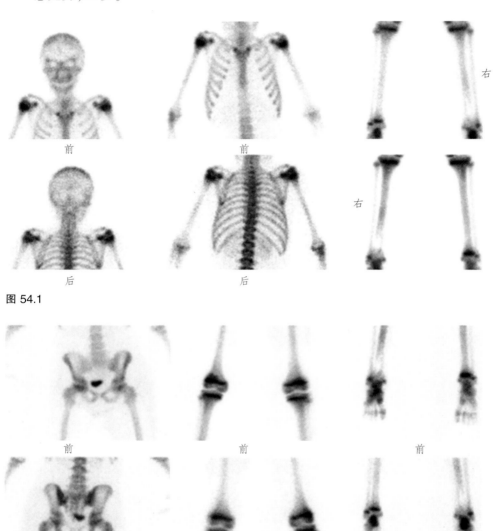

图 54.1

图 54.2

## 病例 54　骨髓炎

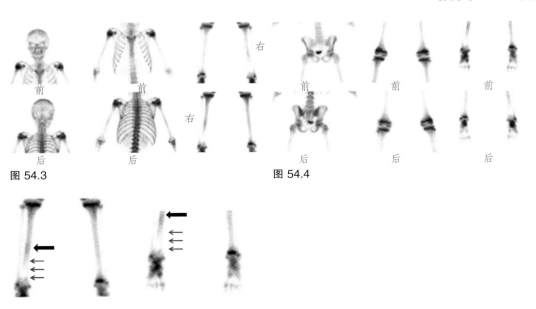

图 54.3　　　　　　　　　　　　　　　　图 54.4

图 54.5

### 放射性药物/剂量/检查流程

$^{99m}$Tc-MDP/0.2mCi/kg；最小剂量 1mCi/全身骨显像，注射后 2~3h 显像。

### 补充病史及影像表现

1. 11 岁男孩因右踝关节疼痛、肿胀、皮肤红斑行骨显像(图 54.1 至图 54.5)。

2.右胫骨下 1/3 可见显像剂摄取减低区(图 54.5,细箭),中份可见显像剂稍浓聚增高影(粗箭)。

### 鉴别诊断

1.临床表现及影像特征与骨髓炎非常吻合。

2.骨坏死和骨梗死也可出现显像剂稀疏缺损区。

### 教学要点

1.骨髓炎好发于血供丰富的长骨干骺端。

2.骨髓炎骨显像常表现为"热区"而很少为"冷区"。"冷区"病变可能是炎症引起骨内压增高所致。邻近骨质显像剂浓聚灶多系炎性反应所致。

3.化脓性关节炎常表现为关节间隙周围骨质显像剂增高。

### 临床处置

1.抗生素治疗。由于紧邻关节面,应小心评估化脓性关节,比如采用超声或关节腔穿刺。

2.抗生素治疗不会影响随后的骨显像结果,若骨显像被延迟,抗生素应用不应被延迟使用。

### 参考文献

Treves ST. *Pediatric Nuclear Medicine/PET*. New York: Springer; 2007:322–343.

# 病例 55

## 病史

患儿男,3 岁,跛行。

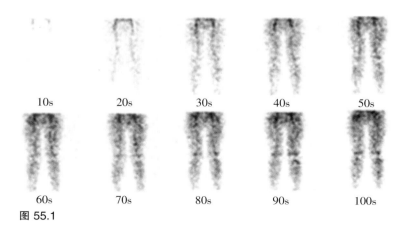

图 55.1

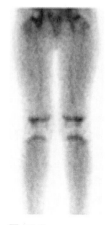

图 55.2

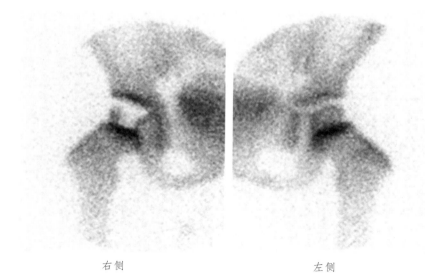

右侧                左侧

图 55.3

# 病例 55 儿童股骨头骨软骨病(Perthes 病)

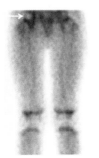
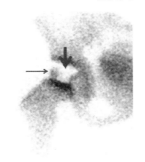
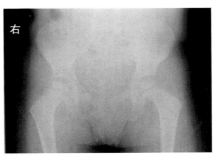

图 55.4　　　　　图 55.5　　　　　　　图 55.6

## 放射性药物/剂量/检查流程

99mTc-MDP/0.2mCi/kg；最小剂量 1mCi/针孔三时相骨显像。

## 影像表现

1.图 55.1(血流灌注相)：双下肢骨灌注显像对称。

2.图 55.2 和图 55.4(血池相)：右髋部显像剂相对稀疏缺损区(图 55.4,白箭)。

3.图 55.3(延迟相)：右侧股骨头显像剂摄取减低,左侧股骨头显像未见异常。

4.图 55.5：右股骨头针孔显像显示右侧股骨骨骺内侧呈现显像剂摄取减低区(粗箭),但骨骺外侧可见显像剂浓聚区(细箭)提示早期血管的再生。

5.图 55.6：3 个月后,X 线随访观察,右侧股骨骨骺变小,变扁并且骨质出现硬化,与 Perthes 病相符。

## 鉴别诊断

1.与典型的股骨头无菌性坏死相鉴别。

2.引起股骨头无菌性坏死的原因

(1)原发性疾病(Legg-Calve-Perthes 病,也叫 Perthes 病)。

(2)继发性疾病：

1)镰状细胞贫血。

2)Gaucher 病(戈谢病)。

3)糖皮质激素。

4)放射治疗。

(3)外伤。

## 教学要点

1.Perthes 病为股骨骨骺原发性无菌性坏死的病因之一,典型表现为青少年跛行。

2.超过 90%的 Perthes 病患者为单侧发病,若双侧发病则应考虑继发性股骨头无菌性坏死。

3. 当 X 线检查为阴性而又高度怀疑股骨头无菌性坏死时,行骨显像有助于其诊断,延迟相能够提高其诊断准确率。

## 临床处置

1.Perthes 病为自愈性疾病,治疗要点在于使髋臼内股骨头球形再骨化,重建必须使股骨头在髋臼内。

2.非手术治疗包括固定、适当运动,手术治疗方式则为股骨或髋臼切开术。

## 参考文献

Connolly LP. Skeletal symptoms in the multimodality assessment of young children with acute skeletal symptoms. *Clin Nucl Med.* 2003;28:746.

Treves ST. *Pediatric Nuclear Medicine/PET.* New York: Springer; 2007:343.

# 病例 56

## 病史

患儿女,4 岁,发热、无力。

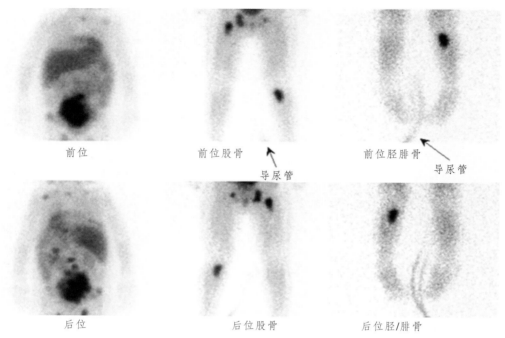

前位　　　　　　前位股骨　　　　　　前位胫腓骨

↑　　　　　　　　↑
导尿管　　　　　　导尿管

后位　　　　　　后位股骨　　　　　　后位胫/腓骨

图 56.1

# 病例 56 神经母细胞瘤

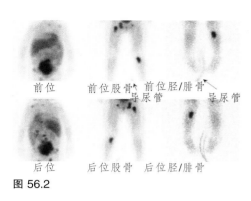

前位　前位股骨　前位胫/腓骨　导尿管
导尿管

后位　后位股骨　后位胫/腓骨

图 56.2

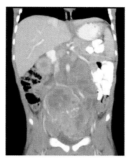

图 56.3

## 放射性药物/剂量/检查流程

$^{123}$I-MIBG/0.14mCi/kg；最小剂量 1mCi/用药后 1 天行全身显像。

## 影像表现

1.MIBG 表现

(1)唾液腺(未显示)、心肌和肝脏 MIBG 生理性摄取。

(2)骨盆区显像剂大片不均匀浓聚灶,考虑软组织肿瘤。

(3)骨盆、四肢骨骼多处异常显像剂浓聚增高灶,考虑肿瘤骨转移。

2.CT 显示,腹膜后肿块伴钙化,对应 $^{123}$I-MIBG 骨盆区异常浓聚灶。

## 鉴别诊断

1.神经源性肿瘤,例如神经母细胞瘤、嗜铬细胞瘤和神经胶质细胞瘤等,均可出现 MIBG 显像剂的浓聚。

2.儿童患者,腹部 MIBG 高摄取肿块伴骨转移者,多考虑神经母细胞瘤。

3.单从平面显像对显像剂浓聚灶定位有一定难度,SPECT 结合 CT 或 MRI 有助于定位诊断。

## 教学要点

1.$^{123}$I-MIBG 对于神经源性肿瘤的诊断及其随访具有很高的准确率,$^{18}$F-FDG 是有同样价值的诊断方法,尤其是对于低分期患者。

2.$^{123}$I-MIBG 生理性摄取见于唾液腺、心、肝、肾上腺以及棕色脂肪组织等。MIBG 可经肠道以及膀胱排泄而显影。

3.神经母细胞瘤分期、分类方法众多,较为常用的分期方法采用国际神经母细胞肿瘤分期系统(International Neuroblastoma Staging System),该系统用于术后分期。

4.分期 4S 期指患儿小于 12~18 个月,病变局限,仅限于皮肤、肝和(或)骨髓。

## 临床处置

1.治疗方法包括手术、化学治疗、放射治疗以及 $^{123}$I-MIBG 放射治疗。

2.可密切随访观察,尤其是 4S 期婴幼儿。

3.患者在治疗期间以及治疗后多采用 $^{123}$I-MIBG 监测。

## 参考文献

Grant FD. Nuclear medicine and molecular imaging of the pediatric chest: current practical imaging assessment. *Radiol Clin North Am*. 2011;49:1025.

Lonergan GJ, et al. Neuroblastoma, ganglioneuroblastoma, and ganglioneuroma: Radiologic-pathologic correlation. *Radiographics*. 2002;22:911–934.

Sharp S. Diagnosis of neuroblastoma. *Sem Nucl Med*. 2011;41:345–353.

# 病例 57

## 病史

患儿女,4 岁。

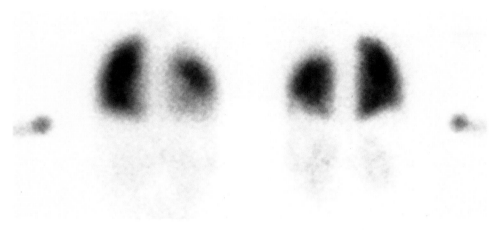

前 位                               后 位

图 57.1

## 病例 57　左肺动脉闭锁(曾治疗过)伴心脏右向左分流

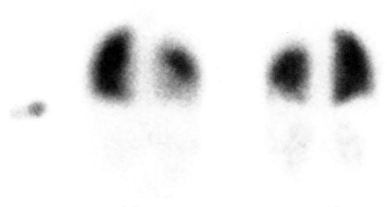

前位　　　　　　　　　后位

图 57.2

### 放射性药物/剂量/检查流程

$^{99m}$Tc-MAA/0.05mCi/kg;最小剂量 0.2mCi/注射后随即显像。

### 影像表现

1.左肺灌注较右肺明显降低。患者有先天性心脏病史,造成这种影像表现的原因可能是左肺动脉闭锁以前行集合手术多发扩张所致。

2.显像剂全身轻微灌注,可在全身其他部位显影,特别在肾脏。

### 鉴别诊断

1.右向左分流性疾病(肺向全身分流)

(1)先天性心脏病中,心内缺损最为常见。

(2)肺内分流在灌注显像时也可有此表现。

### 教学要点

1.脑、肾、肝、脾和(或)甲状腺显像提示显像剂经右向左分流绕过肺循环而到达全身其他部位。

2.对分流程度的定量评价,有必要行前后位、后前位的全身显像。

3.$^{99m}$Tc-MAA 肺灌注显像对于探测血流从右向左分流较为敏感,并且全身灌注程度与疾病严重程度一致。

### 临床处置

1.将来行肺灌注显像时,应减少 MAA 微粒的数量,使系统性微血管栓塞最小化。

2.如果临床怀疑此病变,应该仔细行心脏显像检查。

### 参考文献

Grant FD. Nuclear medicine and molecular imaging of the pediatric chest: current practical imaging assessment. *Radiol Clin North Am.* 2011;49:1025.

Mettler FA, Guiberteau MJ. *Essentials of Nuclear Medicine.* Philadelphia: Elsevier; 2006:147.

# 病例 58

## 病史

患儿女 ,7 岁 ,舞蹈演员 。

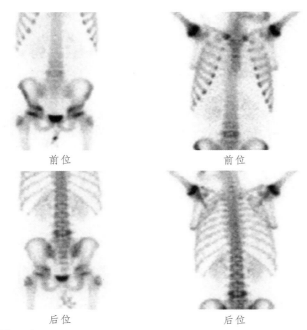

前位　　　　　前位

后位　　　　　后位

图 58.1

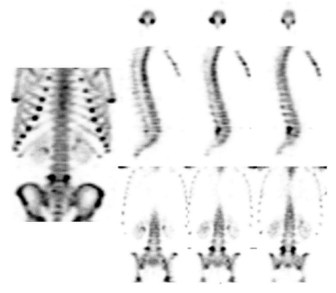

图 58.2

## 病例 58　L4 椎体双侧峡部应力性改变,经 CT 证实为峡部裂

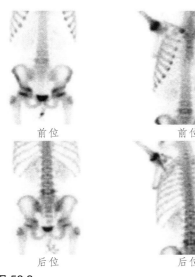
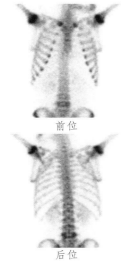

前位　　前位

后位　　后位

图 58.3

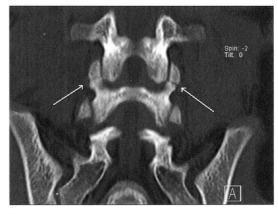

图 58.4

### 放射性药物/剂量/检查流程

$^{99m}$Tc-MDP/0.2mCi/kg;最小剂量 1mCi,最大剂量 20mCi/显像剂注射后 2~3h 行平面骨显像、SPECT。

### 影像表现

1.平面显像(图 58.3):低位腰椎双侧显像剂异常浓聚灶。

2.SPECT(图 58.2):显像剂异常浓聚灶定位于 L4 椎体双侧峡部。

3.CT(图 58.4):显示双侧峡部缺损,提示 L4 椎体双侧峡部裂。

### 鉴别诊断

1.椎体双侧峡部显像剂浓聚灶提示应力性改变,但不能区分应力性骨折与峡部裂骨折。

2.小关节病变也可有类似表现,但多见于年长者。

### 教学要点

1.骨显像对于椎体峡部应力性改变有较高敏感性。

2.骨显像比 X 线、CT、MRI 检查更灵敏探测早期椎体应力性改变。

3.SPECT 相比平面显像更为敏感,因此,对于临床怀疑峡部应力性骨折儿童均应行 SPECT。

4.骨显像并不能鉴别骨折引起的应力性改变。

### 临床处置

1.典型腰椎峡部应力性损伤患者应暂时中止相关运动,可行背托治疗,大多数患者症状可缓解或消失。

2.休息或背托治疗后症状仍然持续存在,应行 CT 检查鉴别峡部应力性改变与峡部裂骨折。

3.CT 检查可以定位在骨扫描异常的椎体,可以降低辐射剂量。

### 参考文献

Zukotynksi K, et al. Skeletal scintigraphy in pediatric sports medicine. *AJR* 2010;195:1212.

# 病例 59

## 病史

患者女,17 岁,足球运动员。

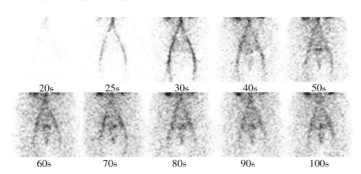

图 59.1

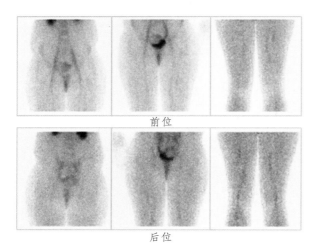

图 59.2

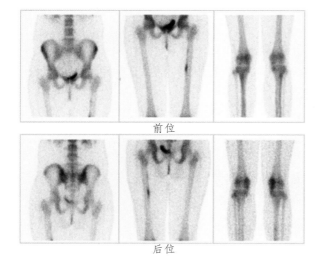

图 59.3

# 病例 59　应力性骨折

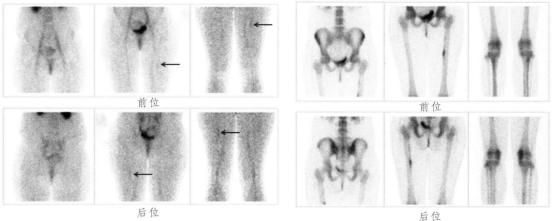

图 59.4　　　　　　　　　　　　　图 59.5

## 放射性药物/剂量/检查流程

$^{99m}$Tc-MDP/0.2mCi/kg；最大剂量 20mCi；三时相骨显像。

## 影像表现

1.图 59.1：显像剂注射后即行动态血流灌注相扫描,图像显示骨盆及双下肢近端均匀对称灌注。

2.图 59.4：血池相在血流灌注相后采集,图像显示极小的卵圆形点状显像剂浓聚灶(箭),与骨延迟相点状异常浓聚灶一致。

3.图 59.5：在显像剂注射后 3~4h 获取延迟显像,图像显示卵圆形点状浓聚灶位于左股骨干内侧。

## 鉴别诊断

1.疲劳/过劳引起应力性损伤,严重程度范围从微小应力改变、应力性骨折到急性创伤骨折。

2.鉴别诊断包括内收肌插入性骨骺炎以及创伤性骨折。

3.骨样骨瘤、愈合中的非骨化性纤维瘤也可有此表现。

## 教学要点

1.典型的应力性骨折在骨延迟相呈局灶性显像剂浓聚,而非骨折的应力改变,典型影像表现为弥漫性线性浓聚。

2.下肢应力性骨折常好发于胫骨,也可发生于腓骨及股骨。应力性骨折骨显像时在血流灌注相以及血池相可见或可能未见显像剂异常浓聚。

3.典型软组织浓聚表现比炎症更局限。

4.两种应力性骨折

(1)疲劳性应力骨折:正常骨受到异常应力。

(2)衰竭性骨折:异常骨受到正常应力。

5.放射性核素骨显像结果应结合解剖影像。

## 临床处置

1.需要调整运动,通常需要限制活动或休息 4~12 周。

2.应力性骨折不处理可导致疼痛加重,最终转化为骨折。

### 参考文献

Anderson MW. Stress fractures. *Radiology*. 1996;199:1–12.

Hutchinson PH. Complete and incomplete femoral stress fractures in the adolescent athlete. *Orthopedics*. 2008;31:604.

(陈跃　译)

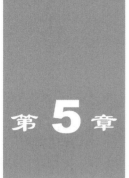

# 第 5 章 放射性核素心脏显像

Balaji Rao, Marcelo F, Di Carli

# 病例 60

## 病史

患者男,44 岁,有不典型胸痛,建议行运动心肌灌注 SPECT 扫描。

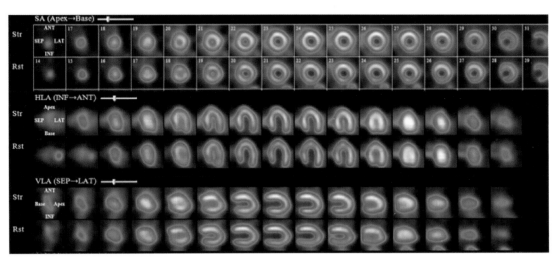

图 60.1

# 病例 60　运动负荷心肌灌注显像影像报告

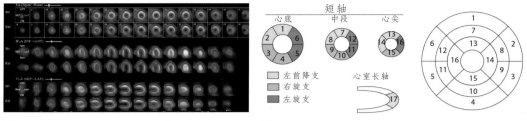

图 60.2　　　　　　　　　　　　　　　　　图 60.3

## 放射性药物/剂量/检查流程

1.静息显像:静脉注射 8~10mCi $^{99m}$Tc-MIBI 30min 后开始显像。

2.在运动高峰时间点注射 8~10mCi $^{99m}$Tc-MIBI。

3. 注射药物后的 15~45min 开始负荷显像(包括 8 帧/每心动周期的门控采集)。

## 影像表现

正常(图 60.2)。

## 鉴别诊断

无。

## 教学要点

除临床病史及显像技术外,报告应包括以下细节:

1.根据美国心脏病学会/美国心脏病学院 17 节段分区模型(图 60.3),对缺损区进行定位。

2.缺损范围的评价:小缺损,1~2 个节段;中等缺损,3~4 节段;大范围缺损,≥5 节段。

3.缺损严重程度的评分:正常灌注,0 分;放射性计数轻度降低,1 分;放射性计数中度降低,2 分;放射性计数重度降低,3 分;无放射性计数,4 分。

4.半定量评价局部心肌血流灌注量。例如,目前美国核心脏学会临床操作指南推荐使用总体评分:总负荷评分(SSS,反映负荷状态下总的缺血程度及范围)、总静息评分(SRS,反映静息状态下总的缺血程度及范围)及总差值评分(SDS,反映总的可逆性缺损的范围)。

5.心肌灌注缺损的类型(可逆型、固定型及混合型)。

6.单支或多支血管的病变。

7.基于 SDS 对心肌缺血进行分类:轻度(1~3 分),中度(4~7 分)及重度(>7 分)。

8.严重缺血的标志物:

(1)负荷状态下心电图 ST 段的改变。

(2)与静息状态相比,负荷状态下左心室腔短暂、一过性扩张。

(3)肺摄取的增加,特别在 $^{201}$Tl 显像时。

9.半定量评价门控室壁运动:正常,0 分;运动幅度轻度减低,1 分;运动幅度中度减低,2 分;运动幅度重度减低,3 分;无运动,4 分;矛盾运动,5 分。

10.心脏外组织是否出现了显著显像剂分布、衰减校正 CT 是否出现异常的区域。

## 参考文献

http://www.asnc.org/imageuploads/PP-Reporting080309.pdf.

# 病例 61

## 病史

患者男,70 岁, 胸前区疼痛。由于严重的骨关节炎不能运动, 故接受了瑞加德松(Regadenoson)药物负荷 SPECT 心肌显像。

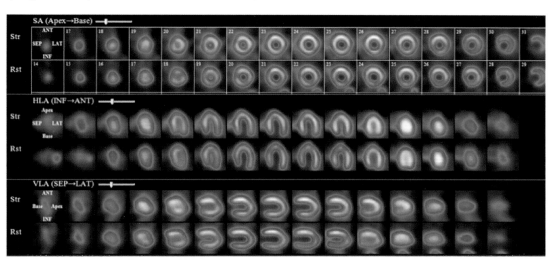

图 61.1

# 病例 61  正常药物负荷心肌灌注显像

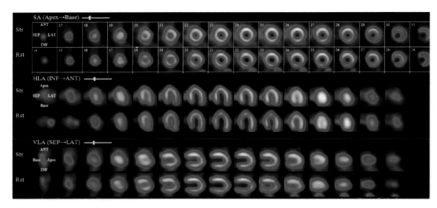

图 61.2

**放射性药物/剂量/检查流程**

1.禁食>4h,显像当天停服 β-受体阻滞剂,停用含咖啡因类饮料 24h。

2.静脉注射 8~10mCi ⁹⁹ᵐTc-MIBI 后的 30~40min 行静息显像。

3.药物负荷试验使用"教学要点"中的药物。

4.在冠脉血流灌注达高峰时,静脉注射 25~30mCi ⁹⁹ᵐTc-MIBI。

5.注射显像剂后的 45min 行负荷显像(包括 8 帧/心动周期的门控采集)。

**影像表现**

正常。

**鉴别诊断**

无。

**教学要点**

1.症状限制性运动负荷试验应优先考虑,其安全可行、反映生理过程、相对廉价,同时提供了血流动力学信息,这具有重要的预后价值。

2.亚极量运动试验应尽量避免,因其降低了探测缺血性心脏病的敏感性。

3.对于不能运动的患者,药物负荷试验则是一重要的备选。

(1)已被批准用于药物负荷试验的扩血管类药物:

腺苷[用量:140μg/(kg·min),4~6min]。

双嘧达莫[用量:142μg/(kg·min),3~6min]。

瑞加德松(用量:400μg,10s 内团注式注射)。

(2)儿茶酚胺:多巴酚丁胺。以 10μg/(kg·min)逐步增量直至达到目标心率或最大用量 40μg/(kg·min)。如多巴酚丁胺用量已达最大量,患者仍未达目标心率,可给予 0.25~2mg 的阿托品。

4.扩血管类药物负荷试验禁忌证

(1)因偏头痛服用咖啡因类药物者。

(2)既往 48h 口服双嘧达莫者。

(3)服用茶碱和氨茶碱类药物者。

(4)既往 12~24h,食用含咖啡因食物(咖啡、茶、碳酸饮料和巧克力)者。

(5)肺部疾病(严重的哮喘、慢性阻塞性肺病)者。

5.多巴酚丁胺药物负荷试验禁忌证

(1)多巴酚丁胺:动脉瘤、持续性室速及装有自动除颤器者。

(2)阿托品:前列腺疾病、青光眼。

**参考文献**

http://www.asnc.org/imageuploads/PP-Regadenoson092309.pdf.
http://www.asnc.org/imageuploads/PP-Adenosine092309.pdf.

# 病例 62

## 病史

患者女, 65 岁, 三支冠脉均有狭窄。右冠状动脉支架植入术后 6 个月行运动负荷 MIBI 心肌显像。

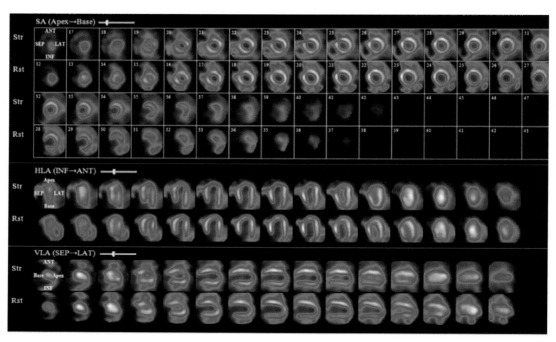

图 62.1

## 病例 62　异常的运动心肌灌注显像

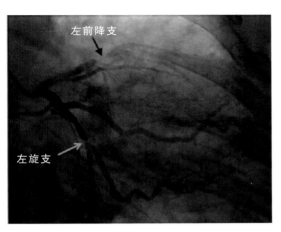

左前降支

左旋支

图 62.2

### 放射性药物/剂量/检查流程

见病例 60。

### 影像表现

1.图 62.1(心肌灌注显像)

(1)静息显像:位于尖下壁小范围、轻度的灌注缺损。

(2)负荷显像:位于前尖隔中间段、尖前壁、室间隔及心尖大范围、严重可逆性灌注缺损。

(3)左冠脉回旋支及右冠脉供血节段在负荷及静息显像均显示灌注正常。

2.图 62.2(左冠脉分支的右前斜位影像)

(1)左冠脉前降支中段完全闭塞。

(2)左冠脉回旋支中段轻度狭窄,心肌灌注显像显示该血管支配节段灌注未见异常。

### 鉴别诊断

乳腺所致的衰减伪影。

### 教学要点

SPECT/PET 心肌灌注显像在冠心病患者的随访中具有重要价值，可提供有关治疗决策及预后的重要信息。

### 临床处置

SPECT 心肌灌注显像显示的心肌缺血范围及程度有助于指导临床、制订处置方案。现有的指南指出对于左心室缺血面积>10%的患者,血管再通治疗将有助于改善患者的预后,如本例患者。

### 参考文献

Hachamovitch R, Rozanski A, Shaw LJ, et al. Impact of ischaemia and scar on the therapeutic benefit derived from myocardial revascularization vs. medical therapy among patients undergoing stress-rest myocardial perfusion scintigraphy. *Eur Heart J.* 2011;32:1012–1024.

# 病例 63

## 病史

患者男,46 岁,冠心病,不典型性心绞痛,行瑞加德松负荷 PET/CT 心肌灌注显像。

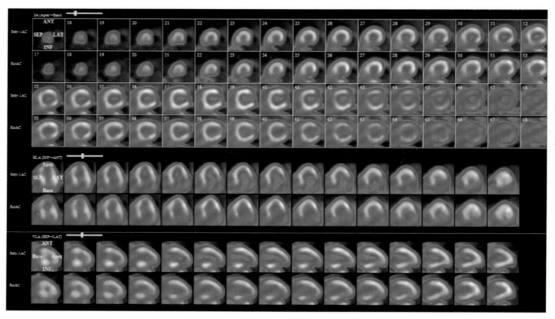

图 63.1

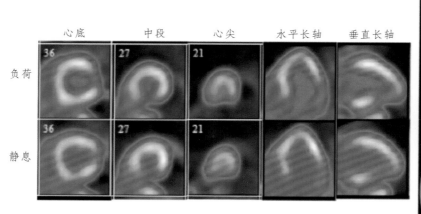

牛眼图

图 63.2

## 病例 63　冠状动脉钝缘支及后降支支配节段的心肌梗死

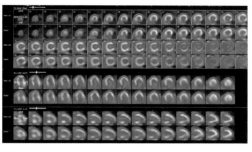

图 63.3

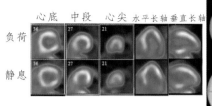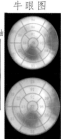

图 63.4

### 放射性药物/剂量/检查流程

1.禁食>4h。

2.利用 CT 扫描,再行衰减校正。

3.静息状态下静脉注射 50mCi $^{82}$Rb,行 90s 的 PET 显像(包括 8 帧/每心动周期的门控显像)。

4.选用病例 61 介绍的药物负荷试验方案,行负荷 PET 心肌灌注显像,CT 显像参数及 $^{82}$Rb 药物用量与静息显像相同。

### 影像表现

1.左心室侧壁心底段小范围的固定性缺损,系左冠脉回旋支支配节段。

2.左心室下壁中间段及尖下壁小范围、固定性灌注缺损,系后降支支配节段。

3.门控电影图像显示:左心室下壁中间段及尖下壁无运动,前侧壁心底段及中间段运动功能严重降低。

### 鉴别诊断

冬眠心肌。

### 教学要点

1.心肌灌注显像可有效探测稳定性冠心病患者的梗死及缺血性心肌组织。

2.如出现严重的固定性灌注缺损时,加行 FDG 显像将有助于探测有无残留的冬眠心肌组织,如病例 65 所见。

### 临床处置

对于稳定性冠心病患者,如存在梗死但无严重缺血心肌组织时,有必要行最佳化的药物治疗,做好二级预防。

### 参考文献

Hachamovitch R, Rozanski A, Shaw LJ, et al. Impact of ischaemia and scar on the therapeutic benefit derived from myocardial revascularization vs. medical therapy among patients undergoing stress-rest myocardial perfusion scintigraphy. *Eur Heart J.* 2011;32:1012–1024.

# 病例 64

## 病史

患者男,47 岁,既往无冠心病。因心律不齐行瑞加德松药物负荷 PET/CT 心肌显像。

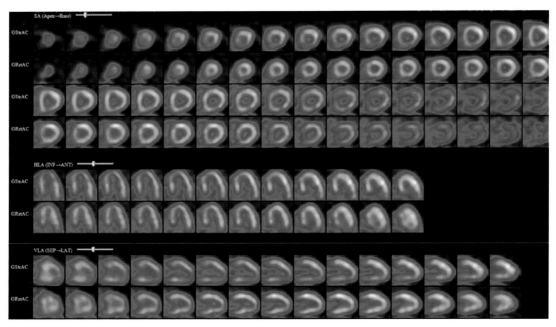

图 64.1

# 病例 64　左前降支支配节段的轻度缺血合并心室腔一过性扩张

TID 比=1.46　　　　　　　血流储备

| 区域 | 负荷均值 | 静息均值 | 负荷血流 | 静息血流 | 储备 |
|------|---------|---------|---------|---------|------|
| 左前降支 | 72% | 73% | 0.40 | 0.34 | 1.16 |
| 左旋支 | 79% | 84% | 0.30 | 0.33 | 0.90 |
| 右旋支 | 64% | 70% | 0.27 | 0.36 | 0.77 |
| 总计 | 71% | 75% | 0.33 | 0.35 | 0.96 |

图 64.2

## 放射性药物/剂量/检查流程

见病例 63。

## 影像表现

1.间隔壁近心尖段、尖下壁、下壁中间段及近心尖段表现出中度范围、完全可逆性的中度灌注缺损（图 64.1）。

2.负荷状态下表现出严重的短暂性缺血性扩张(TID)，计算所得的 TID 比为 1.46（图 64.2）（正常心肌灌注 PET 显像，TID 比不超过 1.1）。

3.计算所得的心肌血流储备值为 0.96（参考值：≥ 2，正常；<2，异常）。

## 鉴别诊断

多血管受累型冠心病。

## 教学要点

1.$^{82}$Rb 是发生器产生的可用于 PET 心肌灌注显像的放射性药物。

2.相对 SPECT，PET 心肌灌注显像的优势在于更准确的衰减校正、更好的影像质量、低的辐射剂量，而且可以行血流储备的估算。

3.此例患者出现了灌注缺损、短暂性缺血性扩张及冠脉血流储备的严重降低，这提示有严重的多血管受累的冠心病。

4.上述这些表现均提示患者发生心血管事件的风险高。

## 临床处置

行冠脉造影评估病变血管的范围及程度，并考虑行血管再通治疗。

**参考文献**

Di Carli MF, Murthy VL. Cardiac PET/CT for the evaluation of known or suspected coronary artery disease. *Radiographics*. 2011 Sep–Oct;31(5):1239–1254.

Weiss A, Berman D, Lew A, et al. Transient ischemic dilation of the left ventricle on stress thallium-201 scintigraphy: a marker of severe and extensive coronary artery disease. *J Am Coll Cardiol*. 1987;9:752–759.

## 病例 65

### 病史

患者女,59 岁,冠心病伴射血分数降低,行 PET 心肌活性评估。

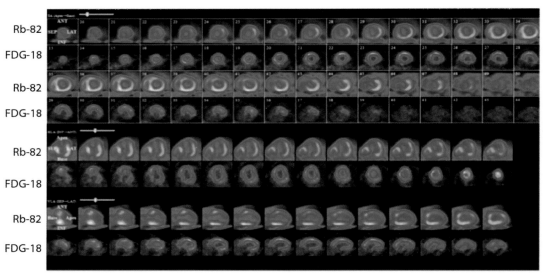

图 65.1

## 病例 65　左冠脉前降支支配节段出现的冬眠心肌组织

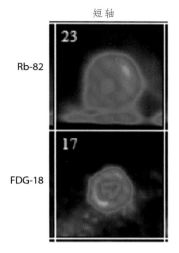 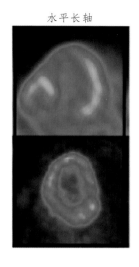 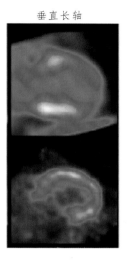

短轴　　　　　水平长轴　　　　　垂直长轴

图 65.2

### 放射性药物/剂量/检查流程

见病例 63。

### 影像表现

1.在前降支支配的节段：前壁的心底段和中间段、前间隔的中间段、前壁的心尖段、间隔壁的心尖段及心尖出现了大范围的灌注降低。

2.上述灌注降低节段仍保留有 FDG 的摄取（灌注/代谢的不匹配），表明心肌细胞仍存在活性，但处于冬眠状态。

### 鉴别诊断

心肌梗死。

### 教学要点

灌注/代谢不匹配提示心肌组织仍存在活性。

### 临床处置

血管再通后,冬眠心肌可恢复功能。

### 参考文献

Abraham A, Nichol G, Williams KA, et al. 18F-FDG PET imaging of myocardial viability in an experienced center with access to 18F-FDG and integration with clinical management teams: the Ottawa-FIVE Substudy of the PARR 2 Trial. *J Nucl Med.* 2010;51:567–574.

Buckley O, Di Carli M. Predicting benefit from revascularization in patients with ischemic heart failure: imaging of myocardial ischemia and viability. *Circulation.* 2011 Feb 1;123(4):444–450.

# 病例 66

## 病史

患者女,50 岁,因心脏传导阻滞推荐行心脏 PET 显像评估有无心脏结节病可能。

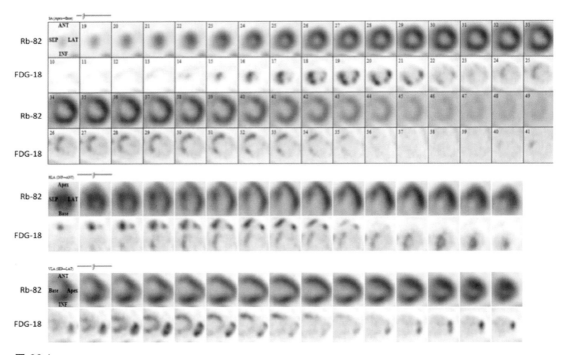

图 66.1

# 病例 66　心脏结节病

治疗前　　　　　　　　　　类固醇治疗后

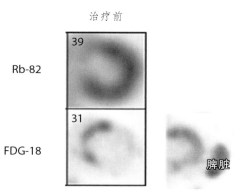
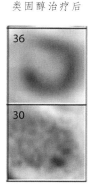

Rb-82

FDG-18

脾脏

**图 66.2**

## 心肌灌注/代谢显像评估心脏结节病的背景知识

1.FDG PET 显像评估心脏结节病的原理是:炎性活动期的巨噬细胞及各类淋巴细胞均可摄取 FDG。

2.正常心肌组织同样可摄取 FDG,利用 FDG PET 显像评估心脏结节病时,应抑制正常心肌组织对 FDG 的摄取。

3.通常嘱患者以高脂、低碳水化合物的饮食方式,增加血液循环中的自由脂肪酸,迫使心肌细胞将能量代谢底物由葡萄糖转变为自由脂肪酸。

4.放射性药物/剂量/检查流程:见病例 63。

## 显像表现

1.治疗前 [82]Rb 显像:前间隔及后间隔的基底段出现了小范围、程度严重的灌注缺损。

2.治疗前 FDG 显像:上述节段 FDG 摄取增高,提示炎性活跃。

3.治疗后 FDG 显像:FDG 摄取增高已消退。

## 鉴别诊断

其他类型的心脏炎性病变,如心肌炎。

## 教学要点

灌注/代谢不匹配提示活动性结节性肉芽肿。

## 临床处置

1. FDG PET/CT 可用于指导心脏及心外组织的活检。

2.心脏及心外其余组织的结节病可用激素及免疫抑制剂进行系统性治疗。

3.序列性代谢显像可监测疾病的活动度。

### 参考文献

Blankstein R, Osborne M, Naya M, Waller A, Kim CK, Murthy VL, Kazemian P, Kwong RY, Tokuda M, Skali H, Padera R, Hainer J, Stevenson WG, Dorbala S, Di Carli MF. Cardiac positron emission tomography enhances prognostic assessments of patients with suspected cardiac sarcoidosis. *J Am Coll Cardiol.* 2013 Oct 1. doi:pii: S0735-1097(13)05455-7.

Yamagishi H, Shirai N, Takagi M, et al. Identification of cardiac sarcoidosis with 13N-NH3/18F-FDG PET. *J Nucl Med.* 2003;44:1030–1036.

## 病例 67

### 病史

患者女,67 岁,淋巴瘤化学治疗后行放射性核素平衡法心血池显像,评估心脏运动功能。

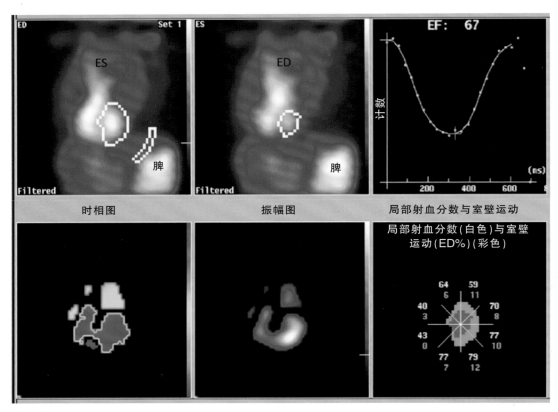

图 67.1

## 病例 67　本底选择不当与脾脏相重叠

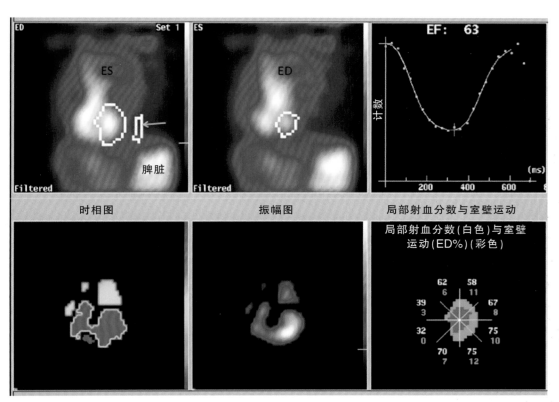

图 67.2

### 放射性药物/剂量/检查流程

$^{99m}$Tc–红细胞，20~30mCi，心电图触发门控采集。

### 影像表现

1.左心室大小及功能正常。

2.图 67.1：因本底选择不当与脾脏相重叠，计算所得的射血分数为 67%。

3.图 67.2：重新勾画本底，计算所得的射血分数为 63%。

4.右心室大小及局部、整体运动功能显示正常。

### 教学要点

1.定性及定量信息在左前斜位影像中显示最佳。

2.因基于数学模型而非视觉判断，计算机辅助的心脏边界自动勾画更加准确。

3.本底选择不当时，将高估射血分数。

4.本底应选择邻近左心室的区域，避免与心房、心室、脾脏、主动脉、动脉瘤及其他血池结构重叠。

5.影像报告需包括总体及局部的射血分数，指明收缩末期、舒张末期对应的图像，并说明本底感兴趣区的大小、形态及选取的位置。

### 参考文献

http://www.asnc.org/imageuploads/ImagingGuidelineERNA.pdf.

# 病例 68

## 病史

患者女,41 岁,既往无冠心病。行平板运动负荷 SPECT 心肌灌注显像,查找胸痛及心悸的原因。

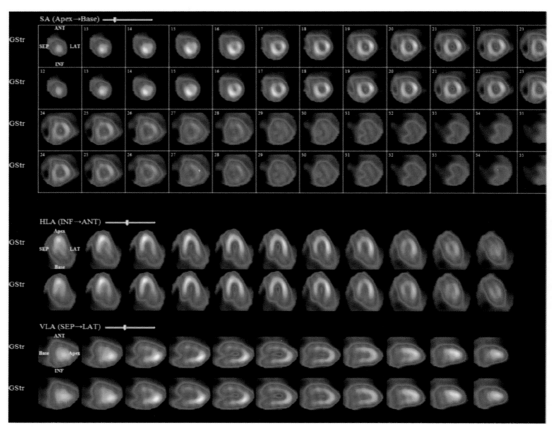

图 68.1

# 病例 68　乳腺衰减引发的伪影

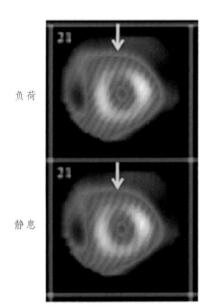

负荷

静息

图 68.2

## 放射性药物/剂量/检查流程

见病例 60。

## 影像表现

1.负荷及静息灌注显像发现心尖、前壁中间段出现了小范围的固定性灌注缺损。

2.门控电影影像显示相应节段室壁运动未见异常。

3.断层图像可见乳腺重叠阴影。

## 鉴别诊断

1.心肌缺血。

2.心肌梗死。

3.运动伪影。

## 教学要点

1.女性患者如前壁出现灌注缺损,应考虑乳腺衰减引发伪影的可能。

2.查看断层图像及门控电影图像有助于区分伪影与真正的灌注缺损。

3.鉴别困难时,PET/CT 可将二者区分。

## 临床处置

医学干预、控制冠心病危险因素。

### 参考文献

Fleischmann S, Koepfli P, Namdar M, Wyss CA, Jenni R, Kaufmann PA. Gated 99mTc-tetrofosmin SPECT for discriminating infarct from artifact in fixed myocardial perfusion defects. *J Nucl Med.* 2004;45:754–759.

## 病例 69

### 病史

患者男,79 岁,既往无冠心病。因评估心肌病而行瑞加德松药物负荷 PET 心肌灌注显像。静息心电图显示左束支传导阻滞。

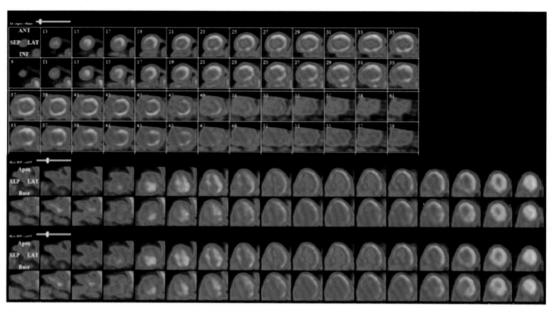

图 69.1

## 病例 69 左束支传导阻滞所致的间隔壁固定性灌注缺损

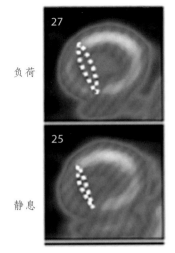
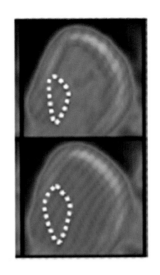

图 69.2

### 放射性药物/剂量/检查流程

见病例 60。

### 影像表现

1. 前间隔和后间隔的心底段、中间段出现了小范围、程度严重的固定性灌注缺损(图 69.1 和图 69.2)。

2. 其余节段灌注显示正常。

3. 负荷显像未见扩血管药物所致的灌注缺损。

4. 门控电影图像显示左心室整体运动功能降低,射血分数仅为 25%。

### 鉴别诊断

心肌梗死。

### 教学要点

1. 室间隔基底段及中段这些非单一冠脉支配区域,出现的孤立性、固定性灌注缺损提示左心室传导阻滞所致。

2. 左束支传导阻滞导致室间隔传导激动延迟,相应节段扩张时间缩小,从而出现灌注缺损。

### 临床处置

心肌病患者伴射血分数<35%、左束支传导阻滞时,应考虑植入自动心脏复律除颤器,同时可辅以心脏再同步化治疗,预防心源性猝死。

### 参考文献

Higgins JP, Williams G, Nagel JS, Higgins JA. Left bundle-branch block artifact on single photon emission computed tomography with technetium Tc 99m (Tc-99m) agents: mechanisms and a method to decrease false-positive interpretations. *Am Heart J.* 2006;152:619–626.

## 病例 70

### 病史

患者男,53 岁,既往无冠心病。因科研需要,被推荐行 PET 心肌灌注显像。患者的危险因素包括高血压、糖尿病及肥胖。

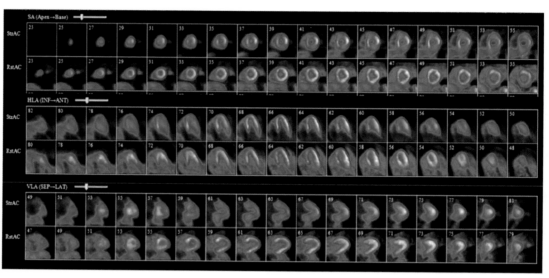

图 70.1

# 病例 70 运动所致伪影（飓风征）

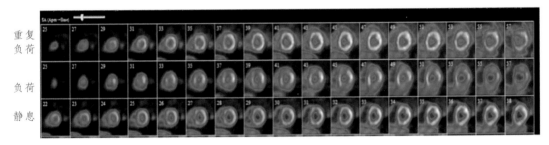

重复
负荷

负荷

静息

图 70.2

## 放射性药物/剂量/检查流程

见病例 60。

## 影像表现

1.图 70.1：初始负荷显像显示前壁及下壁整体灌注降低。这一较典型的征象为"飓风征"，应怀疑为运动所致的伪影。

2.图 70.2：再次显像时显示灌注正常。

## 鉴别诊断

冠心病。

## 教学要点

边界模糊且超过心肌轮廓的灌注缺损多提示运动所致的伪影。

## 临床处置

无须处置。

## 参考文献

Sorrell V, Figueroa B, Hansen CL. The "hurricane sign": evidence of patient motion artifact on cardiac single-photon emission computed tomographic imaging. *J Nucl Cardiol.* 1996;3:86–88.

# 病例 71

## 病史

患者男,76 岁,呼吸困难,行瑞加德松 PET 心肌灌注显像评估有无心肌缺血。

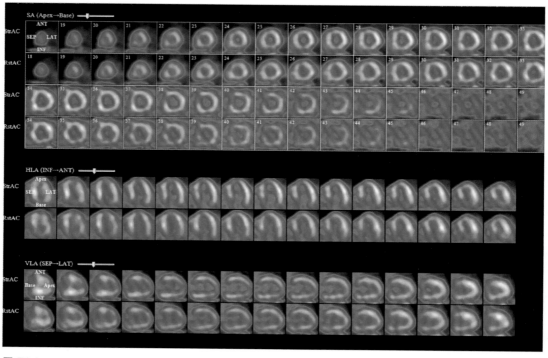

图 71.1

# 病例 71　非缺血型扩张型心肌病

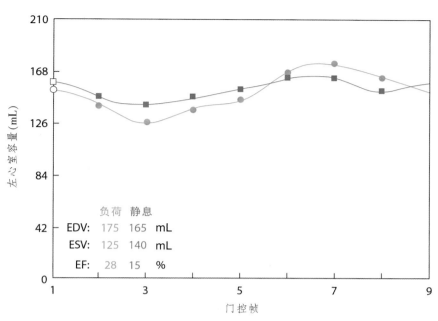

**图 71.2**

## 放射性药物/剂量/检查流程

见病例 61。

## 影像表现

1.心肌灌注正常,未见缺血或瘢痕组织。

2.左心室显著扩张。

3.左心室射血分数由静息显像时的 15%(图 71.2),增至扩血管药物负荷显像时的 28%。

## 鉴别诊断

无。

## 教学要点

心肌灌注显像可以区分缺血与梗死,因此,可以可靠地鉴别非缺血性心肌病与缺血性心肌病。

## 临床处置

药物治疗。灌注显像正常,可避免不必要的冠脉造影术。

### 参考文献

Danias PG, Ahlberg AW, Clark BA, 3rd, et al. Combined assessment of myocardial perfusion and left ventricular function with exercise technetium-99m sestamibi gated single-photon emission computed tomography can differentiate between ischemic and nonischemic dilated cardiomyopathy. *Am J Cardiol.* 1998;82:1253–1258.

# 病例 72

## 病史

　　患者女 ,61 岁,阿霉素化学治疗后行静息平衡心血池显像,评估左心室局部及整体运动功能。

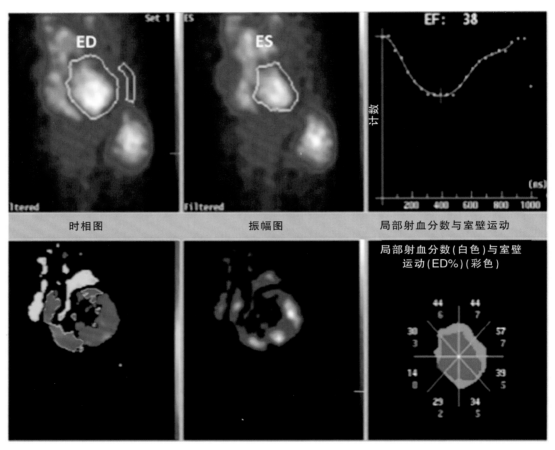

图 72.1

## 病例 72　阿霉素引发的心脏毒性：左心室运动功能降低

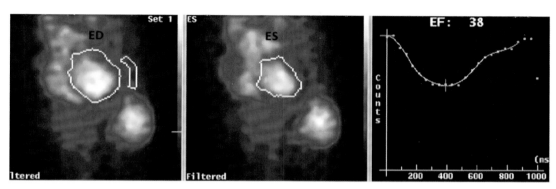

图 72.2

### 放射性药物/剂量/检查流程

放射性核素心血池显像使用 20~30mCi $^{99m}$Tc-RBC，心电图触发门控采集。

### 影像表现

1.左心室扩张，间隔壁及心尖无运动；左心室射血分数为 38%（图 72.1 和图 72.2）。

2.右心室大小正常，局部及整体运动功能正常。

### 鉴别诊断

ECG 门控问题，可能导致左心室射血分数的低估。

### 教学要点

1.左心室射血分数是最为重要的预后因素，预测着严重不良心脏事件的发生。

2.放射性核素心血池显像是一种非侵入性、易重复的手段，用于估算左心室射血分数。

3.化学治疗所致的左心室射血分数降低，早于临床症状的出现及不可逆性心脏损害的发生。序列性放射性核素心血池显像可早期发现降低的射血分数。

### 临床处置

如出现左心室射血分数的降低，即使不伴有临床症状，也应停用心脏毒性化学治疗药物，而选用非心脏毒性化学治疗药物。

### 参考文献

Fatima N, Zaman Mu, Hashmi A, Kamal S, Hameed A. Assessing adriamycin-induced early cardiotoxicity by estimating left ventricular ejection fraction using technetium-99m multiple-gated acquisition scan and echocardiography. *Nuclear Med Commun.* 2011;32:381–510.

# 病例 73

## 病史

患者男, 68 岁, 既往无冠心病。因不典型胸痛行运动负荷 SPECT 心肌灌注显像。

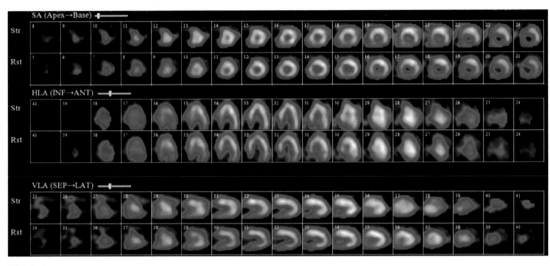

图 73.1

## 病例 73　膈肌衰减引发的伪影

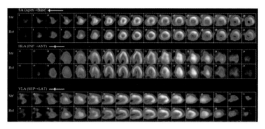

图 73.2

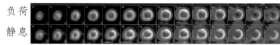

图 73.3

### 放射性药物/剂量/检查流程

见病例 60。

### 影像表现

图 73.2：SPECT 心肌灌注显像显示下壁心底段固定性灌注缺损。

### 鉴别诊断

1.心肌梗死。

2.膈肌引发的衰减。

### 教学要点

1. SPECT 心肌灌注显像衰减所致的伪影多见于下壁。

2.使用 CT 行衰减校正可减少伪影的发生。

3.查看门控电影图像有助于鉴别诊断。

4.鉴别困难时,可行 PET/CT 心肌灌注显像进一步定性诊断。此例患者加行瑞加德松 PET/CT 心肌灌注显像时,灌注显示正常(图 73.3)。

### 临床处置

不需要。

**参考文献**

Fricke E, Fricke H, Weise R, et al. Attenuation correction of myocardial SPECT perfusion images with low-dose CT: evaluation of the method by comparison with perfusion PET. *J Nucl Med*. 2005;46:736–744.

(刘斌　陈宇　译)

# 第 6 章 骨显像

Sherif Herba, Chun K. Kim

# 病例 74

## 病史

患者女,55 岁,初诊为乳腺癌,为评估分期而行骨显像。

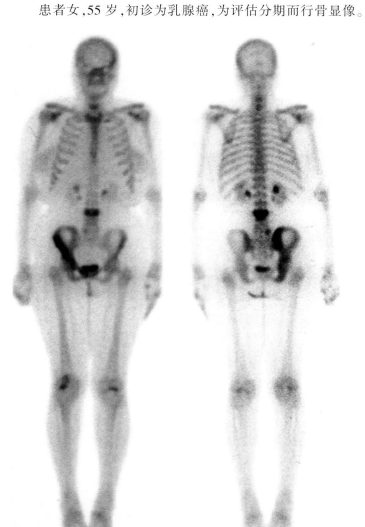

图 74.1

## 病例 74　Paget 病(畸形性骨炎)

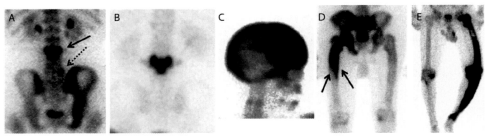

图 74.2

### 放射性药物/剂量/检查流程

$^{99m}$Tc-MDP 或 HDP/25mCi/注射后 2~3h 显像。

### 影像表现

1.L3 椎体弥漫性摄取增加(箭,鼠脸征)及右半骨盆摄取增加(图 74.1 和图 74.2A)。

2.椎小关节炎的特征性表现(图 74.2A,虚箭)。

### 鉴别诊断

1.骨转移。

2.原发性骨恶性肿瘤(例如,骨肉瘤和尤文肉瘤)。

3.骨纤维异常增殖症。

### 教学要点

1. Paget 病

(1)40 岁以上发病率为 3%~4%,80 岁以上发病率上升至 10%~11%。

(2)其中单发骨受累为 10%~35%(多在中轴骨),多发骨受累为 65%~90%。

(3)脊椎(30%~75%)、骨盆(30%~75%)、头骨(25%~65%)和近端长骨(25%~30%)。

2.骨扫描在疾病不同时期有不同表现。

(1)骨溶解期:显像剂摄取可能增加和(或)减少。在侵袭性骨质吸收增加的区域可表现为显像剂分布缺损。这种表现经常出现在颅骨(局限性骨质疏松)(图 74.2C)。

(2)骨纤维期:在涉及区域显像剂摄取显著增加。骨扫描比 X 线更敏感;可以用来监测治疗效果。

(3)骨硬化期:显像剂摄取较骨纤维期降低,表现可能转为正常。

3.在椎体的表现:除了椎体,其横突及棘突也常受累,成为一种特征性表现,称为"米奇鼠征"或"鼠脸征"(图 74.2A 和图 74.2B)。

4.在长骨,病变开始于骨骺软骨下区,顺着长骨延伸,即"火焰征"(图 74.2D,箭);也可能累及整根长骨。

### 临床处置

1.进一步诊断:X 线和(或)CT 检查。

2.治疗:双磷酸盐。

### 参考文献

Estrada WN, et al. Paget's disease in a patient with breast cancer. *J Nucl Med*. 1993;34:1214–1216.

Kim CK, et al. The mouse face appearance of the vertebrae in Paget's disease. *Clin Nucl Med*. 1997;22:104–108.

Kim CK, et al. Characteristic appearance of facet osteoarthritis of the lower lumbar spine on planar bone scintigraphy with a high negative predictive value for metastasis. *Clin Nucl Med*. 2008;33:251.

Smith SE, et al. Radiologic spectrum of Paget disease of bone and its complications with pathologic correlation. *Radiographics*. 2002;22:1191–1216.

# 病例 75

## 病史

患者男,64 岁,PSA 升高,诊断为前列腺癌,为了评估有无成骨转移行骨扫描。

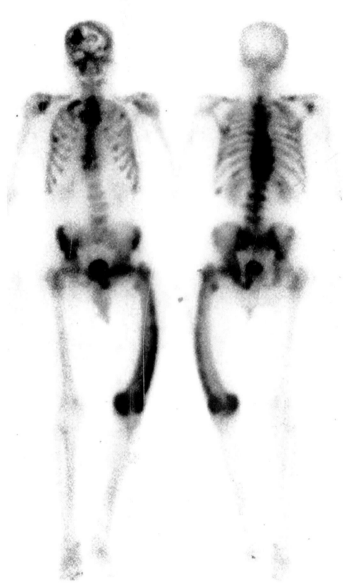

图 75.1

## 病例 75　Paget 病和转移性前列腺癌

### 放射性药物/剂量/检查流程

$^{99m}$Tc-MDP 或 HDP/25mCi/注射后 2~3h 显像。

### 影像表现

1.左股骨增粗弯曲变形伴显像剂弥漫性摄取增高,为 Paget 病典型表现。

2.在右肩胛骨、双侧肋骨(有些是垂直的,包括肋段)和骨盆骨中随机分布的多发病灶,高度怀疑骨转移。

3.颅骨、胸骨和脊柱的病变,考虑为转移瘤或 Paget 病。

### 鉴别诊断(左侧股骨)

1.原发性骨恶性肿瘤(骨肉瘤、尤文肉瘤)。

2.骨纤维异常增殖症。

### 教学要点

1.转移性骨肿瘤

(1)约 90%骨转移的患者有多发病灶。

(2)骨转移通常起源于造血骨髓,其次是皮质受累,因此,约 80%的病变位于中轴骨。

2.骨扫描

(1)比 X 线更为敏感,探测骨转移比 X 线早 18 个月。

(2)退行性变、炎症、Paget 病和创伤可引起假阳性,不具有特异性。

(3)病变的分布、模式、形状和位置有助于区分转移与良性病变。

(4)SPECT/CT 成像通过解剖定位和评估可能的骨病理,进一步提高了准确率(见病例 90)。

(5)PSA>15~20ng/mL 一般为行骨扫描的指征。有骨骼症状和 Gleason 评分或进展期的患者也应行骨扫描评估。

3.典型 Paget 病表现应记住,以免误认为转移性疾病。

### 临床处置

转移性前列腺癌骨肿瘤的治疗。

**参考文献**

Brown ML. Bone scintigraphy in benign and malignant tumors. *Radiol Clin North Am.* 1993; 31:731–738.

Dasgeb B, et al. The current status of bone scintigraphy in malignant diseases. *Semin Musculoskeletal Radiol.* 2007;11:301–311.

Porcaro AB, et al. Prostate cancer and coexisting incidental Paget's disease—report on a case. *Int Urol Nephrol.* 2001;33:499–502.

## 病例 76

### 病史

　　患者男，64 岁，有转移性前列腺癌病史，在接受激素和联合化学治疗前行骨扫描，并在治疗后 3 个月重复骨扫描评估疗效，PSA 水平有一个阶段性的下降。

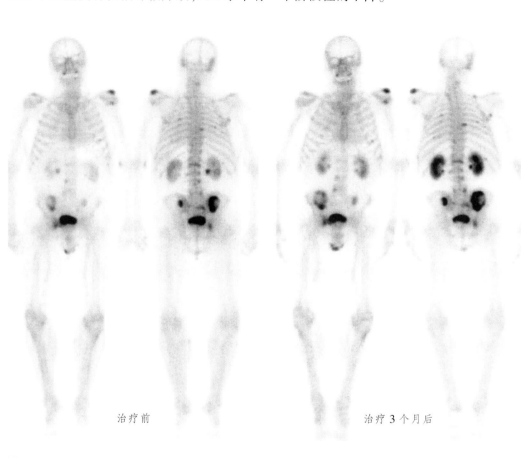

治疗前　　　　　　　　　　　治疗 3 个月后

图 76.1

# 病例 76　闪烁现象

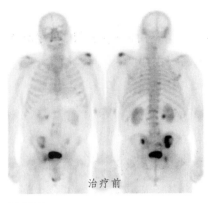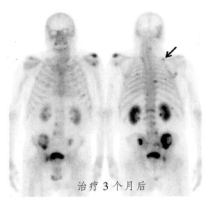

治疗前　　　　　　　　　治疗 3 个月后

图 76.2

## 放射性药物/剂量/检查流程

$^{99m}$Tc-MDP 或 HDP/25mCi/注射后 2~3h 显像。

## 影像表现

治疗后,多个转移病灶表现出显像剂摄取增高和范围增大(如双侧盆腔病变),提示可能出现新病灶。

## 鉴别诊断

骨转移病情进展或是闪烁现象。

## 教学要点

1.患者对化学治疗或激素治疗反应明显,在治疗的前 3 个月骨扫描可以表现为"闪烁现象",其特点是在之前检测到的转移灶部位出现更明显的显像剂摄取增加,甚至出现新病灶,实际上是反映活跃的成骨细胞对病灶进行修复。

2.闪烁现象通常发生于前列腺癌及乳腺癌。

3.在治疗后 6 个月或更晚时候出现骨的新增病灶或是原有病灶摄取明显增高,往往提示疾病进展。

4.FDG PET 已被证明是一种早期评估治疗反应的有效方法,大多数摄取 FDG 的恶性肿瘤包括乳腺癌,可以表现为化学治疗后病灶摄取 FDG 迅速减少。

5.在乳腺癌患者中,闪烁现象也曾在 FDG PET 上被报道,但仅限于抗雌激素治疗者。研究人员对 40 例雌激素受体阳性乳腺癌患者, 在他莫昔芬治疗前和治疗后 7~10 天进行配对 FDG PET 观察研究。对他莫昔芬治疗响应者,肿瘤 FDG 摄取增加 28.4%,而无反应者,肿瘤 FDG 摄取则无明显变化。

## 临床处置

该患者肿瘤标志物下降,因此被认为临床治疗有效,故维持相同的治疗。

**参考文献**

Dasgeb B, et al. The current status of bone scintigraphy in malignant diseases. *Semin Musculoskeletal Radiol.* 2007;11:301–311.

Mortimer JE, et al. Metabolic flare: indicator of hormone responsiveness in advanced breast cancer. *J Clin Oncol.*
　2001;19:2797–2803.

# 病例 77

## 病史

患者男,58 岁,肾细胞癌,为排除骨转移行骨扫描。

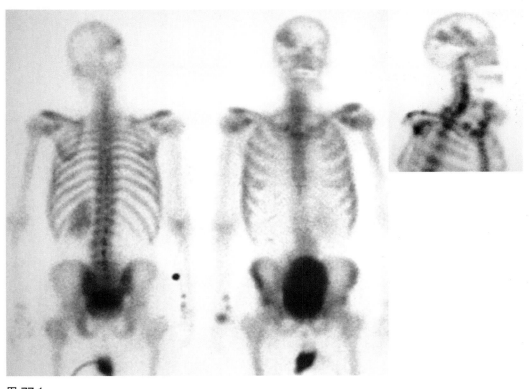

图 77.1

# 病例 77 脑梗死灶骨显像剂摄取

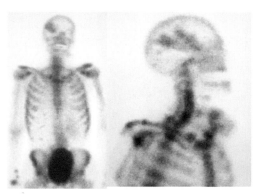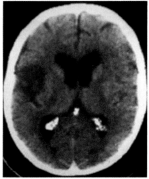

图 77.2

### 放射性药物/剂量/检查流程

$^{99m}$Tc-MDP 或 HDP/25mCi/注射后 2~3h 显像。

### 影像表现

1.头部右侧显像剂摄取增高,本病例所见是典型的大脑中动脉供血区梗死。

2.右肾切除导致右肾未显影。

3.膀胱显著扩张,导尿管放在合适位置。

4. CT:低密度区域与右侧大脑中动脉供血区域吻合。

### 鉴别诊断

1.颅骨转移。

2.颅内恶性肿瘤。

3.炎性病灶(如脑脓肿)。

### 教学要点

1.病变(如脑梗死、肿瘤或创伤)导致的营养不良钙化的组织,只要有血流存在,$^{99m}$Tc-HDP/MDP 即可被摄取;数天后,梗死区域的骨显像剂摄取减低;虽然梗死灶可能需要长达4 个月来吸收,但显像剂持续的时间,取决于所受累的组织。例如,心肌摄取可能在梗死后持续几天,而脑或脾梗死导致的显像剂摄取可能会持续更长的时间。

2.在大脑中,显像剂的积累可能出现在任何导致血脑屏障破坏而外渗的病理过程中,而不仅仅是梗死中。

3.$^{99m}$Tc- 焦磷酸盐(PYP)比 $^{99m}$Tc-MDP 对梗死组织有更高的亲和力,是主要的亲心肌梗死灶显像剂。

4.如果异常显像位置不能明确定性,即颅骨转移或颅内病灶,应行 SPECT 或 SPECT/CT 显像。

### 临床处置

CVA 治疗:支持措施及并发症的对症治疗。

#### 参考文献

Peller PJ, et al. Extraosseous Tc-99m MDP uptake: a pathophysiologic approach. Radiographics. 1993;13:715–734.

Worsley DF, et al. Uptake of technetium-99m MDP in primary amyloidosis with a review of the mechanisms of soft tissue localization of bone seeking radiopharmaceuticals. *J Nucl Med*. 1993;34:1612–1615.

# 病例 78

## 病史

患者男,17 岁,截瘫及右髋畸形,行骨盆及髋的骨三时相扫描。

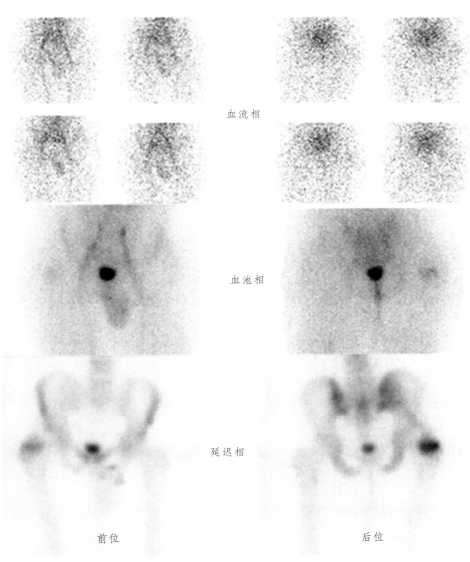

血流相

血池相

延迟相

前位　　　　　　　　　　　　后位

图 78.1

# 病例 78　异位骨化

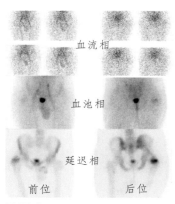

血流相

血池相

延迟相

前位　　　　　后位

图 78.2

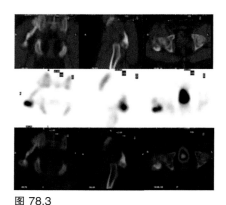

图 78.3

## 放射性药物/剂量/检查流程

$^{99m}$Tc-MDP 或 HDP/25mCi/动态采集血流相 60s,立即静态(血池相采集),注射 2~3h 后采集延迟相。

## 影像表现

1.右髋部在骨扫描三时相中都有摄取增加(图 78.2)。延迟显像的平面图像显示在大转子区域有显像剂摄取增加,后位更为明显。

2. SPECT/CT(图 78.3)证实为骨外摄取,异位骨位于邻近股骨后外侧。成熟异位骨化区与非成熟区相比,其摄取程度降低。

## 鉴别诊断

1.骨折。

2.骨髓炎。

3.骨旁骨肉瘤(骨化更多位于中心,很少位于外周)。

4.骨软骨瘤(与骨髓腔相通)。

5.皮肌炎(钙化更多位于表面,呈线性)。

## 教学要点

1.病因:外伤、安装假体后、瘫痪(由于脑或脊髓损伤)、感染、烧伤、血友病、神经肌肉疾病和药物滥用(肌内注射)。

2.血流和血池影像将在受伤后 2.5 周出现异常,延迟图像约在 1 周后出现阳性表现。

3.典型的异位骨化和底层骨可通过 X 线下的透光裂隙完全区分,但偶尔也会与相邻骨出现融合而误诊为骨软骨瘤。

4.连续的骨扫描常用来监测异位骨化的代谢活性而确定手术切除的最佳时间(血流量,血池相的活性从最初的增加到减少,到延迟相异位骨摄取恢复至正常水平)。手术时间一般延迟到异位骨化稳定后。

## 临床处置

1.如果需要可进一步检查,例如 MRI。

2.物理治疗—存在争议。

3.矫形手术—当异位骨化成熟时,可行外科手术切除。

**参考文献**

Shehab D, et al. Heterotopic ossification. *J Nucl Med*. 2002;43:346–353.

## 病例 79

### 病史

患者男,52 岁,因腿和手臂疼痛行全身骨显像检查。

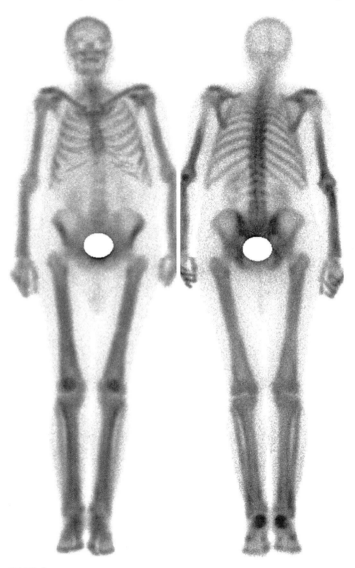

图 79.1

## 病例 79　肥大性骨关节病

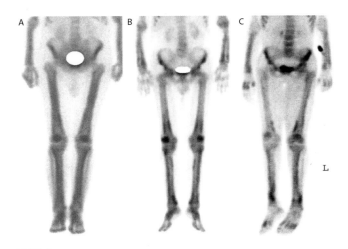

图 79.2

### 放射性药物/剂量/检查流程

$^{99m}$Tc-MDP 或 HDP/25mCi/静脉注射后 2~3h 显像。

### 影像表现

双下肢及上肢远端长骨骨皮质显像剂摄取弥漫性增高(图 79.1 和图 79.2A)。

### 鉴别诊断

1.代谢性骨病。

2.应力性损伤,如外胫炎(胫骨应力综合征)。

### 教学要点

1.肥大性骨关节病是一种以四肢骨远端骨皮质过度增生、杵状指、管状骨骨膜增生为特征的综合征。

最初,结缔组织过度增生,骨膜下水肿,导致骨膜抬高,新的类骨基质沉积在骨膜下。

2.高达约 10%的支气管肺癌患者伴有肥大性骨关节病。

3.其他疾病,如支气管扩张、囊性纤维化、间皮瘤、尘肺、发绀型心脏病及炎性肠病也可出现。

4.骨显像表现

(1)骨膜呈对称性、线性的显像剂弥漫性摄取增高,如图 79.2A,显像剂也可不均匀的摄取增高,干骺端/远端骨干更明显,如图 79.2B 和图 79.2C 所示(C 更多)。

(2)如果行血流动态显像,可见管状骨早期血流灌注相显像剂摄取增高。

### 临床处置

1.骨扫描中偶然发现肥大性骨关节病应进一步诊断检查,如胸部 CT 排除肺癌。

2.肥大性骨关节病的改善取决于原发疾病,对原发疾病的处理,如行肿瘤切除术,可缓解临床症状。

### 参考文献

McAfee JG. Radionuclide imaging in metabolic and systemic skeletal diseases. *Semin Nucl Med*. 1987;17:334–349.

# 病例 80

## 病史

患者女,42 岁,右膝关节疼痛。

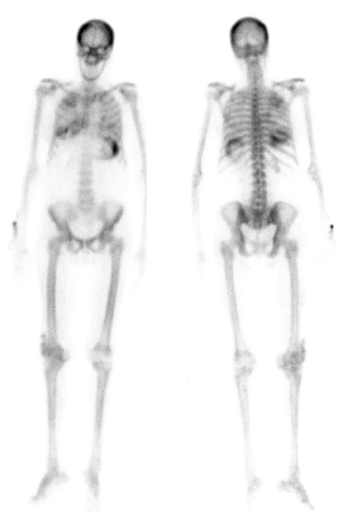

图 80.1

# 病例 80　转移性钙化/肾性骨营养不良

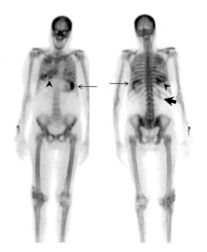

图 80.2

### 放射性药物/剂量/检查流程

$^{99m}$Tc-MDP 或 HDP/25mCi 静脉注射后 2~3h 显像。

### 影像表现

1.肺、胃(长箭)、右位心(箭头)和膝关节附近的软组织显像剂摄取,提示转移性钙化。

2.右肾显像剂轻度摄取(粗箭),由于膀胱内无显像剂分布提示可能为转移性钙化,而非生理性摄取。

3.显像剂的摄取以四肢骨骼、颅骨和下颌为著,这与骨代谢疾病表现相符。此患者为肾病晚期继发性甲状旁腺功能亢进。

### 鉴别诊断

1.营养不良性软组织钙化。

2.代谢性软组织摄取/微钙化。

3.药物原因:$^{99m}$Tc 标记的示踪剂,如 $^{99m}$TcO$_4^-$ 或 $^{99m}$Tc 标记的甲氧基异丁基异腈,根据显像剂分布综合分析。

### 教学要点

1.转移性钙化发生在非骨组织中,例如,原发性或继发性甲状旁腺功能亢进,以及由于骨质破坏导致严重高钙血症的疾病,如维生素 D 紊乱包括结节病(巨噬细胞激活维生素 D 前体)。

(1)鉴于扫描所见(尤其是肾脏和膀胱),这例患者考虑为终末期肾病导致继发性甲状旁腺功能亢进所引起的转移性钙化。

(2)继发性甲状旁腺功能亢进,血钙水平一般较低。

2.钙和磷酸盐的溶解度饱和,导致钙沉淀在细胞外间隙。

### 临床处置

针对甲状旁腺功能亢进病因进行治疗,调节钙/磷酸盐水平。

**参考文献**

Zuckier LS, et al. Nonosseous, nonurologic uptake on bone scintigraphy: atlas and analysis. *Semin Nucl Med*. 2010;40:242–256.

## 病例 81

### 病史

患者男,66 岁,有结肠癌病史。

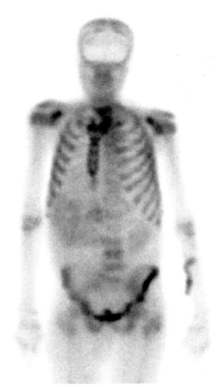

图 81.1

## 病例 81 营养不良性钙化——结肠黏液瘤转移

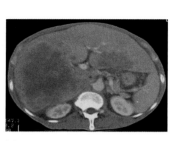 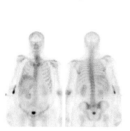 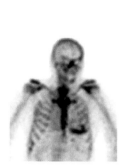 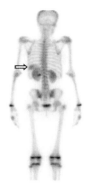

图 81.2        图 81.3        图 81.4        图 81.5

### 放射性药物/剂量/检查流程

$^{99m}$Tc-MDP 或 HDP/25mCi/静脉注射后 2~3h 后显像。

### 影像表现

右上腹见一较大范围边界不清的软组织,显像剂摄取增加,CT 显示为肝右叶较大范围的低密度病灶。

### 鉴别诊断(仅基于骨扫描)

1.严重的肝炎伴组织坏死(如图 81.3 所示)。

2.出血。

3.转移性钙化(见病例 80),但位置及显像剂摄取形式有所不同。

### 教学要点

1.软组织摄取可见于以下情况:

(1)产生骨样基质的肿瘤,对 $^{99m}$Tc-MDP 具有亲和力,例如骨肉瘤。

(2)产生黏蛋白的肿瘤(如本病例),能产生一种糖蛋白,具有与软骨钙化相似的生物化学性质,对 $Ca^{2+}$ 盐具有亲和力。

(3)神经母细胞瘤,与肿瘤内在代谢特征有关。

2. $Ca^{2+}$ 处于正常水平的患者,营养不良性钙化常继发于各种因素所致的组织学改变,包括外伤、缺血或细胞坏死,如下所示。

(1)脑梗死(病例 77)、心肌梗死(图 81.4)、子宫肌瘤梗死、横纹肌溶解,以及镰刀状贫血"自体感染"所致的脾梗死均可见显像剂摄取。

(2)在肌肉内注射部位、瘢痕组织和软组织疾病,如皮肌炎中均可见显像剂摄取。

3.局部滞留。软组织示踪剂的浓聚可能因为组织充血,导致示踪剂迅速转运入细胞内,或由于淋巴管梗阻、静脉回流受阻使清除减少,在这种情况下,延迟图像中可观察到局部较高的放射活性。

### 临床处置

1.与 CT 或 MRI 相结合。如 CT 或 MRI 无法显示,则行 SPECT/CT 骨扫描。

2.针对病因合理治疗。

### 参考文献

Zuckier LS, et al. Nonosseous, nonurologic uptake on bone scintigraphy: atlas and analysis. *Semin Nucl Med.* 2010; 40:242–256.

## 病例 82

### 病史

患者男,71 岁,前列腺癌史。

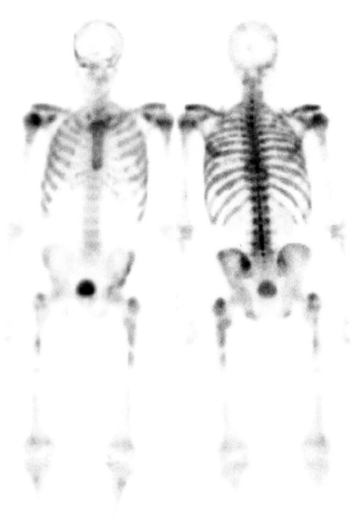

图 82.1

# 病例 82　超级骨显像

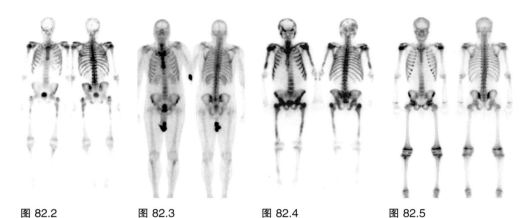

图 82.2　　　　　图 82.3　　　　　图 82.4　　　　　图 82.5

### 放射性药物/剂量/检查流程

$^{99m}$Tc-MDP 或 HDP/25mCi/静注显像剂后 2~3h 显像。

### 影像表现

1.在中轴骨和红骨髓分布对应的附肢骨近端骨呈斑片状显像剂摄取显著增高(图 82.2)。

2.与这个年龄组的正常骨显像相比(图 82.3),软组织和肾脏显影明显减低(图 82.2)。

### 鉴别诊断

1.代谢性骨病,不太可能(详情见"教学要点")。

2.尽管对图像显示(对比窗口)的操作可能会加强骨骼的显影和减少背景的显影,但肾脏仍然可以被见。

### 教学要点

1.超级骨显像的特点是:高骨-软组织比率,软组织显影明显降低,并且几乎看不到肾脏和膀胱。这种摄取方式见于已报道的各种恶性和非恶性病变,它们表现出广泛性的骨摄取增加。

2.转移性疾病所导致的超级骨显像在前列腺癌、乳腺癌和肺癌患者中最为常见,但也见于其他恶性肿瘤的晚期骨转移。骨转移患者超级骨显像的典型表现为:骨摄取均匀性增加,尤其见于中轴骨和红骨髓对应的附肢骨近端。即使当中轴骨和红骨髓对应的附肢骨近端出现非均匀性的摄取增高时,也是骨转移的一个重要提示(见图 82.4)。

3.骨代谢相关疾病(如甲状旁腺功能亢进、肾性骨营养不良、骨软化、甲状腺功能亢进、肢端肥大症和肥大细胞增多症)的超级骨显像表现如下所示。

(1)骨显像摄取均匀,且侵及远端附肢骨(见图 82.5)。

(2)颅骨的摄取明显增加,与其他骨骼摄取不成比例是代谢骨病的另一个特征(见病例 80)。

### 临床处置

1.在典型的恶性肿瘤超级骨显像中,骨转移诊断明确,很少需要进一步的影像诊断。

2.当怀疑是代谢性骨病导致的超级骨显像时,实验室检查有助于确诊。

3.针对病因治疗。

### 参考文献

Love C, et al. Radionuclide bone imaging: an illustrative review. *Radiographics*. 2003;23:341–358.

# 病例 83

## 病史

　　患者女, 23 岁, 芭蕾舞者, 右踝关节疼痛 3 个月。双足三时相骨显像示:血流灌注相和血池相未见明显异常。延迟相双足外侧位和内侧位图见图 83.1。

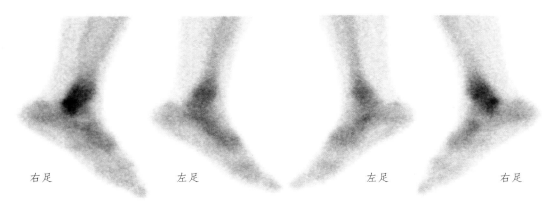

图 83.1

## 病例 83  三角籽骨综合征

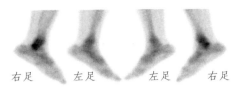 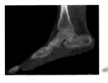  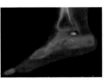

右足　　左足　　左足　　右足

图 83.2　　　　　　　　　　图 83.3

### 放射性药物/剂量/检查流程

$^{99m}$Tc-MDP 或 HDP/25mCi/静注显像剂后 2~3h 显像。

### 影像表现

1.骨延迟平面显像(图 83.2):踝关节后份可见显像剂摄取增高。

2.SPECT/CT 融合图像(图 83.3):证实骨摄取浓聚灶在三角骨区。

### 鉴别诊断

1.基于临床表现

(1)(足)拇长屈肌腱鞘炎。

(2)足跟部滑囊炎。

(3)腓骨肌腱半脱位。

(4)比目鱼肌附件区疼痛。

(5)跗管综合征。

2.基于临床表现和骨显像结果

(1)距骨后份骨折。

(2)胫距关节或距骨关节炎。

(3)距骨骨质坏死(很少有显像剂摄取,SPECT/CT 结果,血流/血池相正常)。

(4)跟腱腱鞘炎(定位较难)。

### 教学要点

1.在 8~13 岁时,距骨后份由骨化中心组成,随后 1 年内多与距骨融合。约 7% 的人会残留,因此称其为三角骨。

2.反复的轻微损伤以及瞬间暴力所致足跖屈曲可导致三角籽骨综合征,比如在足球运动中。反复跖骨屈曲可造成跟骨与胫骨远端之间三角骨的撞击,导致疼痛及踝关节受损,以至加重足趾屈曲时的疼痛。

3.由于三角骨位于距骨结节中份侧缘,炎性改变可见于足拇趾长屈肌腱鞘炎,距腓关节韧带、距跟关节韧带的撕裂损伤。

4.MR 进一步检查:矢状位反转恢复序列多能显示三角骨骨髓水肿以及三角骨和距骨间的积液。

### 临床处置

1.保守治疗方式包括固定、改变运动方式,尽可能首选类固醇类激素注射。

2.如果保守治疗失败,可以采取手术切除的方式,尤其是活动期、有症状并且在运动中有过多的跖部屈曲运动的运动员。

### 参考文献

Karasick D, et al. The os trigonum syndrome: imaging features. *AJR*. 1996;166:125–129.

# 病例 84

## 病史

　　患者女,26 岁,运动员,无外伤史、坠落伤史及近期手术史,左足跟及左足中部疼痛 1 周后行骨三时相。

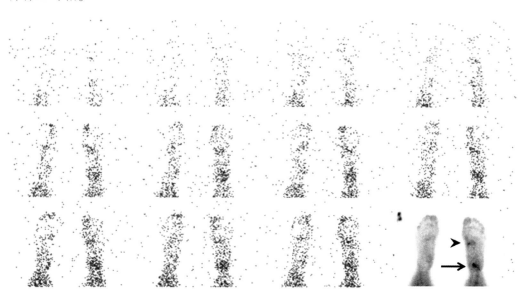

图 84.1

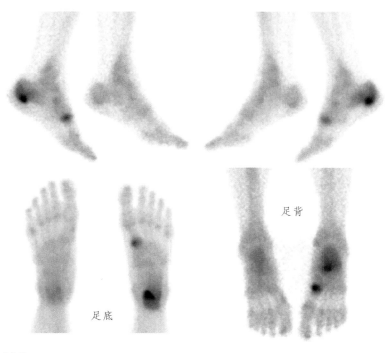

图 84.2

## 病例 84　足底筋膜炎和跖骨应力性骨折

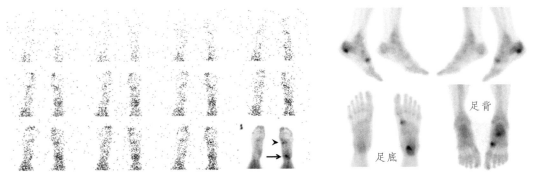

图 84.3　　　　　　　　　　　　　　　　　　图 84.4

**放射性药物/剂量/检查流程**

　　${}^{99m}$Tc-MDP 或 HDP/25mCi/静注显像剂后采集动态血流相 60s,紧接着采集静态(血池相)图像,2~3h 行延迟显像。

**影像表现**

　　1.图 84.3:血流相和血池相图像(最后一帧)显示左侧足后跟(病灶 1)及第 1 跖骨基底部(病灶 2)局部血流增加。

　　2.图 84.4:延迟像图像显示足跟下部(病灶 1)和第 1 跖骨基底部(病灶 2)显像剂分布增高。

**鉴别诊断**

　　1.跟骨应力性骨折、感染、骨样骨瘤。

　　2.创伤性关节炎、骨折。

**教学要点**

　　1.足底筋膜炎从足趾基底部到跟骨结节区域可受累。

　　2.足底筋膜炎是造成脚后跟疼痛最常见的原因(尤其是运动员),部位较固定,位于跟骨底部,在早晨或静坐后更甚,行走后疼痛减轻。

　　3.骨扫描

　　(1)在影像学出现明显的改变之前,内侧位及外侧位骨扫描显示在筋膜止点处显像剂摄取增加。

　　(2)有报道显示,血流像及延迟相摄取增加的模式,可以反映类固醇治疗的效果,有应答者对比无应答者及短期应答者,会显示更高的血流及延迟相显像剂的摄取。

**临床处置**

　　1.休息;对乙酰氨基酚或布洛芬缓解疼痛;足跟及脚部伸展运动;选择具有支撑足弓和缓冲作用的鞋。

　　2.冰敷;夜间穿戴脚部支架。

　　3.如果以上治疗无效,可以尝试鞋模、矫正鞋垫及类固醇注射治疗。

**参考文献**

Frater C, et al. Bone scintigraphy predicts outcome of steroid injection for plantar fasciitis. *J Nucl Med.* 2006;47:1577–1580.
http://www.ncbi.nlm.nih.gov/pubmedhealth/PMH0004438/#adam_007021.disease.treatment (US National Library of Medicine Webpage, accessed on September 20, 2014).

# 病例 85

## 病史

　　患者女,77 岁, 腰背部疼痛进行性加重,X 线平片示时间不明的 T12 及 L4 椎体压缩性骨折。

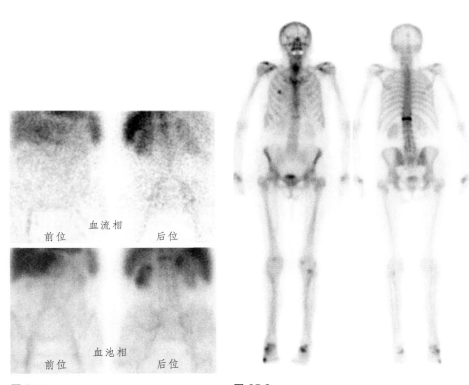

图 85.1

图 85.2

# 病例 85   急性和慢性压缩骨折

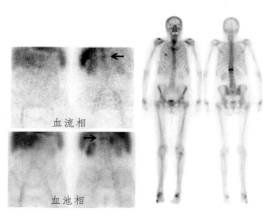

图 85.3

## 放射性药物/剂量/检查流程

$^{99m}$Tc-MDP 或 HDP/25mCi/静注显像剂后采集动态血流相 60s,紧接着采集静态(血池相)图像,2~3h 行延迟显像。

## 影像表现

1. T12 椎体在显像各时期可见一个水平线性的显像剂浓聚区,其中血池相较血流相显示更清楚,延迟相可见明显的显像剂浓聚影,符合急性压缩性骨折的表现。

2. L4 椎体无显像剂异常摄取,符合陈旧性压缩性骨折的表现。

3.右侧第 3 肋骨前段有显像剂中等强度的摄取,符合肋骨骨折的表现。

4.双足的显像剂摄取增加,可能是关节炎或创伤后表现。

## 鉴别诊断

1.骨髓炎/椎间盘炎:通常为 2 个椎体连接处的显像剂摄取增高。

2. Paget 病(畸形性骨炎):通常引起横突和棘突膨大,因此呈现出鼠脸征(见病例 74)。

3.原发性或转移性骨骼病变(不常见)。

## 教学要点

1.在行椎体成形术和经皮椎体后突成形术前对压缩性骨折的准确定位和骨折时间的确定是至关重要的。

2.虽然普通 X 线平片通常是首选检查,但压缩骨折发生的时间在缺乏既往影像学检查对比时不能明确。

3.三时相骨扫描对明确骨折时间是很有用的。

4.正如其他骨折一样,大多数老年患者在骨折后约 48h 行骨扫描会有阳性发现,但是 5%~10%的患者可能在第 3~7 天才会出现阳性表现。

5.约 60%的压缩性骨折患者骨显像将在 1 年后摄取正常,约 95%的压缩性骨折患者骨显像将在 3 年后摄取正常。

6.MRI 对骨折时间的明确也很有意义,还可以显示周围软组织的损伤。但一些患者(如安装了心脏起搏器的患者)是不能行 MRI 检查的,而且显像不具有特异性。

## 临床处置

1.对症治疗。

2.行椎体成形术和经皮椎体后突成形术:将骨水泥注入 T12 椎体,患者将在 24h 内缓解疼痛。

3.在多椎体骨折中,病因治疗是很关键的,如骨质疏松或多发性骨髓瘤的患者。

### 参考文献

Maynard AS, et al., Value of bone scan imaging in predicting pain relief from percutaneous vertebroplasty in osteoporotic fractures. *AJNR*. 2000;21:1807–1812.

# 病例 86

## 病史

　　患者女,81 岁,乳腺癌史,腰背部和骨盆疼痛。

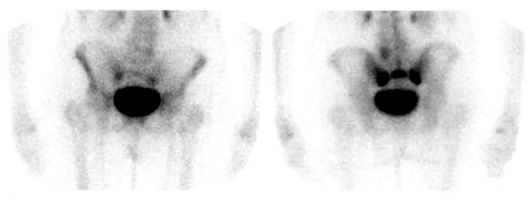

图 86.1

## 病例 86　骶骨不全性骨折/肋骨多发性骨折

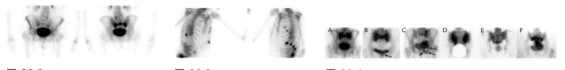

图 86.2　　　　　　　　图 86.3　　　　　　　　图 86.4

### 放射性药物/剂量/检查流程

$^{99m}$Tc-MDP 或 HDP/25mCi/静注显像剂后 2~3h 显像。

### 影像表现

1.骶骨体和骶骨翼显像剂摄取增高(图 86.2)。

2.双侧多支肋骨多发线性显像剂摄取增高(图 86.3)。

### 鉴别诊断

1.骨转移(常不考虑)。

2.骶骨骨髓炎,可伴有压疮性溃疡和白细胞增多。

### 教学要点

1.大多数骶骨不全性骨折发生在老年女性患者。通常有严重的腰背部疼痛,运动后加重,可放射至腿部或腹股沟区。大多数患者不伴有神经系统症状,通常在骶区有一些轻微疼痛的症状,但是不具有特异性。

2.最常见的危险因素是骨质疏松症、类风湿关节炎、长期使用糖皮质激素和盆腔放射治疗。

3.骨显像是诊断骶骨不全性骨折最灵敏的手段,尤其是在患者出现症状后,最短 48~72h 之内可探测出病灶。

(1)通常显像剂摄取呈现"H"或"蝴蝶"的形状(也叫"Honda"征):是由骶骨翼两侧的垂直显像剂摄取和骶骨体水平线状摄取组成。

(2)有时可出现如下变异:单侧骶骨翼的显像剂摄取;单侧骶骨翼和骶骨体水平线状摄取;双侧骶骨翼的摄取不伴有骶骨体的横条状显像剂摄取,仅有骶骨体的水平线状摄取以及多中心的局灶性摄取。

(3)常伴有耻骨骨折(这些病变通常在前位骨扫描图像上更好观察)。

### 临床处理

1.其他影像学检查

(1)MRI 在发现骶骨骨折的骨髓水肿方面很敏感,也可以发现骨折线。但是,形态学的变化不具有特异性,可能被误诊为转移性疾病,特别是患者有恶性肿瘤病史时。

(2)CT 较精确,尽管有时形态学改变很小,特别是骨质疏松症的患者。

2.治疗

(1)卧床休息和镇痛治疗,如果情况允许,可逐渐增加运动治疗。

(2)如果是骨质疏松的患者,应积极治疗骨质疏松症。

**参考文献**

Peh WC, et al. Imaging of pelvic insufficiency fractures. *Radiographics*. 1996;16:335–348.

# 病例 87

## 病史

长跑运动员,51 岁,小腿疼痛 2 周,X 线平片提示正常,行三时相骨显像。

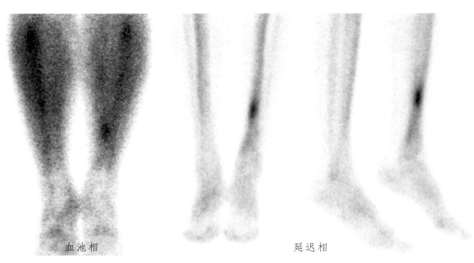

血池相　　　　　　延迟相

图 87.1

## 病例 87  胫腓骨疲劳性骨膜炎和应力性骨折

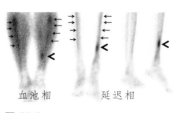

血池相　　　延迟相

图87.2

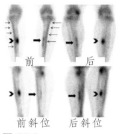

前　　　后

前斜位　　后斜位

图87.3

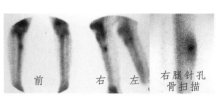

前　　　右　　　左　　　右腿针孔骨扫描

图87.4

### 放射性药物/剂量/检查流程

同病例85。

### 影像表现

1.图87.1和图87.2

(1)血池相时图像上局部充血,延迟相上在远端左胫骨内侧方出现梭状显像剂摄取增高影,符合应力性骨折表现。

(2)延迟相上沿双侧胫骨前外侧骨皮质可见到轻度线性显像剂摄取增高,血池相在同样部位可见显像剂摄取更高,为胫腓骨疲劳性骨膜炎表现。

2.图87.3:不同的胫腓骨疲劳性骨膜炎、应力性骨折患者,详见"教学要点"。

### 鉴别诊断

骨样骨瘤:病史、X线平片及CT检查相似;图87.4是一个骨样骨瘤患者。骨扫描上的局部摄取方式与应力性骨折难以区分。可是,针孔骨扫描可显示骨样骨瘤特征性的双密度征。

### 教学要点

1.应力性骨折

(1)是由反复的应力作用于正常骨质所致。骨骼不停重建,在骨小梁重建的过程中,骨质破坏超过了骨质的新生,会导致骨皮质暂时性变薄,如果持续施加应力,会导致骨小梁的微骨折。

(2)骨显像

1)更加敏感(>80%的应力性骨折在早期X线平片上显示可能不明显),可先于X线平片1~2周检出病灶。

2)血流相显像剂摄取增加(3~4周),血池相显像剂摄取增加(6~8周)。

3)通常在后位骨扫描上可见局灶性、梭形的显像剂摄取,可持续10~12周。

2.胫腓骨疲劳性骨膜炎

(1)不正常肌肉运动导致的夏伯纤维断裂所致。

(2)胫前肌和骨间膜对骨膜的牵引导致沿着胫骨前外侧骨皮质显像剂摄取增加。

(3)胫后肌和比目鱼肌对骨膜的牵引导致沿着胫骨后内侧骨皮质显像剂摄取增加。

### 临床处置

1.至少制动6周。

2.如果微骨折没有及时愈合,可能会发生严重骨折。

3.胫腓骨疲劳性骨膜炎主要用抗炎药物进行治疗。

### 参考文献

Zwas ST, et al. Interpretation and classification of bone scintigraphic findings in stress fractures. *J Nucl Med*. 1987;28:452–457.

# 病例 88

## 病史

患者女,26 岁,右前臂和手部疼痛持续 6 周,行三时相骨扫描。

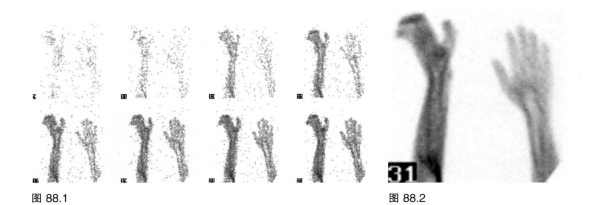

图 88.1                                              图 88.2

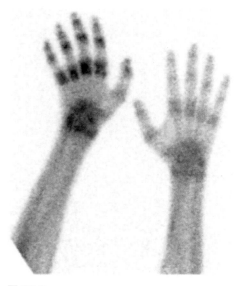

图 88.3

# 病例 88　复杂性疼痛区域综合征

**放射性药物/剂量/检查流程**

见病例 85。

**影像表现**

1.血流相和血池相显示右前臂和右手弥漫性显像剂摄取增高(图 88.1 和图 88.2)。

2.延迟相上显示右手指间关节和右手腕关节的显像剂异常浓聚影(图 88.3)。

**鉴别诊断**

活动性小关节炎:单侧受累和显像剂的弥漫性摄取不常见。

**教学要点**

1.复杂性疼痛区域综合征

(1)无明显诱因出现的剧烈、弥漫性非皮肤性的疼痛,伴随自发性萎缩,通常还伴有软组织损伤。

(2)疼痛与皮肤的颜色、温度、是否出汗、水肿和运动范围减少等有关。

(3)由轴突释放某种可以影响神经纤维末梢的神经肽,从而导致血管扩张,使血管通透性增加,进而刺激更多的感觉神经纤维,从而导致炎性反应,降低疼痛的阈值。

(4)Ⅰ型

1)原名:反应性交感神经萎缩症。

2)未证实有神经损伤。

3)三个阶段:Ⅰ:充血阶段;Ⅱ:营养不良或缺血阶段;Ⅲ:萎缩阶段。

(5)Ⅱ型

1)原名:灼烧神经痛。

2)证实有神经损伤。

2.骨显像

(1)比 X 线平片更加敏感。

(2)传统表现:血流/血池相显像剂摄取增高,延迟相上活动的四肢关节周围可见显像剂的摄取增高。

(3)显像剂摄取程度越高,疗效可能越好。

(4)随着疾病的进展,检查敏感性增加(Ⅰ期约 25%、Ⅱ期约 85%,Ⅲ期则达到 100%)。

(5)在儿童或成人的复杂性局部疼痛综合征晚期,血流和显像剂的摄取可能正常或降低。

**临床处置**

1.一线药物:非甾体抗炎药、类固醇、三环类抗抑郁药和抗惊厥药物。

2.当一般的治疗方式失败时,交感神经阻滞剂是二线药物,尽管其疗效是短暂的。

**参考文献**

Intenzo CM, et al. The role of nuclear medicine in the evaluation of complex regional pain syndrome type I. *Clin Nucl Med.* 2005;30: 400–407.

http://www.ninds.nih.gov/disorders/reflex_sympathetic_dystrophy/detail_reflex_sympathetic_dystrophy.htm (NIH website, accessed on September 19, 2014).

## 病例 89

### 病史

　　患者男,59 岁,糖尿病史,左足溃疡 6 周,行三时相骨扫描。

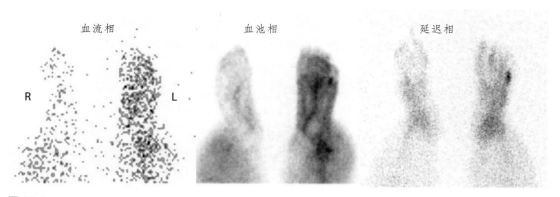

血流相　　　　　血池相　　　　　延迟相

R　　L

图 89.1

# 病例 89 骨髓炎和蜂窝织炎

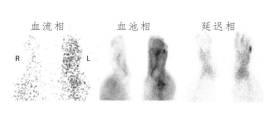

图 89.2

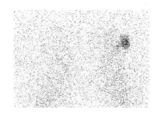

图 89.3

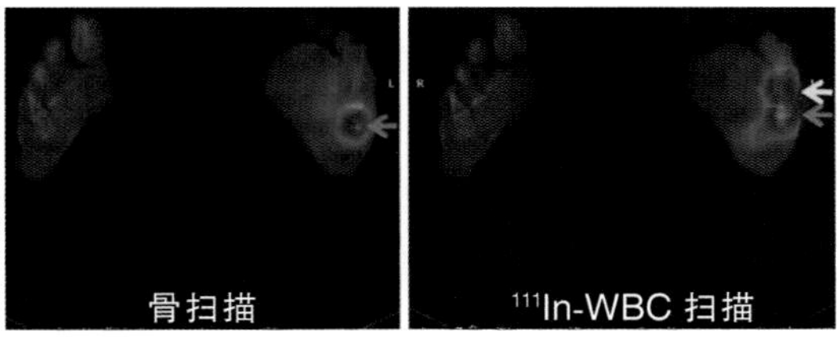

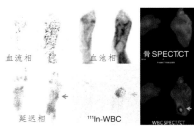

图 89.4

图 89.5

## 放射性药物/剂量/检查流程

1.$^{99m}$Tc-MDP 或 HDP/25mCi/静注显像剂后采集动态血流相 60s,紧接着采集静态(血池相)图像,2~3h 行延迟显像。

2.$^{111}$In-WBC/0.5mCi/静注显像剂 24h 后行静态显像。

## 影像表现

1.图 89.2:左足弥漫性摄取增高;左足第 5 跖趾关节在血流相和延迟相上均表现出局灶性显像剂摄取增高。

2.图 89.3:$^{111}$In-WBC 显像:相同部位有形态相似但范围稍大的显像剂摄取增高。

3.图 89.4:(两种核素的 SPECT/CT 显像)在两种扫描中,第 5 跖骨均表现出显像剂的浓聚,只有 $^{111}$In-WBC 在第 5 足趾基底部有显像剂的摄取(红箭,相邻软组织感染/蜂窝织炎)。

## 鉴别诊断

1.创伤/骨折:单独用三时相骨扫描难以区分开来。

2.蜂窝织炎:不同于本病例。蜂窝织炎通常在血流相/血池相上表现为显像剂的弥漫性摄取,延迟相上没有局部异常。蜂窝织炎可能会看到邻近骨质显像剂轻度摄取增高。图 89.5 显示了血流相/血池相弥漫性的显像剂摄取增高,延迟相上轻度摄取增高(红箭),$^{111}$In-WBC 显像上可见软组织显像剂的摄取增高(黄箭)。

## 教学要点

1.骨显像高度灵敏,可以在普通 X 线平片发生形态学改变 1~3 周前就检测出骨髓炎。

(1)在某些骨破坏疾病上无特异性(创伤、骨科疾病等),在成功治疗后 1~2 年可能仍保持显像阳性。

(2)$^{111}$In-WBC 和 $^{99m}$Tc-HMPAO 白细胞(WBC)显像可提高骨髓炎的诊断特异性。

2.病例 12、病例 16 和病例 26:不同种类的放射性核素可用来评估骨髓炎。

3.病例 20:累及神经性关节病的骨髓炎。

4.病例 54:儿科患者的骨髓炎。

## 临床处置

1.软组织感染需要 1~2 周的抗生素治疗，骨髓炎需要更长的时间(4~6 周)。

2.骨髓炎可能需要外科清创来清除坏死组织。

**参考文献**

Wegener WA, et al. Diagnostic imaging of musculoskeletal infection. Roentgenography; gallium, indium-labeled white blood cell, gammaglobulin, bone scintigraphy; and MRI. *Ortho Clin N Am*. 1991;22:401–417.

# 病例 90

## 病史

患者女 ,57 岁 ,乳腺癌。

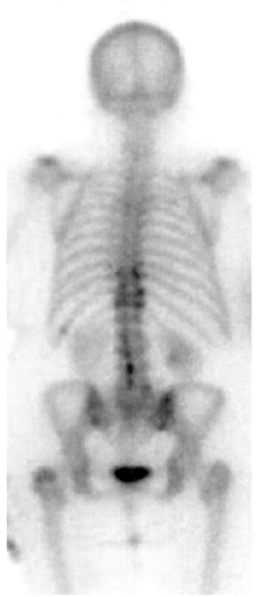

图 90.1

## 病例 90　SPECT/CT 对骨转移显像的增益价值

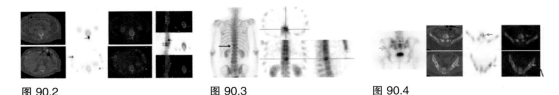

图 90.2　　　　　　　　　　图 90.3　　　　　　　　　图 90.4

### 放射性药物/剂量/检查流程

$^{99m}$Tc-MDP 或 HDP/25mCi/静注显像剂后 2~3h 行平面及断层显像。

### 影像表现

1.图 90.1(平面图像):虽然 T10~12、L4 椎体及左侧第 11 肋显像剂的摄取方式提示为创伤后改变或关节炎的表现,但仍不能排除转移。

2.图 90.2(SPECT/CT):L4 椎体棘突骨皮质形态不规则,显像剂摄取增高;多个肋骨骨折线(红箭)或皮质增厚部分(黄箭)及骨折愈合处可见显像剂摄取增高;塌陷的 T11/12 和 T9/T10 关节面的显像剂摄取增加分别符合压缩性骨折和关节炎变化。

3.图 90.3 和图 90.4:是确诊骨转移的病例。SPECT 或 SPECT/CT 图像上的标记部位可见显像剂摄取增加。

### 鉴别诊断

1.骨转移。

2.创伤/骨折。

3.退行性变、关节炎和术后改变。

### 教学要点

1.全身平面骨显像是许多癌症患者评估病情的首选。

(1)比普通平片更加敏感而且可提供全身骨骼的情况。

(2)特异性有限,可能是因为受到其他情况的影响,如创伤后改变/关节炎改变等。

(3)SPECT/CT 的摄取方式、位置/分布、既往史有助于鉴别,如上述 2 例。

2. SPECT 具有更高的灵敏度:可比平片多发现 20%~50% 的病灶。

3. SPECT/CT 有待进一步提高特异性:改善对病灶的解剖定位和功能定性。

4.骨转移的方式

(1)80%~90% 为中轴骨上的多发病灶。

(2)肋骨上的病灶多为平行/椭圆形的显像剂摄取形式,而非局灶性的,而且是随机分布的。

(3)椎体病变多位于骨骼内,特别是体部和椎弓根。(退行性疾病/关节炎可见外生性生长的骨赘和关节面的显像剂摄取增高。)

### 临床处置

1.当骨转移表现典型或采用 SPECT/CT 扫描时,很少需要进一步的影像检查,如 X 线平片摄影或 CT 扫描。

2.孤立的或不典型的病灶可进一步行 MRI 检查或病理活检。

### 参考文献

E. Even-Sapir. Imaging of malignant bone involvement by morphologic, scintigraphic, and hybrid modalities. *J Nucl Med.* 2005;46:1356–1367.

(蔡亮　译)

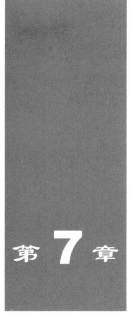

# PET/CT 在肿瘤中的
应用（Ⅰ）

Heather A. Jacene, Chun K. Kim, Chrisopher G. Sakellis, Katherine A. Zukotynski

第 **7** 章

## 病例 91

### 病史

无。图 91.1 示最大密度投影 MIP(左)、FDG PET(上排)和 PET/CT 融合图像(下排)的冠状位和矢状位图像。图 91.2 示 FDG PET(上排)和 PET/CT 融合图像(下排)的轴位图像。

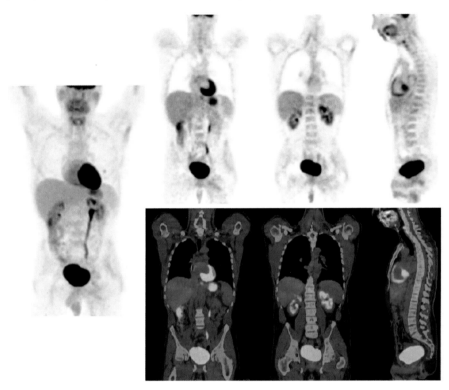

图 91.1

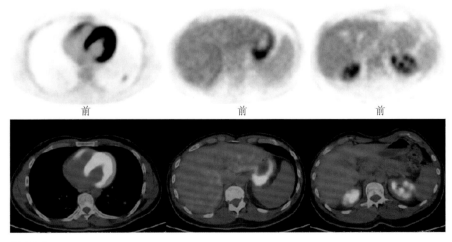

图 91.2

# 病例 91　$^{18}$F-FDG　PET/CT 的检查流程和生理性分布

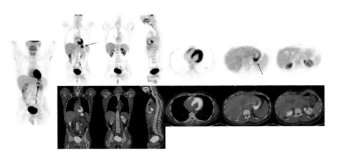

图 91.3

## 放射性药物/剂量/检查流程

$^{18}$F-FDG/10~15mCi 3D 采集(10~20mCi 2D 采集)/注射后 1h 行 PET/CT 图像采集。

## 影像表现

FDG 基本呈生理性分布(除左肺门淋巴结 FDG 高摄取外)。

## 教学要点

1. FDG 给药前的准备：患者应禁食 4~6h(糖尿病患者 4h,非糖尿病患者 6h)。在禁食期间允许饮水。血糖测定：血糖应<150mg/dL(糖尿病患者<200mg/dL)。

2. FDG 摄取期间：患者应在灯光昏暗和温暖的环境中休息,不要说话、运动。嘱患者检查前排尿。

3.图像采集：静脉注射 FDG 1h 后,先行 CT 扫描,再行 PET 采集(2D 或 3D)。扫描范围从颅底至大腿中段,包括了大多数肿瘤的好发部位。其余的大脑和(或)腿包括在内。

4.各种器官/组织典型的生理性 FDG 摄取

脑：灰质(高),白质(低)。

头颈部：唾液腺、淋巴组织、眼、声带肌肉：低到中度。

肺：极低。

纵隔：低。

心肌：不定(极低至高摄取)取决于血液中脂肪酸、葡萄糖和胰岛素的浓度。

乳头/乳晕：低。

肝脏：低至中等程度摄取。

脾脏：低。

消化道：食管(极低)、胃(低至中等,图 91.3 箭)、小肠(低)、结肠(低至中等、直肠、乙状结肠和盲肠通常摄取最高)。

泌尿道：由于 FDG 经尿液排泄,肾盂/集合系统和膀胱高浓聚。输尿管也常见显影。

睾丸：低。

卵巢、子宫、输卵管：不定,取决于月经周期。

骨髓：低。

肌肉：休息状态呈低摄取,运动后或高胰岛素状态呈中等摄取。

### 参考文献

Cook GJ, et al. Normal physiological and benign pathological variants of 18-fluoro-2-deoxyglucose positron-emission tomography scanning: potential for error in interpretation. *Semin Nucl Med*. 1996;26:308–314.

# 病例 92

## 病史

患者女,28 岁,淋巴瘤缓解期。

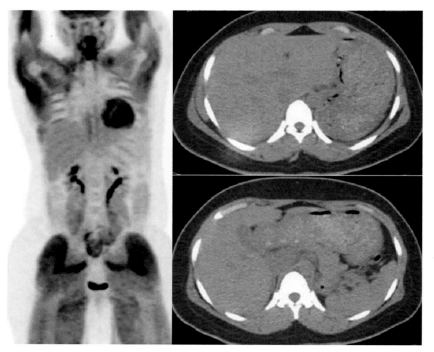

图 92.1

## 病例 92　检查前进食所致骨骼肌的 FDG 摄取弥漫性增加

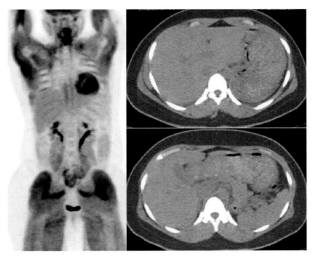

图 92.2

### 放射性药物/剂量/检查流程

　　$^{18}$F-FDG/10~15mCi/注射后 1h 行 PET/CT 图像采集。

### 影像表现

　　1.骨骼肌 FDG 摄取弥漫性增高,即肩、臀部、腹部和肋间肌肉。

　　2.摄入食物使胃呈扩张状态。(患者检查前不久进食午餐。)

### 鉴别诊断

　　1.高胰岛素血症。

　　2.类固醇或静脉注射含糖液体所引起的高血糖。

　　3.剧烈的身体活动。

### 教学要点

　　1.骨骼肌 FDG 摄取增加与注射 FDG 时的血糖水平升高有关。

　　2.在 FDG 给药前不久进食、静脉注射胰岛素或注射类固醇的患者胰岛素水平升高,骨骼肌细胞 FDG 摄取升高。

　　3.检查前剧烈的身体活动导致骨骼肌 FDG 摄取增高,是由于肌肉收缩糖酵解增加。运动类型与 FDG 摄取增高的分布有关。

### 临床处置

　　1.为了避免骨骼肌 FDG 高摄取,非糖尿病患者检查前应禁食 6h,依赖胰岛素的糖尿病患者检查前 4h 应避免注射胰岛素。

　　2.患者检查前 2 天应避免剧烈的身体活动。

### 参考文献

Delbeke D, et al. Procedure guideline for tumor imaging with 18F-FDG PET/CT 1.0. *J Nucl Med*. 2006;47:885–895.

## 病例 93

### 病史

患者男,68 岁,有恶性肿瘤病史,主诉全身无力、身体疼痛,接受 FDG PET/CT 检查进行再分期。

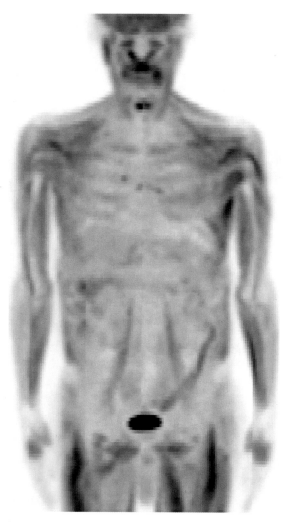

图 93.1

## 病例 93　多发性肌炎（他汀相关性）

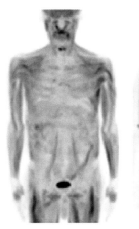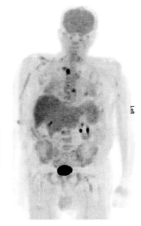

图 93.2　　　　　图 93.3

### 放射性药物/剂量/检查流程

$^{18}$F-FDG/10~15mCi/注射后 1h 行 PET/CT 图像采集。

### 影像表现

图 93.2 示：全身弥漫性肌肉摄取，心脏区域没有明显的心肌摄取或血池分布。

### 鉴别诊断

多发性肌炎、横纹肌溶解症、高胰岛素血症、过度运动和高血糖。

### 教学要点

1.图 93.2 示多发性肌炎，一种降脂药可能引起的使人虚弱无力的罕见并发症。

2.多发性肌炎的存在会限制 FDG PET/CT 检测恶性肿瘤的敏感性。

3.扫描解读（图 93.2）

（1）横纹肌溶解很少显示为均匀、对称的肌肉摄取，如图 93.2 所示，被认为是不太可能的（见参考文献）。

（2）鉴于缺乏心肌摄取，有效地排除了高胰岛素血症。病例 92 所示高胰岛素血症，除了弥漫性肌肉摄取外，还有强烈的心肌摄取。

（3）由于几乎整个肌肉系统都有弥漫性摄取，包括深层肌肉如腰大肌，过度运动也是不太可能的。

（4）如图 93.3 所示，高血糖往往会引起软组织弥漫性摄取（非肌肉摄取）。在 PET/CT 显像时血糖为 279mg/dL。脑摄取弥漫性降低（这个病例 SUV 2.5~3.0）是一个重要的线索，提示分布改变，甚至有更明显的证据，如弥漫性肌肉摄取增加，如图 93.2 和病例 92 所示。

（5）在上述所有情况下，肿瘤摄取，由标准化摄取值（SUV）表示，都被普遍低估。

### 临床处置

1.肌肉活检显示多发性肌炎。

2.停用他汀类药物。

### 参考文献

Pipitone N, et al. 18F-Fluorodeoxyglucose positron emission tomography for the assessment of myositis: a case series. *Clin Exp Rheumatol*. 2012;30:570–573.

Sheehy N, Israel DA. Findings on (18)FDG-PET imaging in statin-induced rhabdomyolysis. *Clin Radiol*. 2007;62:1012–1014.

# 病例 94

## 病史

患者男,42 岁,恶性黑色素瘤。

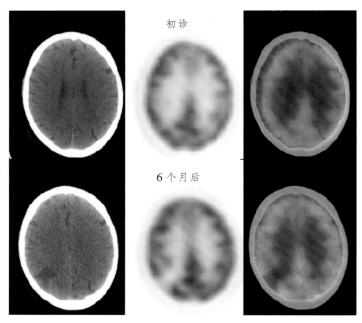

初诊

6 个月后

图 94.1

## 病例 94　恶性黑色素瘤

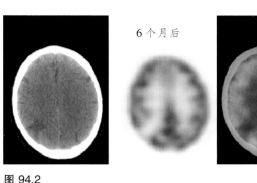
6 个月后

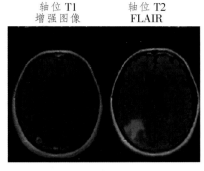
轴位 T1 增强图像　　轴位 T2 FLAIR

图 94.2

图 94.3

### 放射性药物/剂量/检查流程

$^{18}$F-FDG/10~15mCi/注射后 1h 行 PET/CT 图像采集。

### 影像表现（图 94.2）

1.右顶叶局部显像剂分布缺损,CT 示相应部位呈低密度。

2.大脑其他部位 FDG 摄取正常。

### 鉴别诊断

1.脑转移的水肿。

2.脑血管意外。

### 教学要点

1.脑转移瘤比原发性脑肿瘤更常见。

2.脑转移最常见的原发性肿瘤为:肺癌、乳腺癌和黑色素瘤。

3.PET 对脑转移瘤的敏感性不如增强 MRI,因为在正常灰质中 FDG 为高摄取,而典型脑转移发生在灰白质交界区。

4.在 PET 图像上,与正常灰质相比,脑转移可表现为高代谢、等代谢或低代谢。

5.大脑中的低代谢或缺损区可能的原因如下所示。

(1)脑转移瘤:瘤周水肿导致的血流量减少和较小病灶低于 PET 检测的分辨率。

(2)脑血管意外:血流量降低和组织梗死,通常是供血区形态。

(3)与 MRI 的相关性是必不可少的。

### 临床处置

脑 MRI 随访,显示脑转移瘤和瘤周水肿(图 94.3)。

### 参考文献

Griffeth LK, et al. MCGuire AH, Siegel BA. Brain metastases from non-central nervous system tumors: evaluation with PET. *Radiology*. 1993;186:37–44.

Rohren EM, et al. Screening for cerebral metastases with FDG PET in patients undergoing whole-body staging of non-central nervous system malignancy. *Radiology*. 2003;226:181–187.

## 病例 95

### 病史

患者女,50 岁,初诊为鼻咽癌,行 FDG PET/CT 检查进行疾病分期。

图 95.1 所示为鼻咽部层面的 PET/CT、CT、PET 轴位图像和 MIP 图像。这个恶性肿瘤的分期应为哪期?

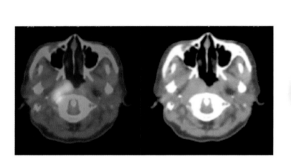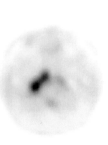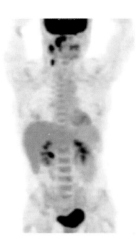

图 95.1

## 病例 95　鼻咽癌

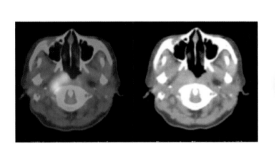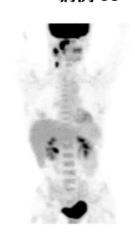

图 95.2

### 放射性药物/剂量/检查流程

$^{18}$F-FDG/10~15mCi/注射后 1h 行 PET/CT 图像采集。

### 影像表现

1.轴位 PET/CT 融合图像示：右侧鼻咽壁 FDG 高摄取，咽后淋巴结见结节状高摄取。

2. MIP 图示：右侧颈部淋巴结高摄取（2 级和 3 级）。

### 鉴别诊断

淋巴结 FDG 高摄取可见于转移、炎症或感染，但是在这个病例中淋巴结的摄取强度、位置以及已知有鼻咽部的原发肿瘤，应高度怀疑为恶性。

### 教学要点

1.鼻咽癌是一种上皮性恶性肿瘤，可能与基因突变、慢性炎症和病毒感染有关，尤其是 EB 病毒。

2.FDG PET/CT 有助于定位原发恶性肿瘤和疾病分期。

3.局限于鼻咽部、鼻腔和口咽的肿瘤经过放射治疗是可能治愈的。

治疗的副作用可以是终身的，准确地勾画肿瘤对指导适当的治疗取得最佳效果是十分必要的。FDG PET/CT 检查结果可以改变疾病分期、患者的预后与临床处理。

4.区分是鼻咽癌原发灶还是邻近淋巴结的 FDG 高摄取时，应调整 PET 图像强度。

### 临床处置

上述患者有鼻咽癌扩散至同侧淋巴结，并接受放化疗。

### 参考文献

Edge S, et al. *AJCC Cancer Staging Manual*. 7th ed. New York: Springer; 2010:41–56

Branstetter BF 4th, et al. Head and neck malignancy: is PET/CT more accurate than PET or CT alone? *Radiology*. 2005;235(2):580–586.

Ng SH, et al. Staging of untreated nasopharyngeal carcinoma with PET/CT: comparison with conventional imaging work-up. *Eur J Nucl Med Mol Imaging*. 2009;36(1):12–22.

# 病例 96

## 病史

患者男,42 岁,肺癌。

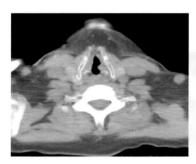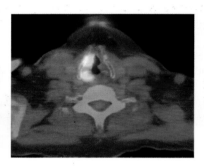

图 96.1

# 病例 96　肺癌复发

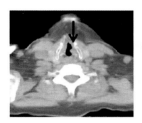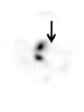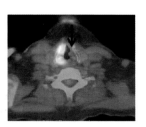

图 96.2

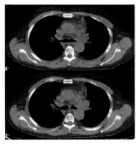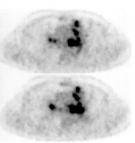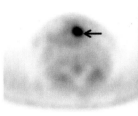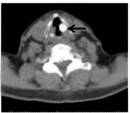

图 96.3　　　　　　　　　　　　　　图 96.4

## 放射性药物/剂量/检查流程

$^{18}$F-FDG/10~15mCi/注射后 1h 行 PET/CT 图像采集。

## 影像表现（图 96.2）

1.右侧声带和环杓肌的不对称性 FDG 摄取。

2.左侧声带向内侧偏移（箭）。

## 鉴别诊断

1.左侧声带麻痹,右侧声带生理性 FDG 摄取。

2.右侧声带原发恶性肿瘤。

## 教学要点

1.CT 定位于左侧声带前内侧的不对称性摄取降低,是声带麻痹的一种典型表现。对侧声带的摄取为生理性。

2.这种情况可见于头颈部恶性肿瘤术后患者,由于喉神经直接损伤;也可见于发生在肺尖或主动脉弓周围即喉返神经走行区域的肿瘤患者,由于喉神经受压。

3.声带和环杓肌的生理性摄取与说话有关。

4.在 PET/CT 扫描前的 FDG 摄取期间,患者应不要说话,特别是头颈部肿瘤患者。

5.图 96.4 示:声带麻痹导致不对称的葡萄糖摄取增加,可能会混淆转移还是原发性恶性肿瘤。为了提高发音质量而在声带麻痹肌肉注入一种合成材料,会引起肉芽肿性反应,导致局部 FDG 强摄取。这种高密度材料 CT 衰减校正可以避免误判。

## 临床处置

结合头颈部相关检查结果。

### 参考文献

Halpern BS, et al. Intense focal F-18 uptake in vocal cord associated with injection of calcium hydroxylapatite microspheres. *Clin Nuc Med.* 2011;36:e175–177.

Kamel EM, et al. Recurrent laryngeal nerve palsy in patients with lung cancer: detection with PET-CT image fusion—report of 6 cases. *Radiology.* 2002;224:153–156.

Kostakoglu L, et al. Speech-related visualization of the laryngeal muscles with Fluorine-18-FDG. *J Nucl Med.* 1996;37:1711–1713.

## 病例 97

### 病史

患者男,36 岁,淋巴瘤化学治疗后,为再分期行 PET/CT 检查。根据病史记录,在早期检查时,患者甲状腺右叶结节和膈肌上下肿大淋巴结伴 FDG 摄取增高。

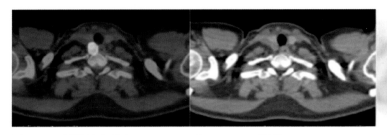

图 97.1 颈部轴位融合 PET/CT、CT 和 FDG-PET 图像。

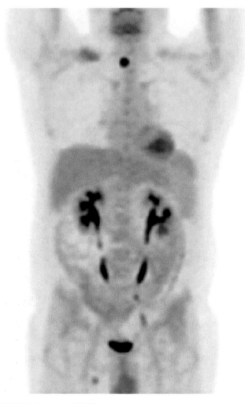

图 97.2 MIP 图像。

## 病例 97　偶发甲状腺结节

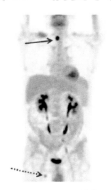

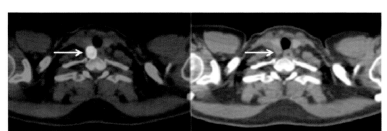

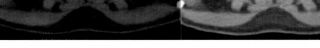

图 97.3　颈部轴位融合 PET/CT 和 CT 图像。　　　　　图 97.4　MIP 图像。

### 放射性药物/剂量/检查流程

$^{18}$F-FDG/10~15mCi/注射后 1h 行 PET/CT 图像采集。

### 影像表现（图 97.3 和图 97.4）

1.甲状腺右叶结节 FDG 强摄取。

2.右侧大腿近段肌肉内结节 FDG 中度摄取（图 97.4，虚箭）。

### 鉴别诊断

1.强摄取甲状腺结节

（1）原发性甲状腺肿瘤：甲状腺癌或腺瘤。

（2）淋巴瘤。

2.中等程度摄取肌肉软组织结节

（1）创伤。

（2）淋巴瘤。

### 教学要点

1.有 10%~50%的葡萄糖高摄取的甲状腺结节为甲状腺肿瘤。

2.一般来说，侵袭性越强/恶性程度越高的疾病表现为更强烈的 FDG 摄取；然而，没有可靠的摄取强度界限值来区分良性与恶性疾病。因此，对于 FDG PET/CT 发现的甲状腺局灶性摄取有必要进行甲状腺超声和穿刺检查。肌肉局灶性 FDG 摄取灶可能是由于外伤、恶性肿瘤或极少见原因，如局部感染引起的炎症所致。

### 临床处置

1.本例患者治疗前已有强 FDG 摄取甲状腺结节的记录，考虑到现在身体其余部位已经没有残留 FDG 强摄取结节，本例甲状腺 FDG 摄取强度没有变化，提示不同的代谢过程（非淋巴瘤浸润）。鉴别诊断包括原发性甲状腺恶性肿瘤或腺瘤。明确诊断需要行病理组织活检。

2.右侧大腿近端内侧中度摄取灶不能确定是否为恶性肿瘤残留灶，由于该病灶在基线检查时是没有的。因此，需要结合临床并与以前的影像进行对比。

### 参考文献

Ho TY, et al. Prevalence and significance of thyroid uptake detected by (18)F-FDG PET. *Endocrine*. 2011;40(2):297–302.

Kim BH, et al. Risk stratification and prediction of cancer of focal thyroid fluorodeoxyglucose uptake during cancer evaluation. *Ann Nucl Med*. 2010;24(10):721–728.

Shie P, et al. Systematic review: prevalence of malignant incidental thyroid nodules identified on fluorine-18 fluorodeoxyglucose positron emission tomography. *Nucl Med Commun*. 2009;30(9):742–748.

Yun M, et al. Visually discernible 18F-FDG uptake in papillary thyroid microcarcinoma: a potential new risk factor. *J Clin Endocrinol Metab*. 2010;95:3182–3188.

# 病例 98

## 病史

患者女,58 岁,新近诊断为肺癌。

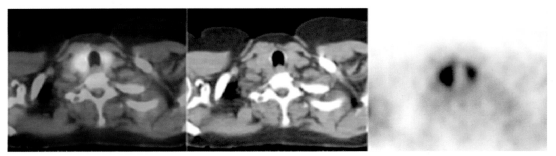

下颈部轴位融合 PET/CT、CT 和 FDG-PET 图像。

图 98.1

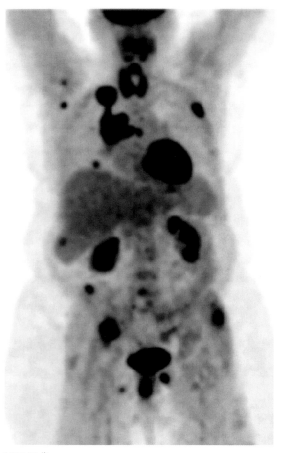

MIP 图像。

图 98.2

## 病例 98　桥本甲状腺炎（意外发现）

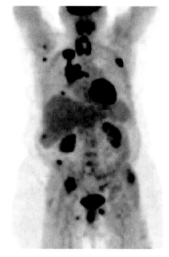

图 98.4

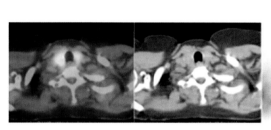

图 98.3

### 放射性药物/剂量/检查流程

$^{18}$F-FDG/10~15mCi/注射后 1h 行 PET/CT 图像采集。

### 影像表现

图 98.4：肺癌广泛转移（Ⅳ期）。

图 98.3 和图 98.4：意外发现甲状腺弥漫性 FDG 摄取。

### 鉴别诊断

1.药物性甲状腺炎。

2.Graves 病。

3.正常变异。

### 教学要点

1.甲状腺弥漫性 FDG 摄取常见于桥本甲状腺炎和甲状腺功能减退症,但也可见于 Graves病。

2.甲状腺轻度弥漫性摄取可能是正常变异。

### 临床处置

结合临床和甲状腺功能检查是必要的。

### 参考文献

Chen W, et al. Evaluation of thyroid FDG uptake incidentally identified on FDG-PET/CT imaging. *Nucl Med Commun.* 2009;30:240–244.

Ho TY, et al. Prevalence and significance of thyroid uptake detected by (18)F-FDG PET. *Endocrine.* 2011;40(2):297–302.

Kurata S, et al. Diffuse and diffuse-plus-focal uptake in the thyroid gland identified by using FDG-PET: prevalence of thyroid cancer and Hashimoto's thyroiditis. *Ann Nucl Med.* 2007;21:325–330.

## 病例 99

### 病史

患者男,26 岁,霍奇金淋巴瘤化疗后,拟制订下一步治疗策略。可以做哪些检查来提高诊断的准确率?

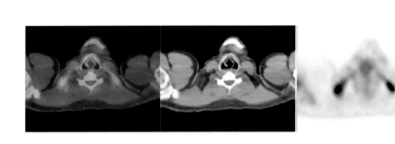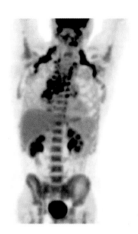

图 99.1 下颈部轴位融合 PET/CT、CT 和 FDG-PET 图像,以及 MIP 图像。

# 病例 99　棕色脂肪组织显影

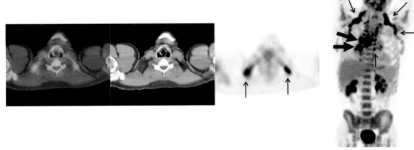

**图 99.2**　下颈部轴位融合 PET/CT、CT 和 FDG-PET 图像，以及 MIP 图像。

## 放射性药物/剂量/检查流程

$^{18}$F-FDG/10~15mCi/注射后 1h 行 PET/CT 图像采集。

## 影像表现

1.在颈部、锁骨上、腋窝和椎旁区域（细箭）代谢活跃的棕色脂肪组织（BAT）FDG 摄取，限制了对病理性 FDG 摄取检查的灵敏度。

2.纵隔和肺门淋巴结肿大伴 FDG 摄取，符合淋巴瘤表现（粗箭）。

## 鉴别诊断

淋巴结 FDG 摄取原因有感染（如传染性单核细胞增多症）、恶性肿瘤（如淋巴瘤），或炎症状态（如结节病）。

## 教学要点

1.代谢活跃的棕色脂肪是非战栗性产热的主要部位。

2.FDG 摄取被认为是由交感神经释放的去甲肾上腺素引起的。

(1)最常见于儿童、年轻、体型消瘦的人群和女性患者。

(2)FDG 摄取 CT 定位于脂肪组织可以确定为棕色脂肪代谢活跃。

(3)棕色脂肪代谢活跃可以通过患者保暖、饮食或药物来减少。

1)最常用的患者保暖的方法是使用温暖的毯子或保持注射室的温度恒定在 24℃。

2)高脂肪、低碳水化合物饮食可降低棕色脂肪 FDG 摄取。

3)在 FDG PET/CT 前使用普萘洛尔、芬太尼或苯二氮等药物也能降低 FDG 在棕色脂肪中的摄取。

## 临床处置

对于棕色脂肪广泛摄取 FDG 的患者，必须仔细阅读 FDG PET/CT 图像以免遗漏 FDG 摄取病灶。应在后续的 PET/CT 研究之前考虑采取减轻棕色脂肪摄取的措施。

**参考文献**

Kim S, et al. Temporal relation between temperature change and FDG uptake in brown adipose tissue. *Eur J Nucl Med Mol Imaging*. 2008;35:984–989.

Kim SH, et al. Concomitant paravertebral FDG uptake helps differentiate supraclavicular and suprarenal brown fat uptake from malignant uptake when CT coregistration is not available. *Clin Nucl Med*. 2006;31:127–130.

Williams et al. Methods for decreasing uptake of 18F-FDG by hypermetabolic brown adipose tissue on PET. *AJR*. 2008;190:1406–1409.

Zukotynski et al. Seasonal variation in the effect of constant ambient temperature of 24 degrees C in reducing FDG uptake by brown adipose tissue. *Eur J Nucl Med Mol Imaging*. 2010;37:1854–1860.

# 病例 100

## 病史

患者男,66 岁,有肺纤维化病史,为进一步评估 CT 所示体积较前增大的右肺上叶结节而行 FDG PET/CT 扫描。

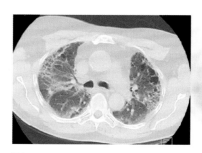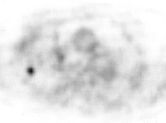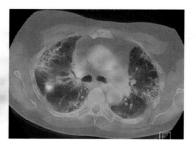

图 100.1

## 病例 100　肺癌(孤立性肺结节 FDG 摄取)

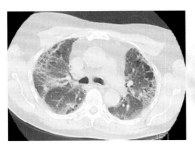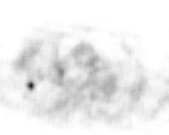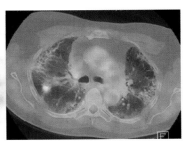

图 100.2

### 放射性药物/剂量/检查流程

$^{18}$F-FDG/10~15mCi/注射后 1h 行 PET/CT 图像采集。

### 影像表现

一个直径 1cm 的 FDG 高摄取的毛刺结节和 FDG 轻度摄取的间质纤维化。

### 鉴别诊断

1.转移瘤。

2.感染性或炎性结节。

### 教学要点

1.没有明确的 FDG 摄取强度值或 SUVmax 值可以明确诊断恶性肿瘤。FDG 强摄取的肺结节提示为侵袭性疾病,可能是肺癌、转移瘤或淋巴瘤引起的。然而,它也可能是由于炎症或感染如结节病、肺结核等疾病或真菌感染等引起的。轻度 FDG 摄取的结节提示为非侵袭性的过程,但可见于恶性肿瘤,如类癌或细支气管肺泡癌。

2.肺结节具有某些 CT 特征被认为是可疑的恶性肿瘤,如病灶较大,边缘毛刺,点状、斑点或偏心性钙化,不规则厚壁空洞。边缘光滑,或中心钙化,或整个肺结节钙化则更可能是良性 CT 特征。

3.FDG PET/CT 已被证明能准确地检测淋巴结转移或对侧疾病,有助于疾病分期。

### 临床处置

1.上述病例的肺结节 FDG 强摄取,边缘毛刺,怀疑为恶性肿瘤。由于没有已知的原发性恶性肿瘤,原发性肺癌被认为比转移性疾病可能性更大。

2.楔形切除术后诊断为低分化腺癌。

### 参考文献

Delbeke D, et al. Procedure guideline for tumor imaging with 18F-FDG PET/CT 1.0*. *J Nucl Med.* 2006;47(5):885–895.
Webb WR, et al. *Fundamentals of Body CT.* 3rd ed. Philadelphia: Saunders Elsevier; 2006.

# 病例 101

## 病史

无。

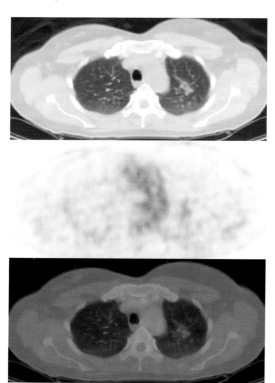

图 101.1

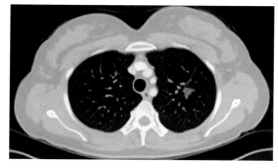

图 101.2

# 病例 101　原位腺癌

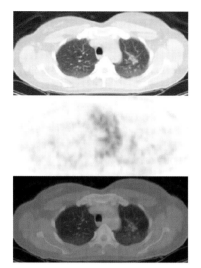

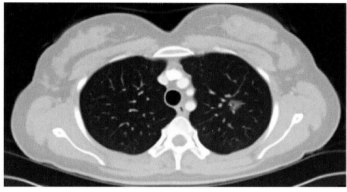

图 101.3　　　　　　图 101.4

## 放射性药物/剂量/检查流程

$^{18}$F-FDG/10~15mCi/注射后 1h 行 PET/CT 图像采集。

## 影像表现

1.左肺上叶见 1.3cm×1.3cm 磨玻璃结节伴 FDG 轻度摄取(图 101.3:PET/CT;图 101.4:胸部 CT)。

2. FDG PET/CT 扫描未见其他异常表现。

## 鉴别诊断

1.肺原位腺癌(以前称为细支气管肺泡癌)。

2.炎性或感染性肺结节。

## 教学要点

1.细支气管肺泡癌(BAC)是一种分化较好的肺肿瘤,其特点是沿完整的肺泡壁生长,无基质侵袭。

2.BAC 可表现为孤立性结节,位于肺段或肺叶,或多发结节。孤立结节型在 CT 图像上常有特征性的磨玻璃样改变。

3.在 PET/CT 图像上,单纯 BAC 通常比其他亚型肺癌的 FDG 摄取量低,这可能是由于肿瘤生长缓慢或肿瘤活性细胞数量较少。这种低水平的摄取可能难以与炎症和肺部感染进行鉴别。

4.对于孤立的磨玻璃结节,尽管 FDG 低摄取,仍需要随访结节是稳定或生长。若病灶增大,尽管持续低水平 FDG 摄取,仍然应怀疑是一个缓慢增长的恶性肿瘤,应进行活检确诊。

5.单纯 BAC 较高水平的 FDG 摄取多见于腺癌。

## 临床处置

手术切除与随访。

## 参考文献

Gourdarzi B, et al. Diagnosis and differentiation of bronchioloalveolar carcinoma from adenocarcinoma with bronchioloalveolar components with metabolic and anatomic characteristics using PET/CT. *J Nucl Med.* 2008;49:1585–1592.

## 病例 102

### 病史

患者女,57 岁,活检证实为非小细胞肺癌。行 PET/CT 进行分期,显示了已知的肿瘤病灶(上排),并在右肺上叶发现了一个额外的轻度 FDG 摄取结节(下排)。其他部位未发现 FDG 摄取病灶。

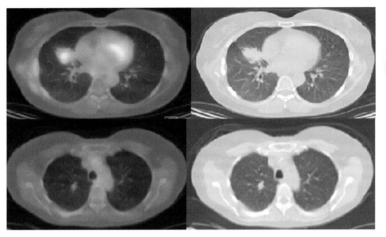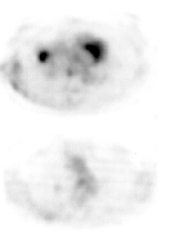

图 102.1 肺中部(上排)和上部(下排)轴位融合 PET/CT、CT 和 PET 图像。

# 病例 102　肺错构瘤[肺结节 FDG 摄取（假阳性）]

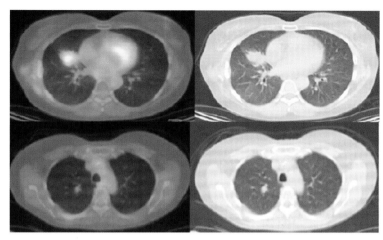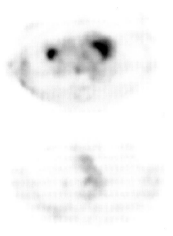

图 102.2　肺中部（上排）和上部（下排）轴位融合 PET/CT、CT 和 FDG-PET 图像。

## 放射性药物/剂量/检查流程

$^{18}$F-FDG/10~15mCi/注射后 1h 行 PET/CT 图像采集。

## 影像表现

1.FDG 强摄取结节（上排）：已确诊为非小细胞肺癌。

2.右肺上叶轻度 FDG 摄取结节（下排）。

## 鉴别诊断（续发病灶）

非小细胞肺癌转移灶；肺部第 2 个原发肿瘤；肺良性结节。

## 教学要点

1.FDG PET 在初始肺癌分期、治疗方案的制订、治疗后再分期中有重要价值。FDG PET/CT 能够区分邻近肺不张组织中的恶性肿瘤活性部分，提供侵袭性病变的体积信息，检测淋巴结和远处转移，较单独 CT 扫描图像具有更高的敏感性和特异性。然而，炎症或感染也可引起代谢活跃，因此，组织活检对制订治疗计划是必要的。

2.没有确定的 FDG 摄取强度可以明确诊断恶性肿瘤。FDG 强摄取的肺结节可能是肺癌、转移瘤、炎症或感染。轻度 FDG 摄取结节常见于良性疾病，但也可见于恶性疾病，如类癌或肺泡癌。

3.肺错构瘤是一种良性病变，病灶常呈类圆形，边缘光滑，其内可见脂肪密度影和（或）"爆米花"样钙化。

## 临床处置

在上面这个病例中，右肺上叶 FDG 轻度摄取的亚厘米级小结节不能除外恶性肿瘤。活检证实为肺错构瘤。

**参考文献**

Webb WR, et al. *Fundamentals of Body CT*. 3rd ed. Philadelphia: Saunders Elsevier; 2006.

# 病例 103

## 病史

患者女,64 岁,新近诊断为左肺上叶肺腺癌。

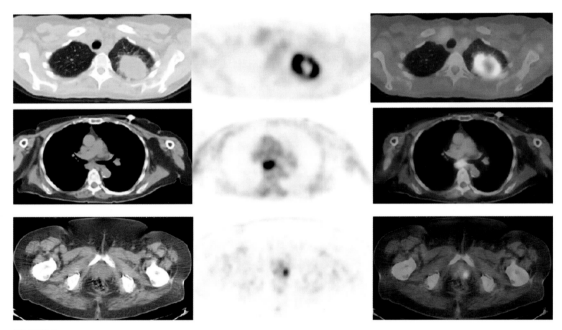

图 103.1

## 病例 103　肺癌早期分期（TNM 分期）

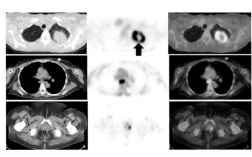

图 103.2

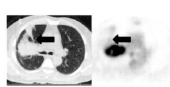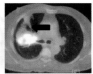

图 103.3

### 放射性药物/剂量/检查流程

$^{18}$F-FDG/10~15mCi/注射后 1h 行 PET/CT 图像采集。

### 影像表现

1.左肺上叶直径 8cm 的肿块，肿块边缘 FDG 强烈摄取，中心为显像剂分布缺损区（上排）（图 103.2）。

2.隆突下淋巴结 FDG 强烈摄取。

3.前列腺左侧份 FDG 局灶性摄取增强（下排）。

### 鉴别诊断

1.左肺上叶肺癌伴中心性坏死。

2.隆突下淋巴结转移。

3.前列腺区局灶性 FDG 摄取可见于：前列腺癌、局灶性前列腺炎、良性前列腺增生、前列腺上皮内肿瘤、肺癌转移。

### 教学要点

1.分期根据美国癌症联合委员会 TNM 分期系统 2010 版。

2.与 CT（平扫、增强）相比，FDG PET/CT 对纵隔淋巴结分期有更高的准确度。Meta 分析汇总显示 PET 和 CT 诊断纵隔转移的敏感性和特异性分别为 74% 和 85%，51% 和 85%。

3.与单独 CT 相比，FDG PET/CT 对肺癌的早期分期改变了很多患者的临床治疗方案，近 20% 的患者避免了无效的开胸手术。

4.在形态学异常的病变中，FDG 摄取的差异有助于区分肿瘤活性部分、肿瘤内部坏死区（图 103.2）和阻塞性肺不张（图 103.3，箭），这些区域通常是显像剂缺损区或低 FDG 摄取，可指导活检。

5. FDG PET/CT 通常不用于前列腺癌的诊断和分期，因为这类肿瘤 FDG 摄取相对较低。前列腺偶发的局灶性摄取可能是原发性恶性肿瘤，但也可能是假阳性。需要进一步评估，通常需结合 PSA、体格检查和（或）组织活检。

### 临床处置

1.ⅢA 期肺癌行手术切除及辅助化学治疗。

2.前列腺偶发的局灶性摄取病变应结合 PSA 水平、体格检查和活检进行评估。

### 参考文献

Lardinois D, et al. Staging of non-small cell lung cancer with integrated positron-emission tomography and computed tomography. *New Engl J Med*. 2003;348:2500–2507.

Silvestri GA, et al. Noninvasive staging of non-small cell lung cancer: ACCP evidence-based clinical practice guidelines (2nd Edition). *Chest*. 2007;132(3 Suppl):178S–201S.

# 病例 104

## 病史

患者男,58 岁,新近诊断为右肺下叶肺腺癌。

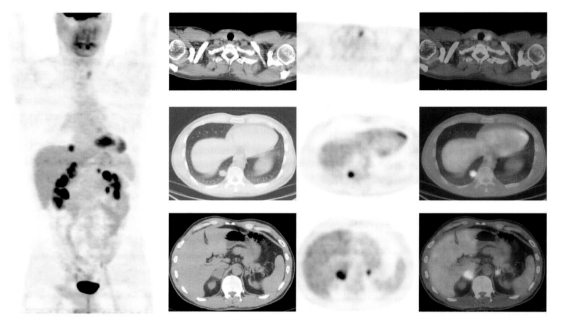

图 104.1

## 病例 104 肺癌早期分期（远处转移）

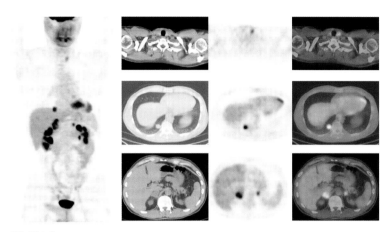

图 104.2

### 放射性药物/剂量/检查流程

$^{18}$F-FDG/10~15mCi/注射后 1h 行 PET/CT 图像采集。

### 影像表现

1.右肺下叶结节 FDG 强烈摄取（中排）。

2.纵隔和肺门淋巴结无 FDG 异常摄取。

3.双侧肾上腺结节 FDG 强烈摄取（下排）。

4.甲状腺左叶局部 FDG 摄取中度增加（上排）。

### 鉴别诊断

1.右肺下叶肺癌伴肾上腺转移。

2.右肺下叶肺癌伴肾上腺增生。

3.甲状腺局灶性 FDG 摄取可见于：甲状腺癌、甲状腺腺瘤、肺癌转移。

### 教学要点

1.分期根据美国癌症联合委员会 TNM 分期系统 2010 版。（详见 *AJCC Cancer Staging Manual*，7th ed.，Springer，2010）。

2.肾上腺是肺癌的常见转移部位。良性肾上腺病变通常 FDG 摄取小于或等于正常肝实质。

3. FDG PET/CT 在 1%~8%的Ⅰ期和 7%~18%的Ⅱ期肺癌患者中检出隐匿性胸外转移灶，使疾病分期调整为Ⅳ期。

4.在既往没有甲状腺病史的患者中，偶发甲状腺局部 FDG 摄取增高，很可能为原发性甲状腺恶性肿瘤（30%~50%）。需要进一步的评估，通常需行超声引导下活检。与单独的局灶性 FDG 摄取相反，在行 FDG PET/CT 检查中有高达 3%的患者可见甲状腺弥漫性 FDG 摄取，可能与慢性甲状腺炎相关（见病例 98）。

### 临床处置

1.肺癌Ⅳ期行化学治疗。

2.甲状腺左叶结节超声引导下穿刺活检。

### 参考文献

See Case 103.

Edge SB, et al. *AJCC Cancer Staging Manual*. 7th ed. New York: Springer; 2010:262.

# 病例 105

## 病史

患者男,67 岁,肺癌复发,放射治疗 4 个月后行 FDG PET/CT 检查。

基线　　　　　　　　　放疗后

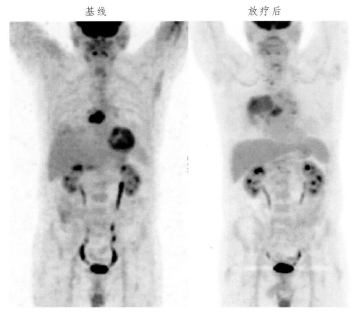

图 105.1

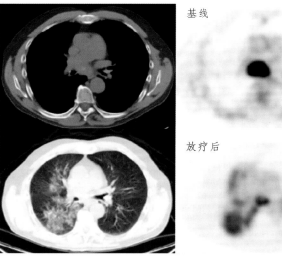

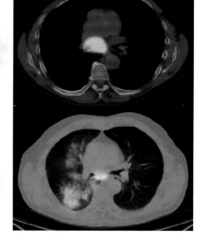

图 105.2

# 病例 105　放射性肺炎

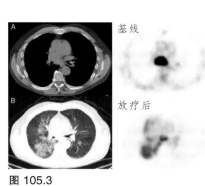
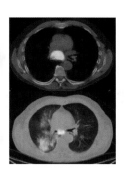
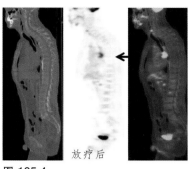

图 105.3　　　　　　　　　　　　　　　　图 105.4

## 放射性药物/剂量/检查流程

$^{18}$F-FDG/10~15mCi/注射后 1h 行 PET/CT 图像采集。

## 影像表现

1.基线检查:隆突下肿块 FDG 强摄取(图 105.3A)。

2.放射治疗后:隆突下肿块 FDG 中度摄取;新出现右肺上叶和右肺中叶纵隔旁磨玻璃影伴 FDG 摄取增加(图 105.3B);中段胸椎骨髓 FDG 摄取相对减少(图 105.4)。

## 鉴别诊断

1.基线检查:非小细胞肺癌复发。

2.放射治疗后

(1)高度怀疑隆突下肿瘤残存。

(2)肺内表现:放射性肺炎、感染或肿瘤淋巴管播散。

## 教学要点

1.最可能的诊断:肿瘤残存伴放射性肺炎,因为是在放射治疗后新出现的位于放射治疗照射野的磨玻璃影。

2.放射性肺损伤有两个阶段:早期肺炎,随之为慢性纤维化。

3.早期放射性肺炎通常发生于放射治疗后 1~6 个月。

(1)特点为弥漫性肺泡损伤和巨噬细胞浸润。

(2)CT 形态:在放射治疗照射野出现磨玻璃影、实变影或两者并存。

(3)可逐渐缓解或进展为纤维化(放射治疗后 6~12 个月)。

(4)在 PET 上,相应部位可能有轻微至强烈的 FDG 摄取。

(5)随着时间的推移,FDG 摄取逐渐降低,但是慢性纤维化 FDG 可呈持续轻度摄取。

(6)据报道,在三维适形放射治疗和立体定向放射治疗中,由于较小体积的肺组织受照射,放射性肺炎影像表现和发生时间通常是相似的。

4.放射治疗后行 PET 检查的时间,在照射野和原发肿瘤位置的影像表现及其随时间的变化是区分放射治疗后复发或肿瘤残存的重要考虑因素。在某些情况下可能需要活检。

## 临床处置

1.为进一步治疗,应该对隆突下肿块进行放射肿瘤学再评估。

2.放射性肺炎的对症治疗(类固醇等)。

## 参考文献

Domachevsky L, et al. Postradiation changes in tissues. *PET Clin.* 2014;9:215-235.

Larici AR, et al. Lung abnormalities at multimodality imaging after radiation therapy for non-small cell lung cancer. *Radiographics.* 2011;31:771-789.

## 病例 106

### 病史

患者女,75 岁,14 年前因霍奇金淋巴瘤,行脾切除术、化学治疗和纵隔区放射治疗。放射治疗结束后不久,出现了持续性左侧胸腔积液。

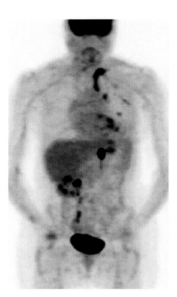

图 106.1

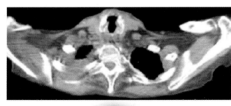
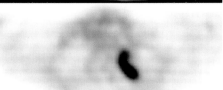
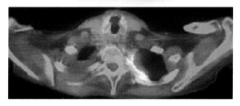

图 106.2

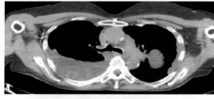

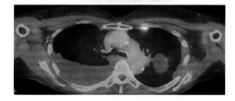

图 106.3

## 病例 106　胸膜固定术后胸膜滑石晶体沉积

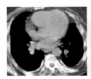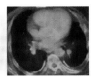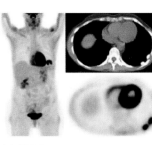

图 106.4　　　　　　　　　　　　　　图 106.5

### 放射性药物/剂量/检查流程

$^{18}$F-FDG/10~15mCi/注射后 1h 行 PET/CT 图像采集。

### 影像表现(图 106.1 至图 106.3)

1. MIP 图像(图 106.1)显示左胸部有多个 FDG 强烈摄取灶,与在轴向图像上所见的胸膜表面的高摄取区域相关(图 106.2 和图 106.3)。

2.右侧胸腔积液和沿左肺上叶走行的左侧胸腔包裹性积液。

3.脾切除后左肾移行到左上腹部。

### 鉴别诊断

与滑石结晶沉积、石棉暴露或恶性肿瘤相关的胸膜疾病,如淋巴瘤。

### 教学要点

1.放射治疗可导致胸膜炎或淋巴管阻塞,从而导致胸腔积液的发生。

2.放射治疗引起的胸腔积液通常在治疗后 6 个月内发生,可以用滑石粉胸膜固定术治疗,而滑石晶体可引起炎性反应,导致脏层和壁层胸膜的纤维化和粘连。

3. CT 图像上,胸膜滑石沉积物表现为高密度影。虽然通常密度较高的滑石沉积物沿胸膜腔分布,但胸腔镜下滑石粉给药可导致非胸膜腔滑石沉积(如图 106.3 所示)。

4. FDG PET 图像上,由于肉芽肿性炎症,胸膜滑石沉积物通常是 FDG 摄取增加的。FDG 的摄取可以是强烈的,只要存在滑石晶体其可持续存在(可达 10 年以上)。

5.接触滑石粉与石棉后的胸部 CT 表现难以区分。然而,接触石棉后的胸膜斑无明显 FDG 摄取(图 106.4)。

6.在 PET 扫描中,滑石沉积物 FDG 摄取可能出现异常表现(图 106.5)。

### 临床处置

高密度胸膜沉积物伴 FDG 强烈的摄取,应怀疑有滑石粉胸膜固定术史,这一观点从其医疗记录中得到证实。

**参考文献**

Murray JG, et al. Talc pleurodesis simulating pleural metastases on 18F-fluorodeoxyglucose positron emission tomography.
　*AJR*. 1997;168:359–360.

# 病例 107

## 病史

患者女,36 岁,非霍奇金淋巴瘤,行 R-CHOP 化学治疗。治疗结束 6 个月后行 FDG PET/CT 再分期。

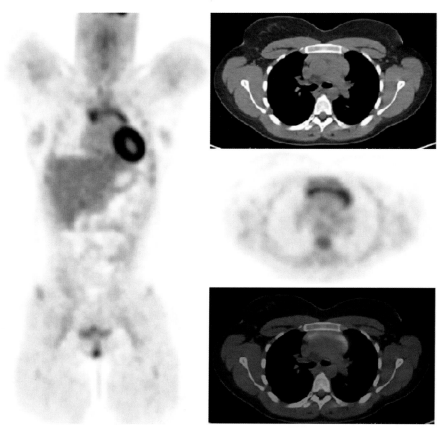

图 107.1

# 病例 107　胸腺增生

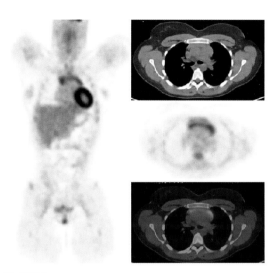

图 107.2

## 放射性药物/剂量/检查流程

$^{18}$F-FDG/10~15mCi/注射后 1h 行 PET/CT 图像采集。

## 影像表现

前纵隔内三角形 FDG 强烈摄取灶。

## 鉴别诊断

1.胸腺的生理性摄取。

2.复发性淋巴瘤。

## 教学要点

1.在 PET 图像上,胸腺生理性摄取的典型表现为前纵隔内"三角形"FDG 摄取。PET/CT 融合图像上,FDG 摄取定位于前纵隔胸腺组织。在这个病例中,结合 PET 表现、出现时间(化学治疗后 6 个月)、没有其他病灶,倾向于良性胸腺增生,而非复发性淋巴瘤。

2.与成人相比,生理性胸腺摄取和由于治疗后胸腺增生引起的摄取在儿童更常见。

3.化学治疗期间和结束时,胸腺 FDG 摄取的发生率和强度最低,随访期间增加。

4.有相当数量的患者在治疗结束后的 1~3 年内胸腺 FDG 摄取可持续存在。

## 临床处置

按非霍奇金淋巴瘤的治疗标准继续随访。

### 参考文献

Brink I, et al. Increased metabolic activity in the thymus gland studied with 18F-FDG PET: age dependency and frequency after chemotherapy. *J Nucl Med*. 2001;42:591–595.

Goethals I, et al. Time-dependent changes in 18F-FDG activity in the thymus and bone marrow following combination chemotherapy in paediatric patients with lymphoma. *Eur J Nucl Med Mol Imaging*. 2010;37:462–467.

Jerushalmi J, et al. Physiologic thymic uptake of 18F-FDG in children and young adults: a PET/CT evaluation of incidence, patterns, and relationship to treatment. *J Nucl Med*. 2009;50:849–853.

## 病例 108

### 病史

患者女,36 岁,霍奇金淋巴瘤,行 ABVD 方案化学治疗 6 周期后。

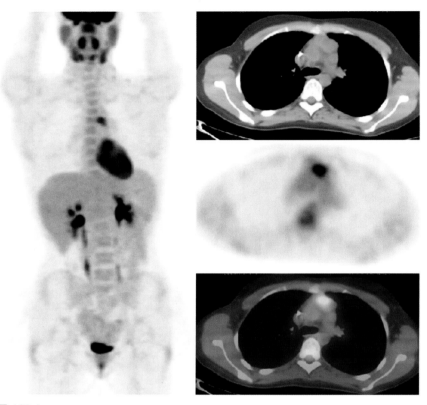

图 108.1

# 病例 108　淋巴瘤治疗后

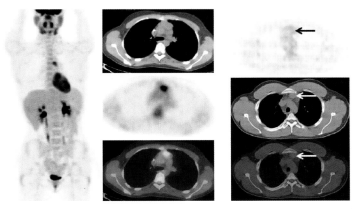

图 108.2　　　　　　　　图 108.3

## 放射性药物/剂量/检查流程

$^{18}$F-FDG/10~15mCi/注射后 1h 行 PET/CT 图像采集。

## 影像表现

前纵隔残余软组织局灶性 FDG 强烈摄取(图 108.2)。

## 鉴别诊断

1.残留代谢活跃的淋巴瘤。

2.胸腺生理性摄取。

## 教学要点

1.残留代谢活跃的淋巴瘤是本病例最有可能的诊断,因为在疾病初期分期时,这个部位已有局灶性摄取。生理性胸腺摄取通常在 PET 上表现为典型的三角形摄取(见病例 107,胸腺增生)。

2.淋巴瘤患者治疗后 PET 评估为判断预后提供重要信息,因为它能区分 CT 所见残留肿块是活性淋巴瘤,还是纤维化/坏死灶。

3.治疗后 PET 扫描阳性者的无进展生存期和总生存期均明显低于扫描阴性的患者,即使后者在 CT 图像上仍有残留肿块。

4.治疗结束时 FDG PET/CT 评价,对淋巴瘤的 FDG 摄取的评价采用 5 分法量表进行(1 分:小于或等于本底,2 分:小于或等于纵隔血池,3 分:大于纵隔血池,但小于或等于肝,4 分:中度摄取大于肝,5 分:明显大于肝和(或)新的病灶,X:新病变摄取但不像淋巴瘤)。1 分或 2 分可以判断为完全代谢缓解(图 108.3,箭)。3 分一般预示着预后良好,但在某些情况下,可能被视为反应不充分,这主要取决于治疗类型、行 PET/CT 的时间或临床治疗的目标。在治疗结束时,4 分或5 分被视为治疗反应不佳。

5.治疗后 PET 阴性并不排除存在微小病灶,有 PET 阴性的残余肿块比没有残留肿块的患者更容易复发。

## 临床处置

应考虑活检以确认是否有淋巴瘤残留,如果呈阳性,进行二线治疗。

## 参考文献

Cheson BD, et al. Recommendations for initial evaluation, staging, and response assessment of Hodgkin and non-Hodgkin lymphoma: The Lugano Classification. *J Clin Oncol.* 2014;32(27):3059–3067.

Barrington SF, et al. Role of imaging in the staging and response assessment of lymphoma: consensus of the International Conference on Malignant Lymphomas Imaging Working Group. *J Clin Oncol.* 2014;32(27):3048–3058.

# 病例 109

## 病史

患者男,46 岁,结肠癌切除术后及辅助化学治疗后。

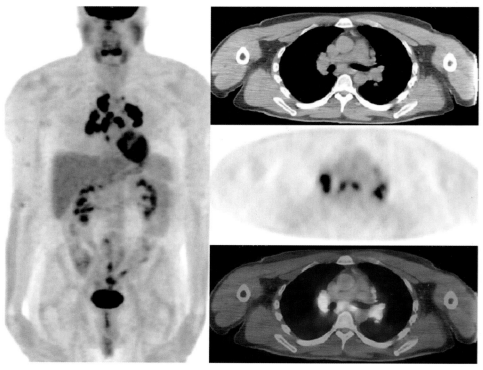

图 109.1

# 病例 109　结节病

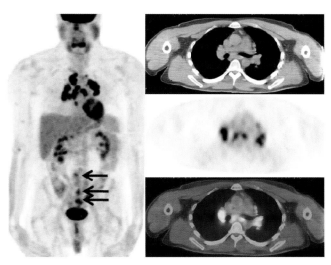

图 109.2

## 放射性药物/剂量/检查流程

$^{18}$F-FDG/10~15mCi/注射后 1h 行 PET/CT 图像采集。

## 影像表现

1.纵隔和肺门淋巴结对称、强烈的 FDG 摄取。

2.腹部的 FDG 摄取增加病灶定位于前腹壁的术后炎性改变(箭,未在轴位图像中显示)。

## 鉴别诊断

1.结节病或其他炎症或感染过程。

2.淋巴瘤。

3.结肠癌转移,可能性较小。

## 教学要点

1.良性炎症和感染性病变可以摄取 FDG,例如,结节病、真菌病、肺结核、放射性肺炎、骨折或急性感染。

2.FDG 摄取水平可从轻微到剧烈不等。与急性感染相比,慢性感染的摄取水平较低。

3.在没有其他结肠癌相关病变的情况下,纵隔和肺门区域的强烈的、对称性摄取应考虑为另外的病理过程所引发。

4.明确诊断需要活检,在这个病例中,活检结果为结节病。

## 临床处置

推荐活检。

### 参考文献

Lewis PJ, Salama A. Uptake of fluorine-18-fluorodeoxyglucose in sarcoidosis. *J Nucl Med*. 1994;35:1647–1649.

Shreve PD, et al. Pitfalls in oncologic diagnosis with FDG PET imaging: physiologic and benign variants. *Radiographics*. 1999;19:61–77.

# 病例 110

## 病史

患者男,78 岁,确诊食管腺癌,术前行 PET/CT 评估疾病情况。

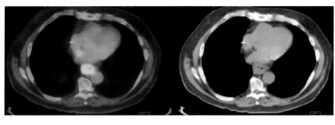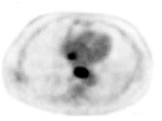

图 110.1

# 病例 110　房间隔脂肪瘤样肥厚

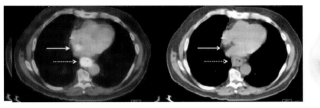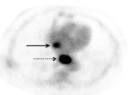

图 110.2

## 放射性药物/剂量/检查流程

$^{18}$F-FDG/10~15mCi/注射后 1h 行 PET/CT 图像采集。

## 影像表现

1.与食管壁增厚相关的 FDG 摄取(虚箭)。

2.房间隔的脂肪组织 FDG 摄取(实箭)。

## 鉴别诊断

1.食管壁增厚,FDG 摄取增高可能是由于:

(1)食管癌。

(2)炎症、感染或转移,出现这种程度的摄取和壁厚度可能性较小。

2. CT 图像上的房间隔脂肪瘤样肥厚(LHIS)相对应的 FDG 摄取是可以确诊的。

## 教学要点

1.代谢活跃的 LHIS 的特征表现为房间隔脂肪组织 FDG 摄取。在组织学上,它包括成熟的脂肪细胞、棕色脂肪、心肌细胞和炎性细胞。LHIS 通常是在显像时偶然发现, LHIS 偶尔会伴随心律失常或猝死。

2. FDG PET/CT 有助于食管癌分期,通常使用 TNM 分期系统。

(1)T 分期指肿瘤的浸润深度,而不是肿瘤的大小或长度。

T1:肿瘤侵犯黏膜固有层、黏膜肌层或黏膜下层。

T2:肿瘤侵犯食管肌层。

T3:肿瘤侵犯食管纤维膜。

T4:肿瘤侵犯食管周围结构。

T4a:肿瘤侵犯胸膜、心包或膈肌。

T4b:肿瘤侵犯其他邻近结构如主动脉、气管、支气管、椎体等。

(2)N 分期指食管癌累及区域淋巴结数目(从颈部至腹腔)。

N1:1~2 枚区域淋巴结转移。

N2:3~6 枚区域淋巴结转移。

N3:≥7 枚区域淋巴结转移。

(3)M 分期指向远处转移的情况。

M0:无远方转移。

M1:有远方转移。

## 临床处置

1.可以使用超声内镜、诊断性 CT 和 FDG PET/CT 进行 TNM 分期。组织活检是组织学分级所必需的。

　　2. LHIS FDG 摄取不需要进行干预。

**参考文献**

Edge S, et al. *AJCC Cancer Staging Manual*. 7th ed. New York: Springer; 2010.

Zukotynski K, et al. FDG uptake in lipomatous hypertrophy of the interatrial septum is not likely related to brown adipose tissue. *Clin Nucl Med* 2011;36:767–769.

# 病例 111

## 病史

患者女,54 岁,右侧乳腺癌伴多处转移。新辅助化学治疗前(左)、后(右)PET/CT 扫描图像。

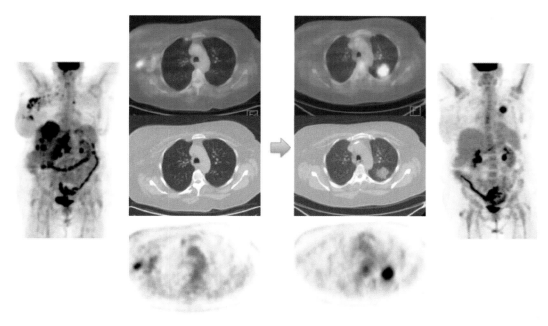

图 111.1

## 病例 111　乳腺癌伴偶发性肺炎

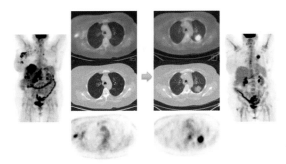

图 111.2

### 放射性药物/剂量/检查流程

$^{18}$F-FDG/10~15mCi/注射后 1h 行 PET/CT 图像采集。

### 影像表现

1.化学治疗前

(1)右侧乳房皮肤增厚,FDG 摄取增高,符合炎性乳癌表现。

(2)治疗后淋巴结、肝脏和骨中的肿瘤病灶 FDG 摄取显著改善。

2.化学治疗后

左肺上叶新出现伴 FDG 摄取的圆形磨玻璃影。

### 鉴别诊断

1.感染:最常见的病原是细菌,也可是真菌感染。

2.恶性肿瘤:左肺上叶新出现的伴 FDG 摄取的圆形磨玻璃影有可能是复发性肿瘤,但其他病灶治疗后肿瘤负荷得到改善,所以左肺上叶复发性肿瘤的可能性较小。

### 教学要点

1. FDG PET/CT

(1)有助于乳腺癌分期和治疗策略的制订。

(2)不能代替前哨淋巴结评估分期。

(3)有助于提高对肿瘤生物学特征的理解和治疗效果的判断。

(4)新辅助化学治疗期间行 PET/CT 检查,可以预测早期复发的风险。代谢无应答者更可能有肿瘤残留和早期复发。

2.在上面这个病例中,FDG PET/CT 检查显示右侧乳房、淋巴结、肝和骨广泛性分布的代谢活跃病灶,但肺部病变没有 FDG 摄取。在治疗后短期 FDG PET/CT 随访显示,基线检查所示乳腺、淋巴结、肝和骨中 FDG 摄取病灶几乎已经完全缓解。左肺上叶新出现伴 FDG 摄取的磨玻璃影,很可能是由于另外的代谢过程引起的,因此应考虑感染。

### 临床处置

需要结合临床和影像随访明确病变性质。

参考文献

Groheux D, et al. Triple-negative breast cancer: early assessment with 18F-FDG PET/CT during neoadjuvant chemotherapy identifies patients who are unlikely to achieve a pathologic complete response and are at a high risk of early relapse. *J Nucl Med*. 2012;53:249–254.

Lee SM, et al. Value of 18F-FDG PET/CT for early prediction of pathologic response (by Residual Cancer Burden Criteria) of locally advanced breast cancer to neoadjuvant chemotherapy. *Clin Nucl Med*. 2014;39(10):882–886.

Niikura N, et al. FDG-PET/CT compared with conventional imaging in the detection of distant metastases of primary breast cancer. *Oncologist*. 2011;16(8):1111–1119.

# 病例 112

## 病史

　　患者女,37 岁,霍奇金淋巴瘤Ⅲ B 期完成 6 周期 ABVD 方案化学治疗,完全缓解后 54 个月进行随访。

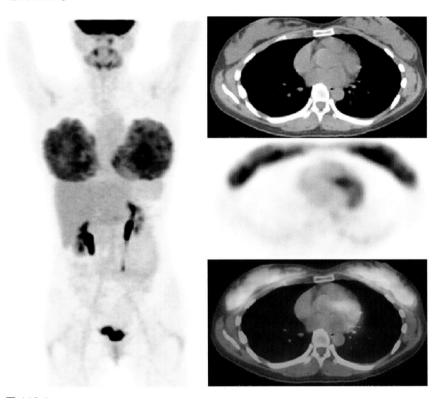

图 112.1

# 病例 112　哺乳期患者乳腺组织代谢活跃

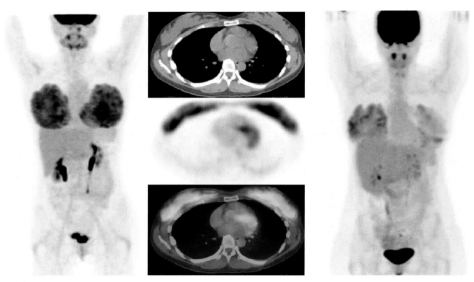

图 112.2　　　　　　　　　　　　　　　　　　图 112.3

## 放射性药物/剂量/检查流程

$^{18}$F-FDG/10~15mCi/注射后 1h 行 PET/CT 显像。

## 影像表现

双侧乳房腺体组织弥漫性对称性的 FDG 摄取增高。

## 鉴别诊断

1.哺乳。

2.乳腺炎。

3.淋巴瘤等恶性肿瘤。

## 教学要点

1.正常的乳腺腺体组织通常表现为低水平的 FDG 摄取。

2.乳腺炎或恶性肿瘤多表现为单侧乳腺组织的 FDG 强摄取。

3.哺乳期乳房组织 FDG 强烈摄取被认为与哺乳刺激的葡萄糖转运蛋白的表达增加有关。

(1)通常情况下,双侧哺乳的女性表现为双侧乳腺对称性 FDG 摄取增加。

(2)哺乳期女性也可出现单侧乳房 FDG 摄取增加(图 112.3),通常是因为长期使用单侧乳房哺乳,未使用的一侧乳房的代谢活性减低或缺损。

## 临床处置

告知患者在 PET/CT 检查后 24h 内避免哺乳并丢弃母乳。这是为了减少婴儿近距离接触乳腺组织,并减少少量分泌到乳汁中的放射性药物的辐射暴露。

### 参考文献

Hicks RJ et al. Pattern of uptake and excretion of F-18 FDG in the lactating breast. *J Nuc Med.* 2001;42:1238–1242.

（朱艳　译）

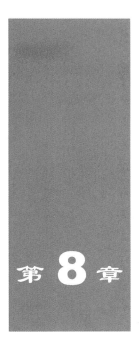

# 第 8 章

# PET/CT 在肿瘤中的应用(Ⅱ)

Katherine A. Zukotynski, Christopher G. Sakellis, Chun K. Kim, Heather A. Jacene

# 病例 113

## 病史

　　78 岁的男性食管癌患者与 83 岁的男性食管癌患者，均在治疗前于同一时期进行了 FDG PET/CT 的初步评估。2 例患者的 MIP 图像如图 113.1 所示。哪例患者倾向于鳞状细胞癌，哪例患者倾向于腺癌？

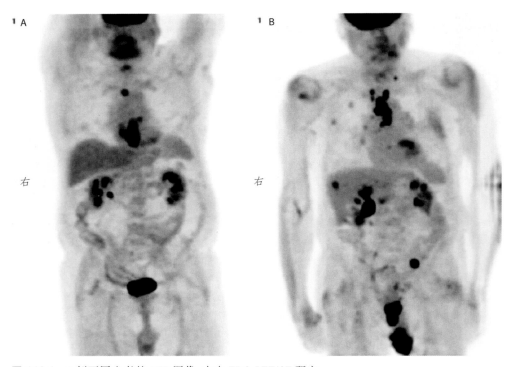

图 113.1　2 例不同患者的 MIP 图像，来自 FDG-PET/CT 研究。

# 病例 113　食管癌

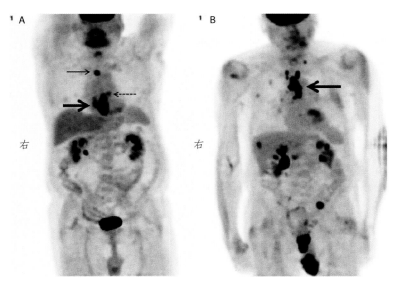

**图 113.2**　2 例不同患者的 MIP 图像，来自 FDG-PET/CT 研究。

## 放射性药物/剂量/检查流程

$^{18}$F-FDG/10~15mCi/注射后 1h 行 PET/CT 显像。

## 影像表现

1. 2 例患者均存在 FDG 摄取增高的转移性食管癌。

2.患者 A，食管癌伴 FDG 摄取增高（图 113.2，粗箭），累及远端食管，食管旁淋巴结肿大伴 FDG 摄取增高（虚箭）和骨病灶（细实箭）。

3.患者 B，食管癌伴 FDG 摄取增高（箭），累及中段食管，淋巴结、肝脏、肺与骨骼多发转移伴 FDG 摄取增高。

## 鉴别诊断

2 例患者均诊断为食管癌。通过组织学鉴别诊断为腺癌与鳞状细胞癌。

## 教学要点

1.鳞状细胞癌在发展中国家常见，常累及中段到远端食管；而腺癌在白种人中更为常见，常位于远端食管。

2. FDG PET/CT 主要用于食管癌的分期及发现远处转移病灶。最常见的食管癌分期系统是 TNM 分期系统（见病例 110）。

3.多年来，食管癌的治疗有所改善。

(1)20 世纪 60 年代，食管癌的 5 年生存率约为 4%。

(2)现在食管癌的 5 年生存率提高到 18%。

## 临床处置

可采用内镜超声、诊断性 CT 和 FDG PET/CT 进行 TNM 分期。食管癌的组织学类型需要病理活检才能确定。

## 参考文献

Edge S, et al. *AJCC Cancer Staging Manual*. 7th ed. New York: Springer; 2010.

# 病例 114

## 病史

FDG PET/CT 评估 2 例胃次全切除术后残胃癌患者复发情况。

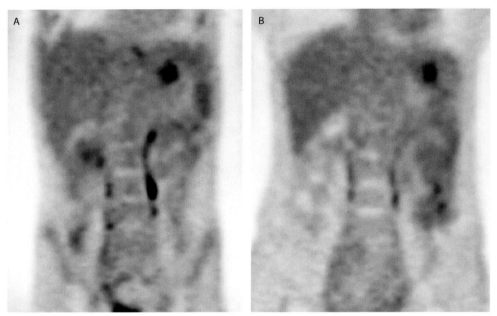

Image courtesy of Mijin Yun, MD, Yonsei University, Seoul, Korea.

图 114.1

## 病例 114  生理性胃摄取与复发性胃癌

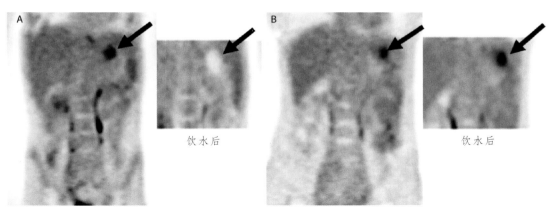

图 114.2

### 放射性药物/剂量/检查流程

${}^{18}$F-FDG/10~15mCi/注射后 1h 行 PET/CT 显像，于饮水后再次行上腹部显像（饮水量至少为 300mL）。

### 影像表现

1.患者 A：最初残胃 FDG 摄取增高，饮水后胃扩张显像剂摄取消失，提示生理性胃摄取。

2.患者 B：残胃 FDG 摄取增加，饮水胃扩张后显像剂摄取持续存在，提示残胃癌复发。

### 鉴别诊断

1.显著的胃生理性摄取。

2.癌症复发（残胃癌）。

### 教学要点

1.不同组织学类型的胃癌，FDG 摄取不同。

（1）取决于肿瘤的分化程度。

（2）黏液腺癌和印戒细胞癌一般 FDG 摄取较低。

2.生理性胃摄取 FDG 也存在很大差异（见病例 91），有时可能与肿瘤摄取相似甚至高于肿瘤摄取。因此，FDG PET/CT 对胃癌的诊断相对较难，尤其是对小残胃癌。

3.正如以上两种情况所示，饮水使胃充盈扩张是一种有效的区分方法。

### 临床处置

患者 B 未发现其他转移病灶，行复发肿瘤切除术。

### 参考文献

Yun M, et al. The role of gastric distention in differentiating recurrent tumor from physiologic uptake in the remnant stomach on 18F-FDG PET. *J Nucl Med*. 2005;46:953–957.

## 病例 115

### 病史

患者男,76 岁,胃肠道间质瘤(GIST)伴神经衰弱。行全身 FDG PET/CT 检查进行肿瘤分期。

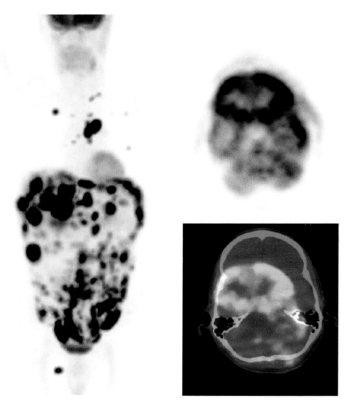

图 115.1 MIP 图像、脑部轴位 PET 和 PET/CT 融合图像。

## 病例 115　患者移动导致的衰减伪影

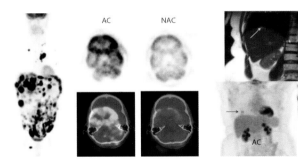

图 115.2

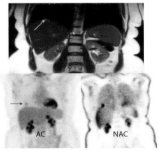

图 115.3

### 放射性药物/剂量/检查流程

$^{18}$F-FDG/10~15mCi/注射 1h 后行 PET/CT 显像。

### 影像表现

1. MIP 图像：胸部、腹部和盆腔，包括肝脏、肾上腺、肠系膜、网膜和骨骼多发 FDG 摄取增高灶（图 115.1 和图 115.2）。

2. 衰减校正（AC）图像：左侧大脑半球、左侧小脑半球和右侧额叶摄取增加（右侧颞叶和小脑摄取减少）。

3. PET 和 CT 图像融合不佳。

4. 非衰减校正（NAC）图像：对称均匀摄取（由于衰减较强，大脑深层的摄取相对减低）。

### 鉴别诊断

1. 血管疾病。

2. 脑炎。

3. 癫痫病灶（右颞发作间期，或左侧发作期弥漫性摄取）。

### 教学要点

1. 考虑到显像剂的摄取模式和分布（包括不同的血管区域、不同的脑叶、大脑和小脑），上述列出的任何鉴别诊断都不符合。

2. PET 和 CT 数据分开获得。由于 CT 被用于衰减校正，因患者移动而导致衰减校正图像上出现伪影。

1）在身体外部或表浅部分（如本例右侧颞叶和小脑）的显像剂浓聚，CT 图像上会校正不足，而在身体深部（如左额叶）检测到的显像剂浓聚，CT 图像上会出现过度校正。

3. 即使患者不动，在横膈区域，由于呼吸运动引起的衰减伪影也很常见。

1）例如（图 115.3），在 AC 图像上肝穹隆上的一个病变可能被视作肺底病变。这一发现可以结合 PET 和 CT 图像进行正确地解释，同时值得说明的是，这种病变的 SUV 会被低估。

4. 当怀疑存在衰减伪影时，必须同时查看 NAC 图像。

5. 当 CT 被用于衰减校正时，SPECT 成像也存在同样的问题。

### 临床处置

针对广泛性胃肠道间质瘤，此患者采用姑息性治疗措施。

### 参考文献

Sureshbabu W, et al. PET/CT Imaging Artifacts. *J Nucl Med Technol.* 2005;33:156–161.

## 病例 116

### 病史

　　患者 65 岁,因便血、腹胀行结肠镜检查,显示乙状结肠梗阻性肿块。剩余结肠的近端部分因结肠镜不能穿过梗阻性病变区而无法检查。肿块被诊断为腺癌。FDG PET/CT 检查用于分期。

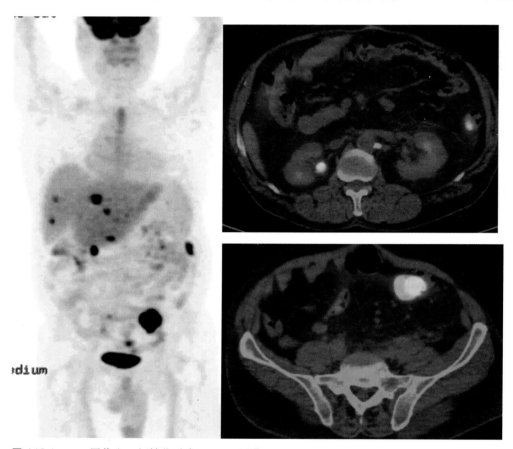

图 116.1　MIP 图像和 2 幅轴位融合 PET/CT 图像。

## 病例 116　乙状结肠转移癌伴同期结肠癌

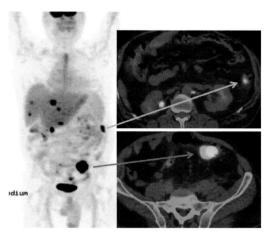

图 116.2

### 放射性药物/剂量/检查流程

$^{18}$F-FDG/10~15mCi/注射 1h 后行 PET/CT 显像。

### 影像表现

1.乙状结肠癌 FDG 摄取增高(红箭)。

2.近端降结肠 FDG 局部摄取增高(蓝箭)。

3.肝脏呈多发性 FDG 摄取增高灶。

4.由于前胸壁有正中切口,胸骨呈线性摄取。

### 鉴别诊断(继发小病灶)

1.同时性癌。

2.腺瘤。

### 教学要点

1.PET/CT 在原发性结肠癌的诊断或 T 分期中不起作用,对 N 分期的作用有限。但是,FDG PET/CT 对 M 分期及疗效评估有价值。PET/CT 也有助于检测疑似复发性结直肠癌的恶性来源及 CEA 升高时肿瘤的来源。

2.虽然 FDG PET/CT 不是术前分期的常规检查项目,但它对特定的患者也是有帮助的。例如,当完整内镜评估无法实现时(如本例),或患者不适宜手术时。

3.同期结直肠癌的发病率为 4.6%~10.7%。

4.术前同期病变的发现是实现最佳手术计划和治疗的关键。

### 临床处置

因 PET/CT 的发现,手术方法有改变,增加了结肠的切除。

#### 参考文献

Cunliffe WJ, et al. Incidence of synchronous and metachronous colorectal carcinoma. *Br J Surg*. 1984;71:941–943.

Mori S et al. Application of 18F-fl uorodeoxyglucose positron emission tomography to detection of proximal lesions of obstructive colorectal cancer. *Jpn J Radiol*. 2010;28:584–590.

Oya M, et al. Synchronous colorectal carcinoma: clinico-pathological features and prognosis. *Jpn J Clin Oncol*. 2003;33:38–43.

# 病例 117

## 病史

患者女,44 岁,不明原发灶的转移性疾病(图 117.1)。

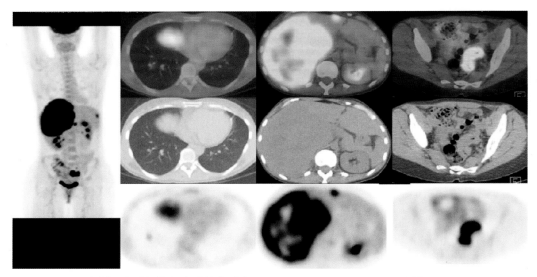

**图 117.1**　MIP 图像,肺、肝、结肠水平轴位融合 FDG-PET/CT、CT 和 FDG-PET 图像。

## 病例 117　结肠癌(不明原发灶)

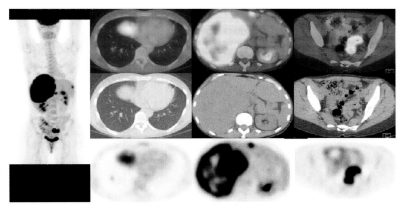

图 117.2

### 放射性药物/剂量/检查流程

$^{18}$F-FDG/10~15mCi/注射 1h 后行 PET/CT 显像。

### 影像表现

1. 直肠乙状结肠肿块高 FDG 摄取。

2. 肝脏高 FDG 摄取性病灶。

3. 肠系膜淋巴结 FDG 摄取增高。

4. 肺结节 FDG 摄取增高。

### 鉴别诊断

1. 直肠乙状结肠肿块 FDG 摄取可能是原发病灶,伴随肝脏、肠系膜淋巴结与肺转移。

2. 不考虑原发性肝脏恶性肿瘤的可能性,因为肝脏病灶的 FDG 摄取较低,而且转移性病灶不可能出现这种表现。

3. 不考虑原发性肺癌的可能性,因为肺内结节较小,转移病灶的 FDG 摄取模式也不考虑。

### 教学要点

1. 在美国,结肠癌在常见癌症中排第 3 位,也是导致男性和女性癌症相关死亡第 3 大原因。

2. FDG PET/CT 对结直肠癌的远处转移和疑似肿瘤复发的评估非常有帮助。

3. 假阴性结果可能发生,尤其是黏液腺癌。

4. 必须注意避免憩室炎相关的炎症和(或)术后改变混淆恶性肿瘤而导致的假阳性解释。

### 临床处置

上述患者确诊为结肠癌伴肝脏、淋巴结和肺部广泛转移。接受化学治疗后病情好转。

### 参考文献

Akiyoshi T, et al. Comparison of preoperative whole-body positron emission tomography with MDCT in patients with primary colorectal cancer. *Colorectal Dis.* 2009;11:464–469.

O'Connor OJ, et al. The use of PET/CT in the assessment of patients with colorectal carcinoma. *Int J Surg Oncol.* 2011;2011:846512.

# 病例 118

## 病史

患者女,52 岁,舌鳞状细胞癌,初步分期。

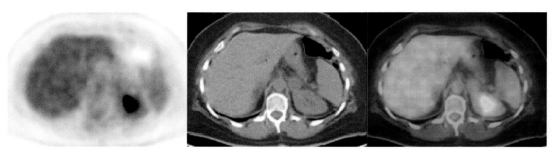

**图 118.1** 左侧肾上腺轴位 FDG-PET、CT 和融合 FDG-PET/CT 图像。

## 病例 118　偶然发现的肾上腺肿瘤

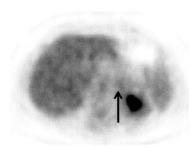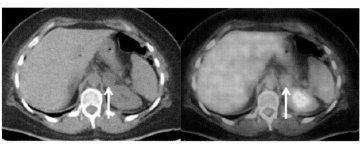

图 118.2

### 放射性药物/剂量/检查流程

$^{18}$F-FDG/10~15mCi/注射后 1h 行 PET/CT 显像。

### 影像表现

左侧肾上腺肿块,FDG 轻度摄取(箭)。

### 鉴别诊断

1.肾上腺腺瘤,CT 多表现为低密度,FDG 低摄取。

2.转移性肿瘤或原发性肾上腺恶性肿瘤,不太可能。

### 教学要点

1.无功能性肾上腺腺瘤常在 CT 图像上偶然发现。

2. CT 平扫图像上,肾上腺腺瘤通常明确界定为直径<3cm 的低密度圆形肿块,平均 CT 值小于 10HU,这对肾上腺腺瘤有 98%的特异性和 71%的敏感性,感兴趣区位于肿块中心周围的 1/2~2/3,不包括内部钙化或坏死。

3.增强 CT 图像上,常呈均匀强化,早期图像与延迟图像(注射对比剂后 10~15min)比较,良性腺瘤的廓清比转移瘤更快。

1)增强扫描廓清率的相对百分比=(实质期的 CT 值−延迟 CT 值)/(实质期的 CT 值)。

2)大于 40%~50%的相对廓清率高度提示腺瘤。

4. MR 图像上,良性肾上腺腺瘤通常表现为信号缺失,换言之,与正常肾上腺组织相比,腺瘤的信号强度明显减低。

5. PET/CT 图像上,良性肾上腺腺瘤的 FDG 摄取通常较低。

6.在增强 CT、MRI 或 FDG PET 中仍不能确定病变的性质,需要图像引导的经皮活检确诊。

### 临床处置

增强 CT 的廓清率或 MRI 可用于确认肾上腺腺瘤的诊断。

**参考文献**

Webb WR, et al. *Fundamentals of Body CT*. 3rd ed. Philadelphia: Saunders Elsevier; 2006.

Yun M, et al. 18F-FDG PET in characterizing adrenal lesions detected on CT or MRI. *J Nucl Med*. 2001;42:1795–1799.

# 病例 119

## 病史

患者男,50 岁,在进行肺癌 FDG PET/CT 筛查时,偶然发现肾脏病变。

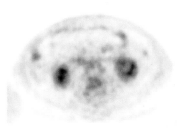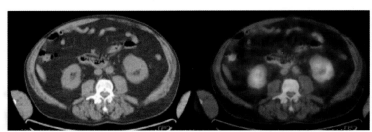

图 119.1

# 病例 119　偶然发现的肾细胞癌

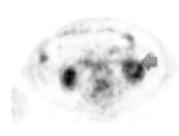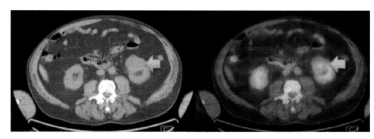

**图 119.2**　肾脏轴位 FDG-PET、CT 和融合 FDG-PET/CT 图像。

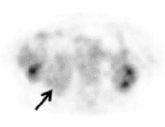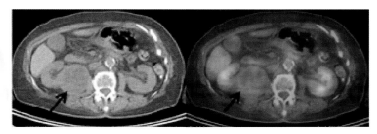

**图 119.3**　另 1 例淋巴瘤患者,分期扫描时,在 PET/CT 图像上偶然发现 FDG 轻度摄取的 RCC。

## 放射性药物/剂量/检查流程

$^{18}$F-FDG/10~15mCi/注射后 1h 行 PET/CT 显像。

## 影像表现

左肾肿块 FDG 低摄取(图 119.2,蓝箭)。

## 鉴别诊断

1.肾细胞癌,常为轻度 FDG 摄取。

2.肺癌转移到肾脏,不太可能为轻度 FDG 摄取。

## 教学要点

1.据统计,大多数的肾细胞癌(RCC)是偶然发现的。

2. RCC 有几种组织学亚型,包括透明细胞 RCC(70%)、乳头状 RCC(15%)、嫌色细胞癌、集合管癌(Bellini 导管)和未分类的肿瘤。

3.手术是主要治疗措施,对于有并发症或预期寿命有限的患者来说,射频消融术或冷冻消融术是更合适的治疗方案。

4. RCC 可以是高 FDG 摄取或低摄取, 类似于正常的肾实质。肾脏软组织肿块出现轻度 FDG 摄取区应高度怀疑 RCC(图 119.2 和图 119.3)。

5.几种不同的原发性恶性肿瘤可以转移到肾脏,如肺癌、乳腺癌、结肠癌和黑色素瘤。

6.肺癌转移到肾通常呈高摄取,并且表现为单个的实性结节或多个小的多中心病灶。

## 临床处置

需要病理活检以确定组织学诊断。

**参考文献**

Zhang J, et al. Imaging of kidney cancer. *Radiol Clin N Am*. 2007;45:119–147.

## 病例 120

### 病史

　　患者女,77 岁,主诉阴道流血 3 个月。盆腔超声显示子宫颈和子宫内膜肿块,卵巢增大,回声不均匀,左侧附件肿块。

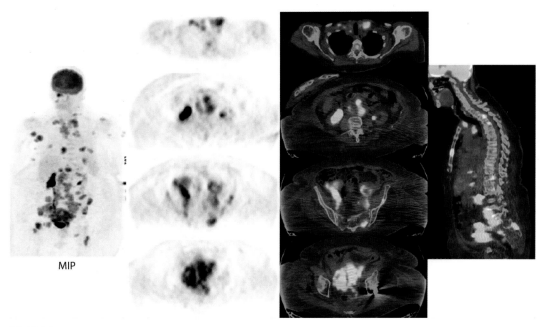

MIP

图 120.1

# 病例 120　转移性宫颈癌（ⅣB 期）

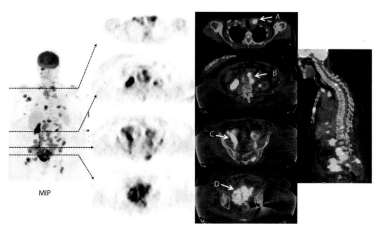

图 120.2

## 放射性药物/剂量/检查流程

　　$^{18}$F-FDG/10~15mCi/注射 1h 后 PET/CT 显像。

## 影像表现

　　1.盆腔多发 FDG 摄取增高灶（D）累及子宫体,宫颈和双侧附件。

　　2.广泛的淋巴结肿大:左锁骨上(Virchow)(A)、腹膜后(B)和盆腔(C)。

　　3.转移性病变累及肝、左侧肾上腺和多处骨骼。

## 鉴别诊断

　　1.转移性宫颈癌。

　　2.转移性宫体癌。

## 教学要点

　　1.国际妇产科协会(FIGO)的标准是目前最常使用的宫颈癌分期标准。在 FIGO 标准中,Ⅰ~ⅣA 分期主要由 T 阶段决定,N 和 M 阶段为 0,而 IIIB 期可以是 T3b/N0/M0 也可以是 T1~3/N1/M0。IVB 期代表任何 T/任何 N/M1(更多细节请参阅参考文献)。

　　2.对于局部晚期宫颈癌,FDG PET/CT:

　　(1)已成为初步评估淋巴结状况和远处转移的重要工具,特别是对于ⅡB 期和更高分期的肿瘤。

　　(2)提供预后信息。原发病灶和区域淋巴结的高 FDG 摄取提示预后较差。

　　(3)化学治疗后疗效评估和预测生存期。

　　(4)有助于制订放射治疗计划。

## 临床处置

　　1.组织病理学显示宫颈癌。

　　2.姑息性放射治疗。

### 参考文献

Benedet JL, et al. FIGO staging classifications and clinical practice guidelines in the management of gynecologic cancers. FIGO Committee on Gynecologic Oncology. *Int J Gynaecol Obstet*. 2000;70:209–262.

Grant P, et al. Gynecological oncologic imaging with PET/CT. *Semin Nucl Med*. 2014;44(6):461–478.

Herrera FG, Prior JO. The role of PET/CT in cervical cancer. *Front Oncol*. 2013;3:34.

## 病例 121

### 病史

患者女,47 岁,更年期,新近被诊断为宫颈癌。

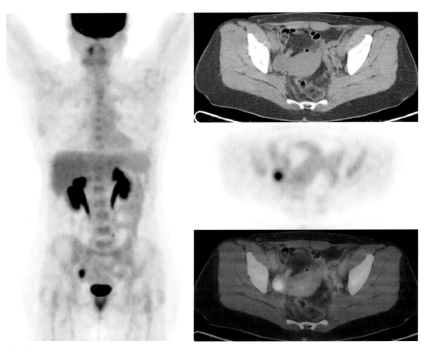

图 121.1

## 病例 121　右侧卵巢有代谢活性的黄体囊肿

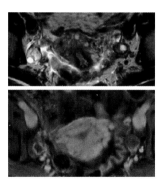
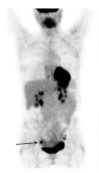
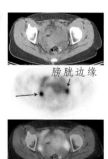

膀胱边缘

图 121.2　　　　　　图 121.3

### 放射性药物/剂量/检查流程

$^{18}$F-FDG/10~15mCi/注射后 1h 行 PET/CT 图像采集。

### 影像表现

1.图 121.1:右侧卵巢显像剂局限性浓聚,与骨盆壁右侧低密度结构相关。

2.右侧附件中含有囊肿的圆形结构代表右侧卵巢。卵巢内较小的 T2 高信号/T1 低信号结构多为生理性囊肿;然而卵巢内较大的 T2 稍高信号/T1 低信号结构,多为黄体囊肿。

3.同一水平,左侧卵巢含有一个 T2 高信号的生理性囊肿。

### 鉴别诊断

1.宫颈癌转移至右侧髂外淋巴结或右侧卵巢。

2.卵巢癌。

### 教学要点

1.黄体囊肿是一种功能性卵巢囊肿,它是在卵泡释放卵子后形成的,发生在绝经前患者的分泌期。

2.黄体囊肿常为中度到强烈的 FDG 摄取,在 PET/CT 中与恶性肿瘤难以区分,因其位于卵巢,与淋巴结邻近。

3.图 121.3 示 1 例 52 岁的直肠癌女性患者,右侧附件 FDG 高摄取(长箭)。腹腔镜手术提示转移性结肠癌累及右侧卵巢。

### 临床处置

1.尽管可以在排卵期行 PET/CT 随访,根据 FDG 摄取变化鉴别,与月经周期时间综合考虑有助于鉴别诊断。

2.以下情况建议行 MRI。

(1)围绝经期女性(如上文所述),月经周期不规则者。

(2)绝经后女性。

(3)任何临床怀疑转移性疾病者。

### 参考文献

Ho K-C, et al. An ovary in luteal phase mimicking common iliac lymph node metastasis from a primary cutaneous peripheral primitive neuroectodermal tumour as revealed by 18-fluoro-2-deoxyglucose positron emission tomography. *British J Rad*. 2005;78:343–345.

# 病例 122

## 病史

1 例患者为了对恶性疾病再分期,经静脉注射显像剂行 FDG PET/CT 检查。MIP 和选定的轴位图像显示双侧盆腔病灶 FDG 摄取增加(图 122.1,箭)。这个发现最有可能代表什么?

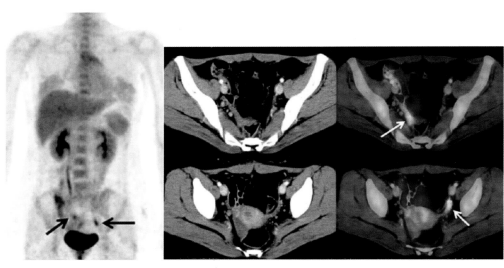

图 122.1

## 病例 122　输卵管和子宫内膜的生理性摄取

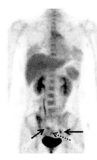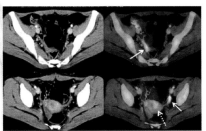

图 122.2

### 放射性药物/剂量/检查流程

$^{18}$F-FDG/10~15mCi/注射后 1h 行 PET/CT 图像采集。

### 影像表现

1.表现 1：沿盆腔侧壁双侧管状的 FDG 中度摄取增高，与输卵管相对应。

2.表现 2：子宫内 FDG 摄取轻度增加。

### 鉴别诊断

1.表现 1

（1）复发性恶性疾病。

（2）黄体囊肿。

（3）输尿管远端的尿液活性浓聚。

2.表现 2

（1）子宫内膜癌。

（2）月经期间。

### 教学要点

1.表现 1

（1）虽然复发的疾病可能在单独参照 PET 表现时会被考虑，但 CT 表明这不可能是复发。

（2）黄体囊肿一般为单侧。

（3）PET 和 CT 图像相结合，显示 FDG 不在输尿管远端。

（4）输卵管生理性 $^{18}$F-FDG 摄取可见于绝经前女性的月经中期，可能代表输卵管对雌激素反应的周期性改变。

2.表现 2

（1）绝经前女性在排卵期和经期时，正常子宫内膜里可以看到 FDG 摄取增加。

（2）绝经后女性子宫和（或）卵巢中 FDG 摄取增加不应被解释为正常变异，需要进一步评估。

### 临床处置

无。

### 参考文献

Lerman H, et al. Normal and abnormal 18F-FDG endometrial and ovarian uptake in pre- and postmenopausal patients: assessment by PET/CT. *J Nucl Med.* 2004;45:266–271.

Yun M, et al. Physiologic 18F-FDG uptake in the fallopian tubes at mid cycle on PET/CT. *J Nucl Med.* 2010;51:682–685.

# 病例 123

## 病史

患者女,46 岁,卵巢癌,接受最优的肿瘤细胞减灭术和化学治疗。最近的 CA-125 水平正常,但出现上升趋势。

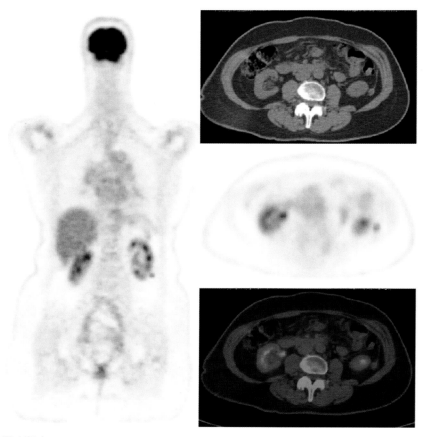

图 123.1

## 病例 123　卵巢癌与 CA-125 升高

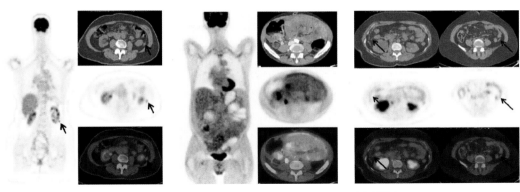

图 123.2　　　　　　　　　图 123.3　　　　　　　　　图 123.4

### 放射性药物/剂量/检查流程

$^{18}$F-FDG/10~15mCi/注射后 1h 行 PET/CT 图像采集。

### 影像表现

左半结肠沟内直径<1cm 的结节轻度 FDG 摄取（图 123.2，箭）。

### 鉴别诊断

1.复发性卵巢癌。

2.术后发生了炎症变化。

### 教学要点

1. FDG PET/CT 对卵巢癌复发的诊断有重要意义,特别是在 CA-125 升高和 CT 表现阴性或模棱两可的情况下。

2. FDG PET/CT 有助于鉴别局限性疾病,这些患者可能从手术中获益,并且与弥漫性疾病（图 123.3）相比,其预后更好。

3.与这例患者不同的是,腹腔内扩散表现为腹膜腔内弥漫性转移,这也是卵巢癌复发的一种模式。

（1）典型的 CT 表现为结节状种植体或腹膜增厚（图 123.4）。腹水的存在提示腹腔种植的可能性高。

（2）PET/CT 图像上病灶的 FDG 摄取可以有不同的强度,可以是弥漫性、局灶性或两者兼有。

（3）PET 和 CT 结合的检查是必要的。

（4）CT 和 FDG PET/CT 均有可能漏诊微小的转移灶。

### 临床处置

妇科肿瘤转诊治疗复发性疾病。

### 参考文献

Son H, et al. Role of FDG PET/CT in staging of recurrent ovarian cancer. *Radiographics*. 2011;31(2):569–583.

# 病例 124

## 病史

患者男,54 岁,右臀部疼痛和肺癌病史。

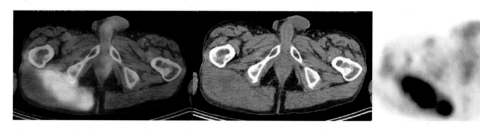

**图 124.1** 臀肌水平轴位融合 FDG-PET/CT,CT 和 FDG-PET 图像。

# 病例 124　滑膜肉瘤

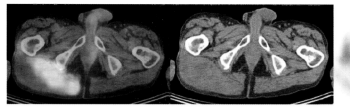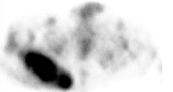

**图 124.2**　臀肌水平轴位融合 FDG-PET/CT,CT 和 FDG-PET 图像。

## 放射性药物/剂量/检查流程

$^{18}$F-FDG/10~15mCi/注射后 1h 行 PET/CT 图像采集。

## 影像表现

右侧臀大肌大量浸润性的强烈 FDG 摄取。

## 鉴别诊断

1.肉瘤。

2.肺癌引起的软组织转移性疾病。

3.外伤性损伤。

4.感染。

## 教学要点

1.滑膜肉瘤约占所有肉瘤的 10%,典型累及患者的下肢,多发生于 30~50 岁。

2. MRI 具有良好的组织对比度,是评价疾病原发部位的首选影像学方法。

3. FDG PET/CT 对软组织肉瘤检测敏感,虽然对滑膜肉瘤的敏感性略低于其他组织学亚型[滑膜肉瘤(80%)、脂肪肉瘤(89%)、尤文肉瘤(100%)和胃肠道间质瘤(100%)]。PET/CT 上 FDG 摄取对滑膜肉瘤不具有特异性,诊断需要组织活检。

4.基线影像上 FDG 摄取强度的增加预示着生存率降低,局部复发风险增加,转移性疾病可能增加。

## 临床处置

组织活检提示右侧臀部的滑膜肉瘤。

### 参考文献

Charest M, et al. FDG PET/CT imaging in primary osseous and soft tissue sarcomas : a retrospective review of 212 cases. *Eur J Nucl Med Mol Imaging.* 2009;36(12):1944–1951.

Lisle JW, et al. Risk assessment based on FDG-PET imaging in patients with synovial sarcoma. *Clin Orthop Relat Res.* 2009;467(6):1605–1611.

Zukotynski KA, Kim CK. Sarcoma. In: Gerbaudo VH, ed. *A Case-Based Approach to PET/CT in Oncology.* Cambridge: Cambridge University Press; 2012:466–486.

## 病例 125

### 病史

　　患者女,75 岁,L5 椎体孤立性浆细胞瘤病史,3 年前行切除术和放射治疗。CT 图像上示 L3 椎体溶骨性骨质破坏。10 年前因左侧乳腺导管原位癌(DCIS)行乳腺切除术。

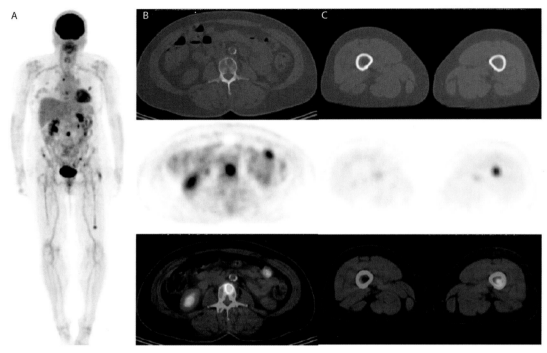

图 125.1

# 病例 125　多发性骨髓瘤

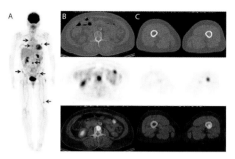

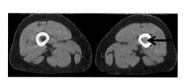

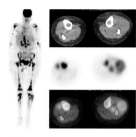

图 125.2　　　　　　　　　　图 125.3　　　　　　　　图 125.4

## 放射性药物/剂量/检查流程

$^{18}$F-FDG/10~15mCi/注射后 1h 行 PET/CT 图像采集。

## 影像表现

1.骨内多发 FDG 摄取的散在病灶（图 125.2A；箭）。

2. L3 椎体溶骨性骨质改变伴 FDG 强摄取（图 125.2B）。

3.股骨远端局限性 FDG 强摄取的病灶（图 125.2C）；无溶骨性病灶，对应软组织窗示 FDG 强摄取病灶对应骨髓腔内非对称性软组织。

## 鉴别诊断

1.多发、散在性的骨髓瘤。

2.转移性乳腺癌。

## 教学要点

1.多灶性、多发性骨髓瘤是最有可能的诊断，考虑发病时间、溶骨性表现，DCIS 病史长且发生骨转移风险低。活检证实为 CD138+浆细胞多发性骨髓瘤（MM）。

2.活动性多发性骨髓瘤是一种典型的 FDG 摄取型肿瘤。

3.骨髓瘤骨髓损害所致的代谢改变可能比解剖影像上溶骨性骨质破坏更早出现（图 125.2C）。

4.FDG PET/CT 在评价多发性骨髓瘤患者中的作用

（1）分期：评价疾病范围和骨外病变（图 125.4，骨髓广泛受累，并累及骨外肌、左下肢外侧近端）。

（2）鉴别意义未明的单克隆丙种球蛋白血症与隐匿性骨髓瘤（FDG 摄取低水平或阴性）和活动性骨髓瘤（FDG 摄取水平较高），危险分层。

（3）监测全身治疗效果。

4.骨外的骨髓瘤与年龄更小、侵袭性更强的骨髓瘤亚型（非分泌型，IgD）有关，预后不好。任何器官都可能涉及。

## 临床处置

转入肿瘤内科系统治疗多灶性、多发性骨髓瘤。

## 参考文献

Bartel TB, et al. F18-fluorodeoxyglucose positron emission tomography in the context of other imaging techniques and prognostic factors in multiple myeloma. *Blood*. 2009;114(10):2068–2076.

Even-Sapir E. PET/CT in malignant bone disease. *Semin Musculoskelet Radiol*. 2007;11(4):312–321.

Hall MN, et al. Imaging of extraosseous myeloma: CT, PET/CT, and MRI features. *AJR*. 2010;195(5):1057–1065.

# 病例 126

## 病史

患者男,淋巴瘤病史,行 FDG PET/CT 扫描,以确定后续的治疗策略。MIP 图像和 3 个选定的下骨盆轴位图像如图 126.1 所示。

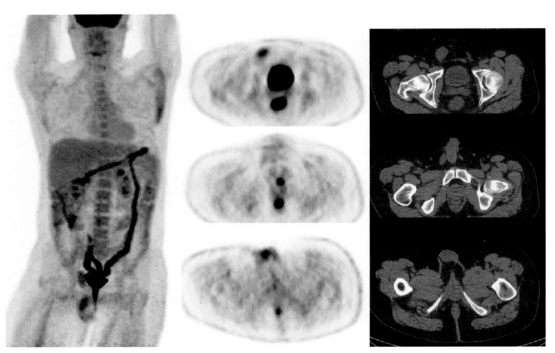

图 126.1

# 病例 126　隐睾和二甲双胍相关性结肠摄取

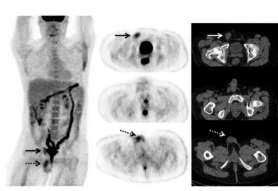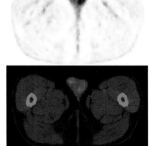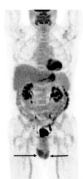

图 126.2　　　　　　　　　　　图 126.3

## 放射性药物/剂量/检查流程

$^{18}$F-FDG/10~15mCi/注射后 1h 行 PET/CT 图像采集。

## 影像表现（图 126.2）

1.表现 1：右侧腹股沟管处局部类圆形软组织结构，呈局限性 FDG 摄取增加（实箭）。

2.表现 2：结肠 FDG 弥漫性摄取增加。

## 鉴别诊断

1.表现 1：复发性淋巴瘤。

2.表现 2：大肠炎。

## 教学要点

1.睾丸生理性 FDG 摄取

（1）睾丸常显示 FDG 摄取增加（图 126.3）。随着年龄的增长，睾丸对 FDG 的生理性摄取下降。根据文献，SUV 由 30~39 岁男性的 2.81±0.43 逐渐下降到 80~89 岁男性的 2.18±0.45。

（2）隐睾 FDG 摄取增加可能类似恶性肿瘤表现。仔细观察 CT 图像，并在适当的位置识别一个睾丸将有助于避免误判。

2.二甲双胍通常会导致结肠内弥漫性的 FDG 摄取，而没有相关的 CT 异常，尽管服用二甲双胍的患者结肠活动的强度和模式都可能不同。

## 临床处置

无。

### 参考文献

Kitajima K, et al. Normal uptake of 18F-FDG in the testis: an assessment by PET/CT. *Ann Nucl Med*. 2007 Sep;21(7):405–410.

Zukotynski K, Kim CK. Abdomen: normal variations and benign conditions resulting in uptake on FDG-PET/CT. *PET Clin*. 2014;9:169–183.

# 病例 127

## 病史

患者女,24 岁,首次诊断霍奇金淋巴瘤(图 127.1)。

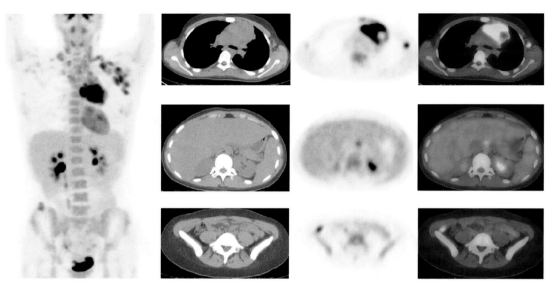

图 127.1

# 病例 127　淋巴瘤分期

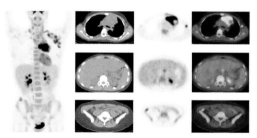

图 127.2

## 放射性药物/剂量/检查流程

$^{18}$F-FDG/10~15mCi/注射后 1h 行 PET/CT 图像采集。

## 影像表现

1.前纵隔、腋窝和锁骨上窝淋巴结肿大,显像剂摄取增加。

2.腹腔淋巴结大小正常,FDG 摄取中度增加(中排)。

3.不对称的右下腹壁组织中 FDG 摄取中度增加(下排)。

4.弥漫性均匀的骨髓摄取。

## 鉴别诊断

1.淋巴瘤累及纵隔、腋窝、锁骨上窝、腹腔干淋巴结和右下腹壁。

2.弥漫性均匀的骨髓摄取。

(1)反应性改变。

(2)淋巴管受累的可能性较小。

## 教学要点

1. FDG PET/CT 比单独 FDG PET 或 CT 对淋巴瘤的初始分期(包括结外疾病)更为敏感和特异。

2. FDG PET 提高了对淋巴瘤分期的准确率, 主要是因为 PET 能够检测到大小正常的淋巴结、肝、脾和骨髓中的疾病。

3.检测膈肌一侧或两侧的淋巴结受累对淋巴瘤的早期分期和随后的治疗策略具有重要意义(ANN ARBOR 分期系统)。

Ⅰ期:一个淋巴结群。

Ⅱ期:膈肌同侧≥2 个淋巴结群。

Ⅲ期:膈肌两侧淋巴结受累。

Ⅳ期:累及≥1 例淋巴结外器官,包括肝、骨髓或肺的受累。

4. FDG PET/CT 和活检是评价淋巴瘤患者骨髓受累的补充技术。骨髓和脾脏弥漫性均匀的 FDG 摄取较少见于淋巴结肿瘤,这更可能是由于反应性改变,而不是骨髓浸润疾病造成,特别是侵袭性淋巴瘤亚型(例如,霍奇金和弥漫性大 B 细胞淋巴瘤)。与淋巴结疾病相似的局灶性强烈的显像剂的摄取应怀疑活动性淋巴瘤可能。

## 临床处置

Ⅲ期霍奇金淋巴瘤应行全身系统性化学治疗。

### 参考文献

Salaun PY, et al. Analysis of 18F-FDG PET diffuse bone marrow uptake and splenic uptake in staging of Hodgkin's lymphoma: a reflection of disease infiltration or just inflammation? *Eur J Nucl Med Mol Imaging*. 2009;36:1813–1821.

Seam, et al. The role of FDG-PET scans in patients with lymphoma. *Blood*. 2007;110:3509–3516.

## 病例 128

### 病史

患者女,56 岁,有卵巢癌病史,化学治疗和肿瘤细胞减灭术后,行 FDG PET/CT 扫描进行随访。

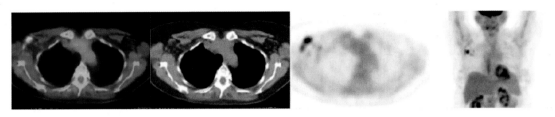

图 128.1

## 病例 128 流感疫苗致炎症/反应性淋巴结

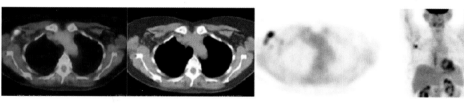

**图 128.2** 上胸部轴位融合 PET/CT,CT 和 FDG-PET 图像,以及 MIP 图像。

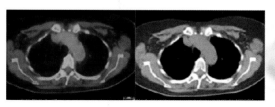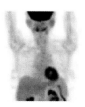

**图 128.3** 3 个月后相同轴位图像,期间未治疗。

### 放射性药物/剂量/检查流程

$^{18}$F-FDG/10~15mCi/注射后 1h 行 PET/CT 图像采集。

### 影像表现

1.图 128.2:右侧腋窝淋巴结肿大,显像剂摄取增加,其余部位未见显像剂异常浓聚。

2.图 128.3:3 个月后随访发现(期间未治疗),腋窝淋巴结显像剂分布未见异常。

### 鉴别诊断

肿瘤淋巴结转移;但是,此病例无原发肿瘤病灶,因此不考虑此诊断。

### 教学要点

1.接种流感疫苗可导致淋巴结显像剂摄取增加。

2.反应性淋巴结 FDG 摄取与恶性疾病导致淋巴结显像剂摄取常难以区分。如果存在下列任何一种情况,考虑淋巴结反应性 FDG 代谢增高。

(1)腋窝内代谢增高的淋巴结的位置与已知的原发肿瘤的常见转移部位不一致。

(2)CT 图像上淋巴结的形态表现提示良性病因,比如脂肪粒。

(3)最近有在 FDG 代谢增高的淋巴结的一侧接种疫苗的病史。

(4)三角肌有局限性显像剂摄取增高(提示因为注射导致炎症的可能)。

### 临床处置

需要随访成像并且结合临床进一步评估。

### 参考文献

Panagiotidis E, et al. FDG uptake in axillary lymph nodes after vaccination against pandemic (H1N1). *Eur Radiol.* 2010;20:1251–1253.

Thomassen A, et al. Duration of 18F-FDG avidity in lymph nodes after pandemic H1N1v and seasonal influenza vaccination. *Eur J Nucl Med Mol Imaging.* 2011;38:894–898.

## 病例 129

### 病史

患者男,59 岁,滤泡性非霍奇金淋巴瘤。接受了 3 个周期的利妥昔单抗、环磷酰胺、多柔比星、长春新碱和泼尼松(R-CHOP)的化学治疗。骨髓活检对淋巴瘤的早期分期诊断为阴性。患者中性粒细胞数量减少,在行 FDG PET/CT 扫描前 3 天给予培非格司亭治疗。

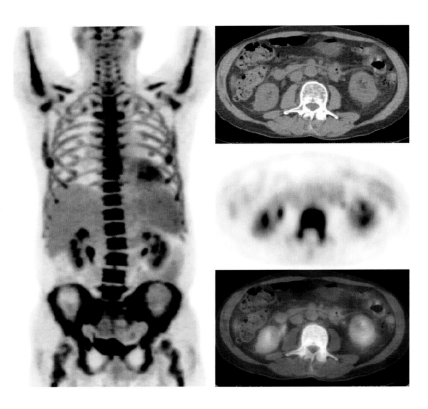

图 129.1

## 病例 129　造血刺激因子的作用

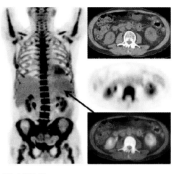
图 129.2

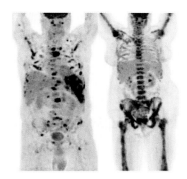
图 129.3

### 放射性药物/剂量/检查流程

$^{18}$F-FDG/10~15mCi/注射后 1h 行 PET/CT 图像采集。

### 影像表现

FDG 在骨髓和脾脏中弥漫性摄取增加(箭)。

### 鉴别诊断

1.G-CSF 的影响,使骨髓和脾脏反应性的显像剂摄取增加。

2.弥漫性淋巴瘤累及骨髓和脾脏。

3.白血病弥漫性累及骨髓和脾脏。

### 教学要点

1.由于 PET/CT 图像上其他部位没有显像剂的异常浓聚以及患者没有骨髓受累病史,再结合培非格司亭的给药时间, 此病例最有可能诊断是造血生长因子导致骨髓和脾脏 FDG 反应性摄取增加。淋巴瘤骨髓浸润通常表现为更多的异质性或多病灶的显像剂异常浓聚(图 129.3 中的 2 个例子)。

2.这种模式已经被 G-CSF 以及红细胞生长因子在贫血患者的使用中所证实。

3.骨髓和脾脏摄取最强烈的时间接近于生长因子的使用时间,在接下来的 3~4 周,显像剂摄取逐渐减少。

4.恶性疾病可以被造血生长因子的生理反应掩盖。

5.在骨髓疾病的背景下,摄取的模式可以是多种多样的。与正常的反应性骨髓摄取增加相比,骨髓疾病治疗区域,局部显像剂摄取减少,因此出现了"触发器"现象。

6.了解生长因子的使用时间,如果治疗前骨髓/脾脏有疾病,需要与原发性肿瘤的反应进行比较,并仔细评估 PET 和 CT 图像上的骨髓,才能进行最佳的解释。

### 临床处置

继续按标准随访非霍奇金淋巴瘤。

### 参考文献

Blodgett TM, et al. Diffuse bone marrow uptake on whole-body F-18 fluorodeoxyglucose positron emission tomography in a patient taking recombinant erythropoietin. *Clin Nucl Med*. 2004;29:161–163.

Jacene HA, et al. Effects of pegfilgrastim on normal biodistribution of 18F-FDG: preclinical and clinical studies. *J Nucl Med*. 2006;47:950–956.

Lin EC. FDG PET/CT flip flop phenomenon in treated lymphoma of bone. *Clin Nucl Med*. 2006;31:803–805.

Sugawara Y, et al. Splenic fluorodeoxyglucose uptake increased by granulocyte colony-stimulating factor therapy: PET imaging results. *J Nucl Med*. 1999;40:1456–1462.

## 病例 130

### 病史

FDG PET/CT 评估植入心脏除颤器后的感染情况。

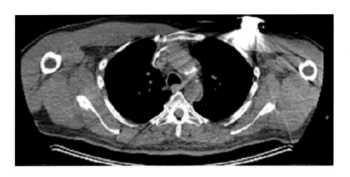

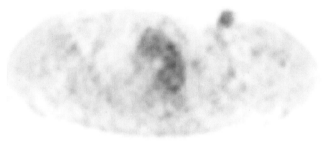

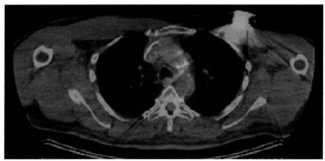

图 130.1

# 病例 130　衰减伪影（金属物体）

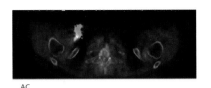

AC

NAC

图 130.3

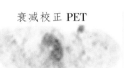

衰减校正 PET

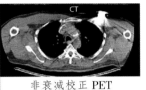

CT

融合 PET/CT

非衰减校正 PET

图 130.2

## 放射性药物/剂量/检查流程

$^{18}$F-FDG/10~15mCi/注射 1h 后行 PET/CT 显像。

## 影像表现

1.衰减校正（AC）PET 图像显示左上胸壁有轻至中度的 FDG 摄取,与融合图像上的植入式心脏除颤器（ICD）位置一致。

2.在非衰减校正（NAC）的 PET 图像上,ICD 的位置未见 FDG 摄取。

3.血池可见 FDG 的生理性摄取。

## 鉴别诊断

1. ICD（金属植入物）的衰减伪影。

2. ICD 的炎症或感染。

## 教学要点

1.使用衰减校正重建 PET 图像。

2.透射扫描（如$^{68}$锗）或 CT 会产生衰减图像。

3.现代 PET/CT 扫描仪使用 CT 衰减图像。

4.由于金属衰减的相对衰减系数与将骨设定为最高密度结构的 CT 衰减图像存在差异,金属植入物位置可能出现过矫伪影（热点）。

5.通过对比分析摄取部位和非衰减校正图像,可以区分是金属植入物的炎症或感染相关的摄取,还是由于过度校正产生的伪影。与炎症或感染有关的摄取通常紧邻植入物,并在非衰减校正图像上仍可见（参见图 130.3 中例子）,而"热点"伪影在非衰减校正图像上则不可见。

## 临床处置

常规随访原发恶性肿瘤。

## 参考文献

Blodgett TM, et al. PET/CT artifacts. *Clin Imaging*. 2011;35:49–63.

（张伟　译）

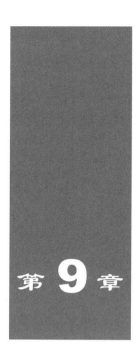

# 第 9 章 其他亲肿瘤显像

Chun K. Kim, Katherine A. Zukotynski, Frederick D. Grant, Heather A. Jacene

# 病例 131

## 病史

无。

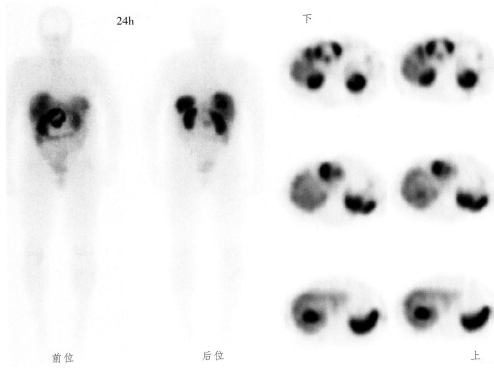

前位　　　　　　　后位　　　　　　　　　　　　　　上

图 131.1

## 病例 131 类癌

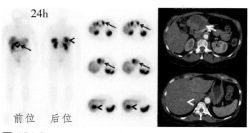

24h

前位　后位

图 131.2

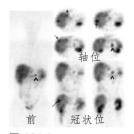

轴位

前　冠状位

图 131.3

### 放射性药物/剂量/检查流程

$^{111}$In-喷曲肽/5mCi/生长抑素受体显像,注射药物后 24h 显像,4h 为可选,必要时进行 48h 延迟显像。

### 影像表现

1.上腹部 $^{111}$In-喷曲肽显著摄取增高灶,增强 CT 图像上可见肠系膜肿块伴液化坏死(箭)。

2.肝内 $^{111}$In-喷曲肽显著摄取灶,增强 CT 图像上表现为一强化的部分低密度灶(箭头)。全身显像后位相观察到的肝内另一处显像剂浓聚灶位于上述病灶的前上位置。

### 鉴别诊断

1.高分化神经内分泌肿瘤伴肝内转移。

2.其他生长抑素受体阳性肿瘤。

### 教学要点

1. $^{111}$In-喷曲肽是放射性核素标记的八肽的人工生长抑素类似物,可与生长抑素受体特异性结合,此受体主要在神经内分泌来源细胞中表达。

2. $^{111}$In-喷曲肽显像适用于:

(1)大部分神经内分泌肿瘤的定位,诊断准确率高达 80%~100%;而在胰岛素瘤和甲状腺髓样癌中的诊断敏感性仅为 50%。

(2)预测奥曲肽治疗效果。

3.正常分布(可见 133 病例):肾脏、膀胱、脾脏、肝脏、甲状腺和胆囊。

(1)也可见于脑垂体。

(2)4h 时肠道摄取并不常见,但在延迟期摄取可增高。

4.慢性炎症也可引起 $^{111}$In-喷曲肽摄取,如结节病、结核及炎性肠病。

5.平面图像对于过小或隐匿于肾脏、脾脏、肝脏和肠道的生理性分布区域中的病灶的探查有难度,借助 SPECT 和 SPECT/CT 有助于病灶的定位并提高灵敏度。

图 131.3(患者表现为 Zollinger-Ellison 综合征/卓-艾综合征,并已知肝脏转移,但未发现确切原发灶):$^{111}$In-喷曲肽扫描示胰腺床区局灶性显像剂浓聚灶(箭头),肝内多发显像剂浓聚灶(箭)。手术证实胰腺体部胃泌素瘤。

6. SPECT/CT 也可提高诊断特异性,如胆囊摄取与肿瘤的鉴别。

7. $^{111}$In-喷曲肽显像前需停用奥曲肽治疗以确保肿瘤性病变的探查准确率。

### 临床处置

1.转入肿瘤科进一步治疗。

2.转移性类癌可以考虑生长抑素治疗。

### 参考文献

Carrasquillo JA, Chen CC. Molecular imaging of neuroendocrine tumors. *Semin Oncol*. 2010 Dec;37(6):662–679.

# 病例 132

## 病史

患者女,16 岁,头痛。

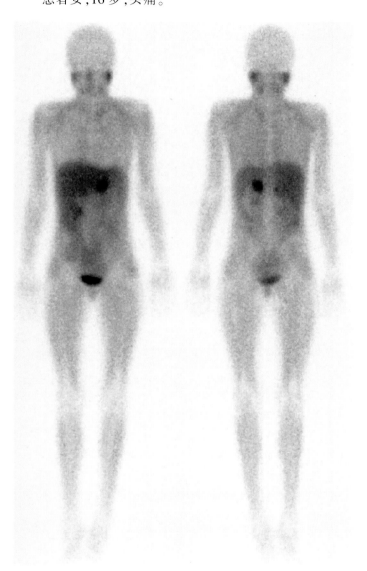

图 132.1

# 病例 132　嗜铬细胞瘤

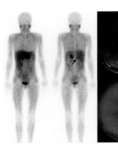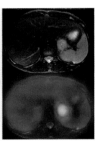

图 132.2

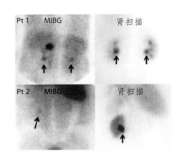

图 132.3

## 放射性药物/剂量/检查流程

$^{123}$I–间碘苄胍($^{123}$I-MIBG)/10mCi/给药后 24h 全身显像及 SPECT 断层显像。

## 影像表现

1.左侧肾脏上区见显像剂浓聚灶;肝脏及唾液腺生理性 MIBG 摄取;膀胱及肠道内见 MIBG 排泄影像;右上腹显像剂摄取增高灶(箭)为右侧肾上腺生理性摄取。

2. MR T2W 图像上见左侧肾上腺混杂信号病灶,与相应层面 SPECT/MR 图像上的 MIBG 浓聚灶位置相同。

## 鉴别诊断

1.肾上腺嗜铬细胞瘤,可能性大。

2.左侧腹膜后椎旁副神经节瘤或神经节瘤,可能性较小。

## 教学要点

1.嗜铬细胞瘤是起源于肾上腺嗜铬组织的肿瘤。

该病可表现为头痛、高血压及多汗三联征,也可能无明显临床表现。

2.嗜铬细胞瘤的诊断依赖于生化检验、血液检查和尿中儿茶酚胺水平。

进行影像学诊断前应先进行生化检验。

3.$^{123}$I-MIBG 是胍乙啶类似物,能被交感–肾上腺能组织摄取。

(1)对嗜铬细胞瘤的探查和定位具有较高准确率(>90%)。

(2)对副神经节瘤(一种肾上腺外交感嗜铬肿瘤)的诊断敏感性较低。

(3)神经节细胞瘤摄取 MIBG 罕见。

4.恶性嗜铬细胞瘤的诊断不能依据组织学检查,其确诊依赖于探查到转移灶。

(1)$^{123}$I-MIBG 对于转移灶的敏感性为 50%~70%。

(2)若患者怀疑转移而 $^{123}$I-MIBG 显像为阴性,则需考虑 $^{18}$F-FDG PET/CT 或 $^{111}$In–喷曲肽显像。

5. MIBG 的正常分布见病例 135 讨论。

正常肾上腺摄取(图 132.2,箭)或肾盂中生理性尿液放射性(图 132.3),尤其在单侧显像时,可能会影响判读。SPECT/CT 或 SPECT/MR 的同机化有助于诊断。

## 临床处置

1.嗜铬细胞瘤的最佳治疗方案为手术切除。

2.标准化学治疗对转移的治疗价值不大,但 $^{131}$I-MIBG 对转移的治疗有较好效果。

## 参考文献

Bombardieri E, et al. 131I/123I-Metaiodobenzylguanidine (mIBG) scintigraphy: procedure guidelines for tumour imaging. *Eur J Nucl Med Mol Imaging*. 2010;37:2436–2446.

# 病例 133

## 病史

下图显示 6 例不同的患者分别采用 6 种不同的显像剂,以鉴别每项研究中使用的显像剂的特点。

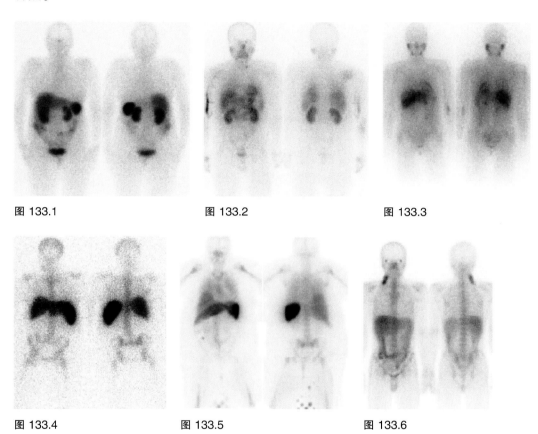

图 133.1　　　　　　　　图 133.2　　　　　　　　图 133.3

图 133.4　　　　　　　　图 133.5　　　　　　　　图 133.6

## 病例 133 放射性药物的确定

**影像表现**(每种显像的典型特征/非典型特征)

1.图 133.1($^{111}$In–喷曲肽):见病例 131。

(1)脾脏和肾脏–明显摄取;肝脏和胆囊–中等摄取;肠道–不均匀摄取;膀胱–摄取量取决于残余尿量;甲状腺–浅淡显影。

(2)脑垂体:偶尔可见少许局灶性摄取,而使用其他显像剂时脑垂体通常不显影。

2.图 133.2($^{201}$Tl–氯化物):心肌持续摄取;肺和脾脏可有不同程度的轻度弥漫性摄取;唾液腺轻度摄取;肠道和膀胱可见不同程度的显著摄取。

3.图 133.3($^{123}$I–间位碘代苄胍):见病例 132。

(1)肝脏摄取通常是最明显的;唾液腺摄取总是能观察到。

(2)通常情况下心肌能够摄取,但偶尔也不会摄取。

(3)显像剂通过尿路排泄可以观察膀胱的显像剂分布,偶尔可以观察肾脏显像。少数情况下,在全身平面显像上,扩张肾盂处的显像剂潴留可与肾上腺肿瘤混淆,此时 SPECT/CT 有助于鉴别。

4.图 133.4($^{111}$In–白细胞):见病例 15~19。

(1)脾脏摄取最高,其次是肝脏和骨髓。

(2)与 $^{111}$In–喷曲肽不同,肾脏不显影。

(3)除了上述 3 个结构以外,其余的显像剂摄取均异常。

5.图 133.5($^{99m}$Tc–六甲基丙二胺肟–白细胞):见第 2 章病例。

(1)显像剂在肝脏、肾脏及骨髓的相对分布与 $^{111}$In–白细胞显像相似。

(2)此外,肺轻度弥漫性摄取总是存在,显像剂通过胃肠道和泌尿系统排出。

(3)由于 $^{99m}$Tc 具有最佳的光子能量以及更高的显像剂分布,所以图像质量高于 $^{111}$In–白细胞显像。

6.图 133.6($^{67}$Ga–柠檬酸盐):见第 2 章病例。

(1)泪腺显影是 $^{67}$Ga 显像所特有的,而这种情况通常在其他显像剂中是不存在的。

(2)$^{67}$Ga 也可被肝脏(通常是浓度最高的)、骨/骨髓、脾脏、唾液腺和乳房(尤其是妊娠期或哺乳期)摄取。显像剂通过结肠排泄。肾脏也可浅淡显影,但 24h 以后肾脏出现明显显像剂分布属于异常。

(3)器官/组织的相对吸收强度因人而异。

(4)该患者右侧颈部多灶性显像剂摄取是由于淋巴瘤。在 FDG PET 应用前,$^{67}$Ga 是主要的用于评估淋巴瘤的放射性药物。

# 病例 134

## 病史

患者女,42 岁,近期诊断为左侧乳腺癌。

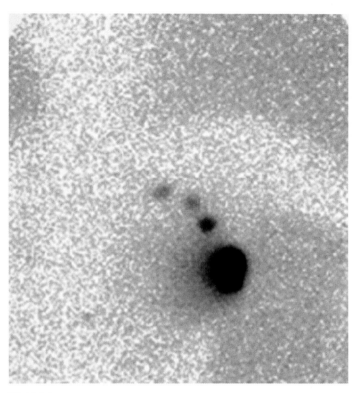

图 134.1

## 病例 134 乳腺淋巴显影

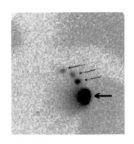

图 134.2

### 放射性药物/剂量/检查流程

$^{99m}$Tc-硫胶体/1mCi 当日显像,2mCi 隔日显像/不同的注射方法(见"教学要点")。行乳腺及同侧腋窝的动态及静态显像。

### 影像表现

1.注射部位在左侧乳腺(粗箭)。

2.多病灶摄取,代表前哨淋巴结,可扩展为Ⅱ/Ⅲ级。

### 鉴别诊断

无。

### 教学要点

1.淋巴显像和前哨淋巴结(SLN)活检改变了恶性肿瘤患者的手术方式。

2."前哨淋巴结"概念

(1)假设:肿瘤细胞通过淋巴系统有序的播散(不像血液播散)。

(2)因此,肿瘤引流区的第 1 个淋巴结是转移最先累及的淋巴结。

(3)前哨淋巴结活检用于确诊肿瘤区域淋巴结是否受累。

3.外科医师术中用探头定位具有放射活性的淋巴结。是否运用显像,取决于外科医师。

4.前哨淋巴结活检为阳性时可进行腋窝淋巴结清扫。

(1)避免不必要的淋巴结清扫可以减少患者手术及其带来的创伤和精神压力。

(2)仅需要对少数淋巴结而非所有淋巴结进行病理活检就可以获得更精确的分期。

5.提高前哨淋巴结显像剂分布的技术包括:

(1)用过滤后的 $^{99m}$Tc-硫胶体显像是利用了大分子颗粒在注射部位潴留的特性。

(2)有报道称,与皮下注射或瘤旁注射相比,乳晕下及乳晕周围注射能够提高腋窝淋巴结放射活性。

6.通过前位、后位(或侧位)显像可以定位前哨淋巴结在皮肤表层的标记,此标记有助于外科医师对前哨淋巴结进行三维定位。

### 临床处置

术中对患者进行前哨淋巴结清除。

### 参考文献

Kim SC, et al. Using the intraoperative hand held probe without lymphoscintigraphy or using only dye correlates with higher sensory morbidity following sentinel lymph node biopsy in breast cancer: A review of the literature. *World J Surg Oncol.* 2005;3(1):64.

Krynyckyi BR, et al. Areolar-cutaneous" junction" injections to augment sentinel node count activity. *Clin Nucl Med.* 2003;28 (2):97–107.

# 病例 135

## 病史

患者男,52 岁,近期诊断为头顶部黑色素瘤。头颈部区域图像见图 135.1。

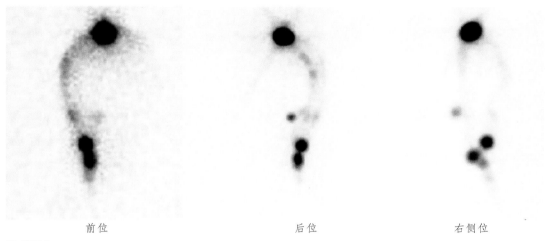

前位　　　　　　　　后位　　　　　　　　右侧位

图 135.1

## 病例 135　黑色素瘤的淋巴结/前哨淋巴结定位显像

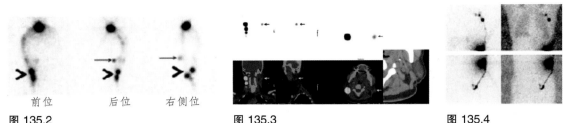

前位　　　　后位　　　　右侧位

图 135.2　　　　　　　　　图 135.3　　　　　　　　　图 135.4

### 放射性药物/剂量/检查流程

$^{99m}$Tc–硫胶体/1mCi 均分成 2~4 等份，在病变周围皮内注射进行平面显像和 SPECT/CT 显像。

### 影像表现

1.注射部位为头顶部。

2.右颈部 Ⅱ/ⅢB 区多发淋巴结(图 135.2,箭头),SPECT/CT 可见更多结节。

3.在平面图像上发现的小病灶(图 135.2,箭),被证实是乳突区域的皮下淋巴结,在 SPECT/CT 图像上(未显示),右侧位图像显示从原发病灶到这个小浓聚点的一个淋巴引流途径,不同于到摄取更高的结节的另外的途径。

4.左侧一个小的 ⅡB 区颈部淋巴结,位于左腮腺与胸锁乳突肌之间,只在 SPECT/CT 图像上可见(图 135.3,箭)。

### 鉴别诊断

无。

### 教学要点

1.见病例 134 中的"教学要点"。

2.与乳腺淋巴显像不同,黑色素瘤淋巴显像的最佳角度和成像技术根据原发病灶的位置而变化,具体如下。

(1)当病变位于上肢或下肢:平面成像范围通常要足够,这需要分别超过同侧肘、腋或腘/腹股沟区。

(2)当病变位于头/颈部:平面显像,如果可以,可以进行头颈部 SPECT/CT 显像。SPECT/CT 描绘颈部淋巴结分布的优势包括:①鉴别在平面显像上漏诊的热结节;②前哨淋巴结的精确解剖和三维定位,有助于减少并发症和缩短手术时间。

(3)当病变位于下颈部:颈部的平面成像和断层显像,腋下的平面成像。

(4)当病变位于躯干:应包括腋窝和腹股沟区域,因为前哨淋巴结可能会出现在对侧或在多个区域(图 135.4)。

### 临床处置

三区前哨淋巴结定位,即右侧乳突皮下区域、右侧 Ⅱ 区、左侧 Ⅱ 区(左侧腮腺与胸锁乳突肌之间)。

### 参考文献

Klode J, et al. Advantages of preoperative hybrid SPECT/CT in detection of sentinel lymph nodes in cutaneous head and neck malignancies. *J Eur Acad Dermatol Venereol.* 2011;25(10):1213–1221.

# 病例 136

## 病史

患者男,36 岁,左下肢水肿。

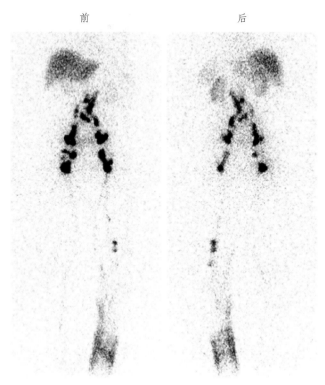

前　　　　　后

图 136.1

## 病例 136　淋巴水肿

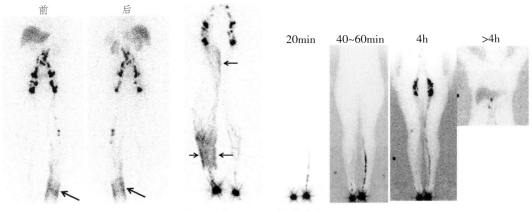

前　　　　后　　　　　　　　　　　20min　40~60min　4h　>4h

图 136.2　　　　　　　　　　图 136.3　　　图 136.4

### 放射性药物/剂量/检查流程

$^{99m}$Tc-硫胶体/2mCi/下肢淋巴显像。

### 影像表现

1.在右下肢,有正常的淋巴引流至腹股沟和盆腔深淋巴结。

2.在左下肢,尽管显像剂在腹股沟和盆腔淋巴结中有分布,但小腿(箭)的真皮回流模式表明淋巴引流受损。

3.肝脏正常摄取证实淋巴-静脉系统的通畅。

4.肾脏和膀胱中的轻度摄取反映了少量游离锝的排泄。

### 鉴别诊断

左下肢淋巴管阻塞。

### 教学要点

1.淋巴显像可用于鉴别由于其他原因(如慢性静脉功能不全或脂肪水肿)引起的腿部肿胀。

2.淋巴水肿的病理生理学表现为早期水肿,其后形成慢性炎症和纤维化。

3.对于下肢的淋巴结显像,显像剂皮内注射至脚趾间的淋巴管网或(优选)每只脚的足背中。

4. 提示为淋巴水肿的表现包括：腹股沟/盆腔淋巴结的不对称摄取，真皮回流模式（见图136.3,箭）和明显的淋巴侧支循环。

5.淋巴显像时,淋巴水肿患者最常见的表现是腹股沟/盆腔淋巴结中延迟或无摄取。若是正常的淋巴引流,应在 45~60min 内观察到有显像剂摄取。在 1 例丝虫病患者中(图 136.4),腹股沟和盆腔淋巴结直到 4h 才可见。

### 临床处置

一旦发生淋巴水肿,保守治疗(包括压迫)通常足以,较少行手术。

### 参考文献

Greene AK, et al. Lower-extremity lymphedema and elevated body-mass index. *N Engl J Med*. 2012 May 31;366(22):2136–2137.

Moshiri M, et al. Using lymphoscintigraphy to evaluate suspected lymphedema of the extremities. *Am J Roentgenol*. 2002;178(2):405–412.

Ter S, et al. Lymphoscintigraphy: a reliable test for the diagnosis of lymphedema. *Clin Nucl Med*. 1993;18(8):646–654.

Weissleder H, Weissleder R. Lymphedema: evaluation of qualitative and quantitative lymphoscintigraphy in 238 patients. *Radiology*. 1988:167:729–735.

（丁浩源　译）

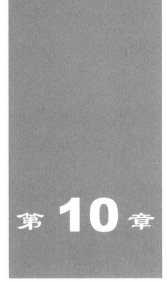

# 第 10 章 甲状腺和甲状旁腺显像

Frederick D. Grant, Chun K. Kim

# 病例 137

## 病史

患者女,22 岁,患有甲状腺功能亢进。TSH<0.004mU/L(正常参考值:0.5~5.0mU/L),T4 为 20.4μg/dL(正常参考值:6~12μg/dL)。

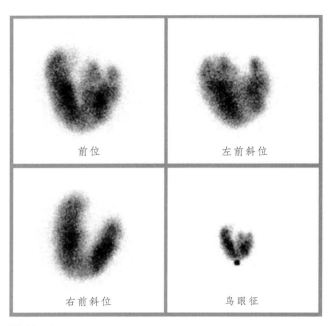

前位　　　　　　左前斜位

右前斜位　　　　鸟眼征

图 137.1

放射性碘摄取:

4h 达 64%(参考范围:5%~15%)。

24h 达 76%(参考范围:10%~30%)。

## 病例 137　甲状腺功能亢进与 Graves 病

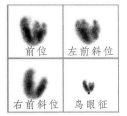

图 137.2

### 放射性药物/剂量/检查流程

1.$^{123}$I–碘化钠/0.3~0.4mCi/甲状腺扫描,口服 4~6h 后针孔显像,口服后 4~24h 测定放射性碘摄取值。

2.另一个非优选的方法是经静脉注射 5~10mCi $^{99m}$Tc–高锝酸盐,15~30min 后行甲状腺显像,再使用 $^{123}$I–碘化钠(7~10μCi,口服)后测定放射性碘摄取值。

### 影像表现

1.双侧甲状腺均匀增大,锥状叶凸起。

2.弥漫性或轻度的片状摄取。

3.放射性碘摄取增高。

4.患者出现以上的结果且伴血清 TSH 抑制可诊断为 Graves 病。

### 鉴别诊断(甲状腺功能亢进症)

1.Graves 病。

2.亚急性甲状腺炎。

3.桥本甲状腺炎。

4.高功能性甲状腺结节。

5.过量的外源性甲状腺激素。

6.继发的甲状腺功能亢进症(TSH 分泌型垂体瘤,hCG 分泌型滋养细胞瘤)。

### 教学要点

1.甲状腺功能亢进的典型症状是心悸、怕热、体重减低和睡眠紊乱;大多数 Graves 病患者都会有甲状腺肿物(增大的甲状腺)。

2.Graves 病是甲状腺毒血症最常见的病因,女性比男性更常见(5:1)。

3.在 Graves 病中,自主性甲状腺功能是指 TSH 受体的自身抗体介导并刺激甲状腺功能。

4.原发性甲状腺功能亢进的患者,包括 Graves 病,会出现 TSH 水平抑制。

5.在 TSH 水平抑制时,放射性碘摄取增高或正常表明甲状腺功能不依赖 TSH。

6.在原发性甲状腺功能亢进中,弥漫性摄取增高(伴放射性碘摄取增高)大多数被诊断为 Graves 病。然而,正常的放射性碘摄取,TSH 减低,不能排除 Graves 病。

### 临床处置

1.内科治疗(丙硫氧嘧啶、甲巯咪唑)。

2.放射性碘治疗(妊娠期禁用)。

3.外科手术(甲状腺切除术)使用较少,除非内科治疗和放射性碘治疗均不能使用。

### 参考文献

Brent GA. Clinical practice: Graves' disease. *N Engl J Med.* 2008;358:2594–2605.

Franklyn JA, Boelaert K. Thyrotoxicosis. *Lancet.* 2012;379:1155–1116.

Ross DS. Radioiodine therapy for hyperthyroidism. *N Engl J Med.* 2011;364:542–550.

## 病例 138

### 病史

　　患者女,58 岁,胸颈部疼痛、呼吸困难且易怒。TSH 为 0.02mU/L(正常参考值:0.3~5.0mU/L),总 T4 为 13.4μg/dL（正常参考值:5~11μg/dL）。放射性碘摄取:4h 是 4%(正常参考值:5%~15%),24h 是 2%(正常参考值:10%~30%)。

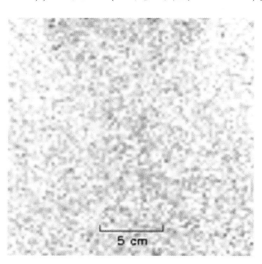

图 138.1

## 病例 138　甲状腺功能亢进症与亚急性甲状腺炎

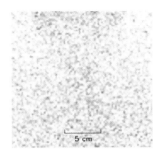

图 138.2

### 放射性药物/剂量/检查流程

123I-碘化钠(口服)/15MBq(0.4mCi)/甲状腺扫描和碘摄取。

### 影像表现

甲状腺的放射性碘摄取极少。

### 鉴别诊断(甲状腺放射性碘摄取减少)

1.患者有生化或临床上的甲状腺功能亢进症

(1)亚急性甲状腺炎。

(2)外源性摄入甲状腺激素。

(3)异位的甲状腺产生激素。

2.额外摄入碘后

(1)饮食/健康补充(例如,巨藻)。

(2)用药(例如,胺碘酮、碘化的镇咳药)。

(3)碘化 CT 造影剂或血管造影对比剂。

3.甲状腺功能减退患者

(1)慢性甲状腺炎。

(2)既往甲状腺消融术或甲状腺切除术。

### 教学要点

1.对于具有甲状腺功能亢进症和低放射性摄碘的患者最可能的诊断是亚急性甲状腺炎。

(1)需要询问临床病史以排除外源性摄入甲状腺激素。

(2)异位甲状腺激素产生有相同的表现,但是极为少见。

2.亚急性甲状腺炎是一种甲状腺自身免疫性破坏。它发生于病毒感染后、产后或不明原因引起。

3.亚急性甲状腺炎有 3 个典型阶段。

(1)甲状腺功能亢进期:不受调节的释放储存的甲状腺激素(T3,T4),抑制 TSH 水平。

(2)甲状腺功能减低期:极少的甲状腺激素分泌,TSH 水平开始升高。

(3)恢复期:甲状腺激素分泌重新受 TSH 调控。

4.临床上可能只出现 1 或 2 个阶段。如果没有进入恢复期,患者可能一直处于甲状腺功能低下阶段。

### 临床处置

1.对症治疗。如果甲状腺疼痛,NSAID 可能有帮助。

2.抗甲状腺药物或放射性碘治疗是无效的,故都不能选择。

### 参考文献

Sarkar SD. Benign thyroid disease: what is the role of nuclear medicine? *Semin Nuc Med.* 2006;36:185–193.

## 病例 139

### 病史

患者男,74 岁,患有心悸,最近改变高血压用药并处于病毒感染恢复期。TSH 为 0.004mU/L (正常参考值:0.5~5.0 mU/L),T4 为 14.4μg/dL(正常参考值:5~11μg/dL)。

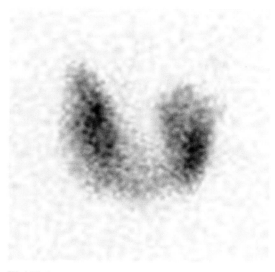

图 139.1

4h 放射性碘摄取是 15%(参考范围:5%~15%)。

## 病例 139　甲状腺功能亢进与 Graves 病

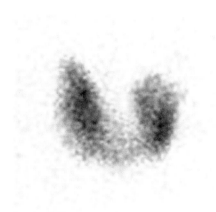

图 139.2

### 放射性药物/剂量/检查流程

$^{123}$I-碘化钠(口服)/15MBq(0.4mCi)/甲状腺扫描,4h 摄取值。

### 影像表现

甲状腺整个片状摄取,放射性碘摄取值接近正常高限,TSH 抑制。

### 鉴别诊断

1.Graves 病。

2.正常甲状腺。

3.亚急性甲状腺炎恢复期。

### 教学要点

1.非局限性放射性碘摄取接近正常值的高限,TSH 抑制提示不依赖 TSH 或自主性甲状腺功能。这多数考虑为 Graves 病。

2.在 Graves 病中,被激活的自身抗体结合并抑制 TSH 受体。特征性的放射性碘摄取超过参考范围,但偶尔也可能处于参考范围内。

3.这不是正常的甲状腺,因为患者有甲状腺功能亢进的实验室证据。

4.这不是亚急性甲状腺炎的恢复期,尽管有病毒感染史。对于亚急性甲状腺炎,放射性碘摄取直到 TSH 回归正常范围才能得到恢复。

5.此患者可能有长时间的轻度 Graves 病,过去症状被用于治疗高血压的普萘洛尔所缓解。在停用普萘洛尔后,患者出现心悸。

6.这个病例证明不是所有的 Graves 病都很严重或临床表现明显。

### 临床处置

1.内科治疗(丙硫氧嘧啶和甲巯咪唑)。

2.放射性碘治疗(妊娠期禁用)。

3.外科手术(甲状腺切除术)很少用,除了当药物治疗或放射性碘不能使用时。

### 参考文献

Sarkar SD. Benign thyroid disease: what is the role of nuclear medicine? *Semin Nuc Med.* 2006;36:185–193.

Cooper DS. Approach to the patient with subclinical hyperthyroidism. *J Clin Endocrinol Metab.* 2007;92:3–9.

## 病例 140

### 病史

患者女,44 岁,有明显甲状腺结节。

T4 为 11.4μg/dL(正常参考值:6~12μg/dL),TSH 为 0.1mU/L(正常参考值:0.5~5.0mU/L)。

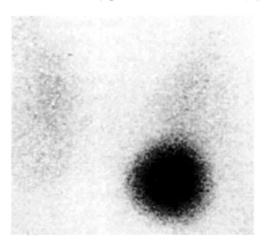

图 140.1

放射性碘摄取:24h 为 27%(参考范围:10%~30%)

# 病例 140　自主性(热)甲状腺结节

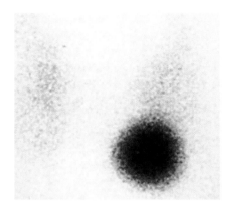

图 140.2

## 放射性药物/剂量/检查流程

$^{123}$I–碘化钠(口服)/15MBq(0.4mCi)/4h 行甲状腺扫描,测定 24h 放射性碘摄取值。

## 影像表现

1.甲状腺左叶下极可触及结节,相应部位出现明显的摄取。

2.甲状腺剩余部分轻微摄取。

## 鉴别诊断

1.自主性(热)甲状腺结节(也被称作一种毒性腺瘤)。

2.多结节性甲状腺肿伴单一的毒性腺瘤。

## 教学要点

1.一个自主性(热)甲状腺结节分泌足量的甲状腺激素使 TSH 水平抑制,而且也使正常甲状腺组织功能抑制。

2.甲状腺功能亢进症可能是亚临床的(TSH 抑制且无明显症状)或有临床表现。

3.甲状腺扫描可能是首选的方法来评估仅有 TSH 抑制的甲状腺结节,提示其可能是"热"结节。

4.整个甲状腺的放射性碘摄取特征性表现是处于正常范围或仅轻度升高。

5."热"甲状腺结节极少为恶性,而临床目标是治疗甲状腺功能亢进症。

## 临床处置

1.抗甲状腺药物对于自主甲状腺结节的有效性不及 Graves 病。

2.外科手术切除结节是一种有效的治疗方式。

3.放射性碘($^{131}$I)能被热结节摄取,同样受抑制的正常甲状腺组织仅有微量摄取,可使得在放射性碘治疗后正常甲状腺得到保护。

4.高活性结节在外科手术或放射性碘切除后,TSH 不再被抑制,甲状腺剩余部分多能保留正常的功能。

## 参考文献

Cooper DS, et al. Revised American Thyroid Association management guidelines for patients with thyroid nodules and differentiated thyroid cancer. *Thyroid*. 2009;19:1167–1214.

Gharib H, et al. American Association of Clinical Endocrinologists, Associazione Medici Endocrinologi, and European Thyroid Association medical guidelines for clinical practice for the diagnosis and management of thyroid nodules. *Endocr Pract*. 2010;16:S1–S43.

# 病例 141

## 病史

患者女,52 岁,T4 升高,TSH 抑制,超声提示多结节性甲状腺肿。

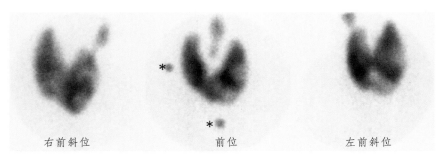

右前斜位　　　　　前位　　　　　左前斜位

图 141.1

# 病例 141　Graves 病与毒性结节病

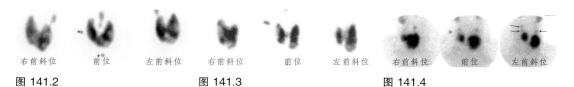

图 141.2　　　　　　　　图 141.3　　　　　　　　图 141.4

## 放射性药物/剂量/检查流程

图 141.2 和图 141.4：$^{99m}$Tc–高锝酸盐/5~10mCi 静脉注射/15~30min 后行甲状腺扫描；图 141.3：$^{123}$I–碘化钠/0.4mCi 口服/4h 行甲状腺扫描。

## 影像表现

图 141.2（$^{99m}$Tc–高锝酸盐）：弥漫性摄取增高伴几个显像剂分布缺损，保留甲状腺轮廓，凸出的锥状叶。

图 141.3（$^{123}$I）：甲状腺双叶多发的摄取增高或减低；甲状腺轮廓轻度不规则。

图 141.4（$^{99m}$Tc–高锝酸盐）：2 个较大的和 3 个较小的局部摄取增高（箭），剩余的甲状腺没有摄取。

## 鉴别诊断

1.毒性多发结节性甲状腺肿：多个高功能结节。

2.Graves 病伴多个冷结节。

3.Graves 病并发高功能结节（Marine-Lenhart 综合征）。

## 教学要点

1.见病例 137~140。

2.在甲状腺功能亢进伴甲状腺结节的患者中，Graves 病与毒性结节病鉴别困难。

3.Graves 病的影像表现

（1）临床表现：Graves 眼病，TSH 受体的抗体升高。

（2）放射性碘摄取显著升高。

（3）甲状腺轮廓清晰（图 141.2 和图 141.3）。

（4）锥状叶明显可见（图 141.2）。

4.毒性结节病的影像表现：局部结节性摄取伴剩余的甲状腺组织抑制（图 141.4 和病例140）。

5. Graves 病并发自主高功能结节（Marine-Lenhart 综合征）的影像表现：整个甲状腺均匀或片状的摄取，包括结节。

## 临床处置

1.放射性碘（$^{131}$I）治疗可能治愈由 Graves 病或毒性多发结节性甲状腺肿引起的甲状腺功能亢进症。

2.外科切除手术可能用于满足美观需求或治疗伴发的非功能性（冷）结节。

3.Graves 病经放射性碘治疗后保留或产生的非功能性甲状腺结节，其成为恶性病变的可能性有所提高，必须进一步评估。

**参考文献**

Carnell NE, Valente WA. Thyroid nodules in Graves' disease: classification, characterization, and response to treatment. *Thyroid*. 1998;8:571–576.

Pazaitou-Panayiotou K, et al. Thyroid cancer in patients with hyperthyroidism. *Horm Metab Res*. 2012;44:255–262.

## 病例 142

### 病史

病例 1：患者女 ,65 岁 , 甲状腺右叶可触及明显的结节。T4 为 9.6μg/dL（正常参考值:6~12μg/dL）,TSH 为 1.1mU/L(正常参考值:0.5~5.0mU/L)(图 142.1)。

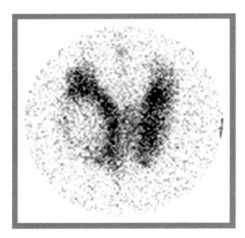

图 142.1

病例 2:患者女 ,15 岁 ,甲状腺左叶可触及甲状腺结节(图 142.2)。

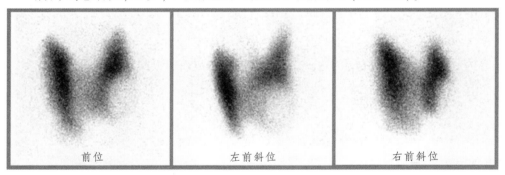

前位      左前斜位      右前斜位

图 142.2

# 病例 142　非功能性(冷)甲状腺结节

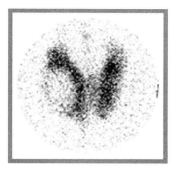

图 142.3

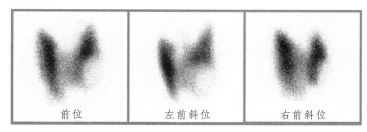

前位　　　　左前斜位　　　　右前斜位

图 142.4

## 放射性药物/剂量/检查流程

123I-碘化钠(口服)/15MBq(0.4mCi)/4h 行甲状腺扫描。

## 影像表现

1.甲状腺右叶外侧面显像缺损(病例 1,图 142.3),甲状腺左叶下极外侧面(病例 2,图142.4)显像缺损,与功能不良(冷)结节一致。

2.甲状腺正常区域功能不受影响。

## 鉴别诊断

1.良性甲状腺囊肿。

2.良性甲状腺腺瘤。

3.甲状腺癌。

4.甲状腺髓样癌。

5.甲状旁腺腺瘤。

6.甲状腺外恶性肿瘤的转移。

## 教学要点

1.虽然甲状腺癌仅占非功能性甲状腺结节的 5%~8%,但所有甲状腺结节均需要评估。

2.在口服 99mTc-高锝酸盐 15~30min 后行甲状腺扫描,偶尔出现锝扫描结节有摄取而 123I 甲状腺扫描未见摄取,这被称为不一致的结节,恶性病变不能被排除。

## 临床处置

1.超声可以对结节定性为实性、单纯性囊肿或复杂性囊肿,单纯性囊肿不大可能是恶性的。

2.在超声引导下进行抽吸活检,能提供 90%病例的组织病理学结果。

3.甲状腺扫描用来评估甲状腺结节,仅限于一些因 TSH 抑制而临床上怀疑自主性(热)结节的病例。

## 参考文献

Cooper DS, et al. Revised American Thyroid Association management guidelines for patients with thyroid nodules and differentiated thyroid cancer. *Thyroid*. 2009;19:1167–1214.

Gharib H, et al. American Association of Clinical Endocrinologists, Associazione Medici Endocrinologi, and European Thyroid Association medical guidelines for clinical practice for the diagnosis and management of thyroid nodules. *Endocr Pract*. 2010;16:S1–S43.

# 病例 143

## 病史

患儿女,3周,筛查诊断为甲状腺功能减退,1周前开始甲状腺激素替代治疗。

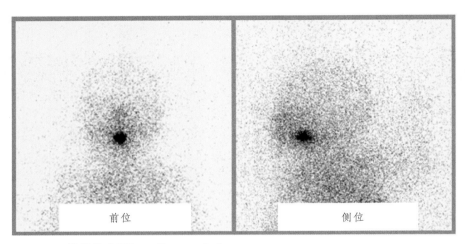

图 143.1 放射性碘摄取 4h 为 7%,24h 为 4%。

# 病例 143　新生儿甲状腺功能减退症伴异位甲状腺

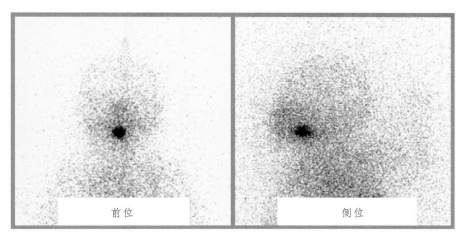

**图 143.2**

## 放射性药物/剂量/检查流程

$^{123}$I-碘化钠(口服)/0.2mCi/甲状腺扫描。

## 影像表现

1.在颈部甲状腺区域未见放射性碘摄取。

2.舌基底部局部摄取,在侧位图上能够很好地定位。

## 鉴别诊断(新生儿甲状腺功能减退症)

1.甲状腺发育不全。

2.异位甲状腺。

3.母体封闭抗体(抗 TSH 受体)。

4.内分泌障碍。

## 教学要点

1.先天性甲状腺功能减退在北美的发生率为 2/100 000,多数病例在北美极为普遍的产后筛查中被确诊。

2.早期和持续的甲状腺激素替代治疗对于防止神经发育迟缓很重要。行诊断显像时,甲状腺激素替代不应被延迟或中断。

3.定位功能性异位甲状腺组织需要大范围的视野。

4.甲状腺快速清除放射性碘可能表明碘有机化障碍,可引起甲状腺激素合成受损。

## 临床处置

1.行辅助检查确诊时,不应拖延治疗(甲状腺激素替代治疗)。

2.一旦异位甲状腺组织被定位以后,超声可以对甲状腺结构进行进一步评估。

3. 3 岁以后可以开始随访评价,如未对神经发育产生不良影响,可以短暂地中断甲状腺激素替代治疗。

### 参考文献

DeSilva A, et al. The role of scintigraphy and ultrasound in the imaging of neonatal hypothyroidism: 5-year retrospective review of single-centre experience. J Med Imaging *Radiat Oncol*. 2014;58:420–430.

Schoen EJ, et al. The key role of newborn thyroid scintigraphy with isotopic iodide ($^{123}$I) in defining and managing congenital hypothyroidism. *Pediatrics*. 2004;114:e683–688.

## 病例 144

### 病史

患者女,45 岁,分化型甲状腺癌,甲状腺切除术后 3 个月。全身碘扫描见图 144.1。

(1)这是 $^{123}$I-NaI 扫描还是 $^{131}$I-NaI 扫描？为什么？

(2)该患者有没有转移？

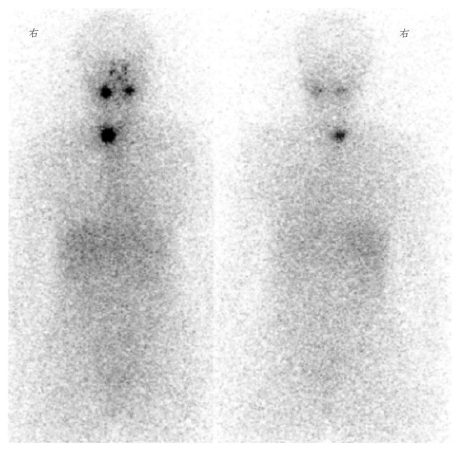

图 144.1

## 病例 144　肝脏有甲状腺激素代谢/补牙处有放射性碘摄取

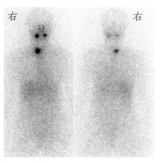  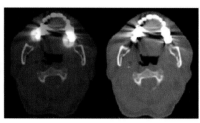

图 144.2　　　　　　　图 144.3

**放射性药物/剂量/检查流程**

$^{131}$I-NaI/30mCi(消融剂量)/口服 6 天治疗后全身显像。

**影像表现**

1.图 144.2

(1)影像表现 1:右颈部明显浓聚。

(2)影像表现 2:口腔区可见两个活性浓聚区。

(3)影像表现 3:弥漫性肝活性。

2.图 144.3:牙齿金属相应部位见两处显像剂活性浓聚。

**鉴别诊断**(仅基于图 144.2)

1.影像表现 1:残留的甲状腺或转移性右颈部淋巴结,SPECT/CT 证实是前者(未显示)。

2.影像表现 2:正常变异或上颈部淋巴结,SPECT/CT(图 144.3)排除了后者。

3.影像表现 3:生理性摄取或弥漫性肝转移。

**教学要点**

1.因为甲状腺激素在肝脏代谢,所以当功能性甲状腺组织(残留或转移肿瘤)存在时,放射性碘扫描可显示肝脏活性。

(1)因此,第 1 次治疗(甲状腺切除术后去除残留甲状腺)后,扫描时常可见肝脏显像剂分布。

(2)然而,当颈部残留甲状腺不存在时,肝脏显像剂分布表明有隐匿性转移灶,可能太小或不好鉴别(见病例 146 中的图 146.4)。

(3)从甲状腺或肿瘤组织摄取碘化物到达肝脏一般需要几天时间,这表现既不会在 2~3 天后的 $^{131}$I 扫描见到,也不会在显像剂摄入 24h 后的 $^{123}$I 扫描中见到。

2.虽然弥漫性口腔活性多数表明是生理活性,比如唾液,而局部活性则可能不确定(比如上颈部淋巴结?)。最近的研究表明,放射性碘能部分可逆性结合到牙齿金属物。

**临床处置**

1.甲状腺激素替代治疗。

2.随访 6~12 个月。

**参考文献**

Burlison JS et al. SPECT/CT localization of oral radioiodine activity: a retrospective study and in-vitro assessment. *Nucl Med Commun*. 2013;34:1216–1222.

Chung JK, et al. Clinical significance of hepatic visualization on iodine-131 whole-body scan in patients with thyroid carcinoma. *J Nucl Med*. 1997;38:1191–1195.

# 病例 145

## 病史

患者女,21 岁,甲状腺癌,3 个月前行甲状腺次全切术。

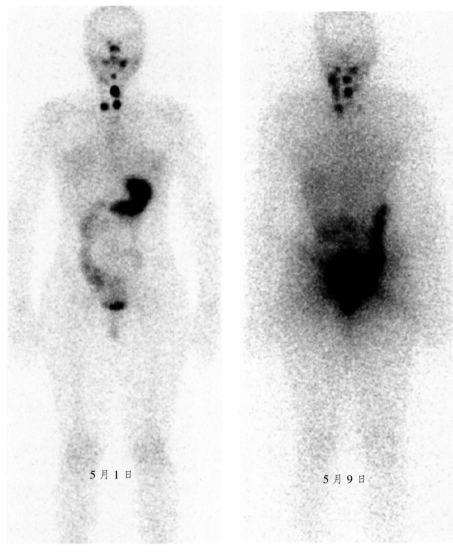

图 145.1　　　　　　　　　　　图 145.2

# 病例 145　甲状腺癌患者治疗前 $^{123}$I 扫描和治疗后 $^{131}$I 扫描

**放射性药物/剂量/检查流程**

图 145.1:口服 $^{123}$I(3mCi)24h 后行治疗前 $^{123}$I 扫描。

图 145.2:5 月 2 日,行 $^{131}$I(75mCi)治疗,第 7 天行治疗后 $^{131}$I 扫描。

## 影像表现

1.治疗前

(1)在甲状腺床区见 3 处局部 $^{123}$I 明显摄取。

(2)生理性摄取存在于唾液腺、乳腺和胃黏膜。

(3)$^{123}$I 分泌存在于鼻腔/口腔分泌物、胃肠道和泌尿道。

2.治疗后

(1)在颈前区和上胸部多处局部 $^{131}$I 摄取。

(2)生理性肝脏活性。

(3)$^{131}$I 分泌存在于胃肠道,盆腔的浓聚分布于直肠,而不是膀胱。

(4)"星状伪影",特别是超过盆腔的,反映 $^{131}$I 高能量光子散射经准直器间隔穿过。

## 鉴别诊断

1.残留甲状腺组织。

2.摄碘转移,常表现在治疗后的显像中。

## 教学要点

1.特征性使用 $^{123}$I 于治疗前显像,甚至中等剂量 $^{123}$I 能"摧毁"甲状腺组织,但可能减低之后 $^{131}$I 治疗的效果。

2.$^{131}$I(半期 8 天)能在第 7 天进行显像,但 $^{123}$I(半衰期 13h)则不能。

3.典型生理性摄取在第 1 天和第 7 天发生变化。

(1)唾液腺和胃肠摄取减低,反映碘被清除。

(2)肝脏摄取增加,反映由功能性残留甲状腺或转移灶产生的放射性碘化的甲状腺激素经肝脏代谢。

4.近 10%病例的病灶在治疗后 $^{131}$I 扫描中可见,但在治疗前 $^{123}$I 扫描未发现。尽管治疗后 $^{131}$I 图像质量较差,其敏感性增高表明:

(1)摄入更高活性的 $^{131}$I。

(2)在第 7 天放射性碘分布有所提高。

## 临床处置

1.治疗前行 3~5mCi $^{123}$I 扫描可指导管理,包括 $^{131}$I 治疗。

2.治疗后 $^{131}$I 扫描可确定其他的转移灶,并指导未来的随访和管理。

**参考文献**

Chung JK, et al. Clinical significance of hepatic visualization on iodine-131 whole-body scan in patients with thyroid carcinoma. *J Nucl Med.* 1997;38:1191–1195.

Reiners C, et al. Radioiodine for remnant ablation and therapy of metastatic disease. *Nat Rev Endocrinol.* 2011;7:589–595.

# 病例 146

## 病史

患者女,18 岁，行甲状腺切除术和放射性碘甲状腺消融术后诊断为转移性甲状腺乳头状癌。

图 146.1：在口服 7400MBq(200mCi)$^{131}$I-碘化钠后第 7 天行全身显像。

图 146.2：1 年后，在口服 12 000MBq(325mCi)$^{131}$I 第 2 次治疗后的第 7 天行全身显像。

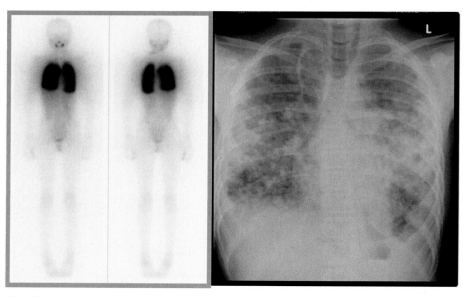

图 146.1

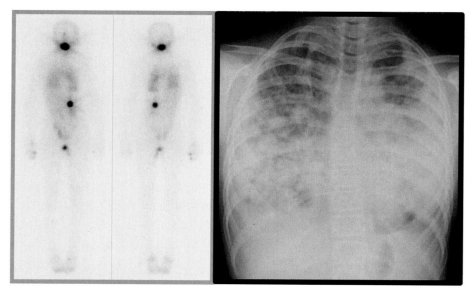

图 146.2

## 病例 146　甲状腺乳头状癌进展期肺转移但碘活性降低

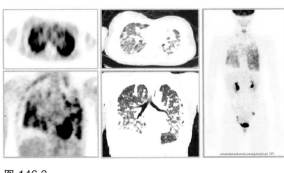

图 146.3

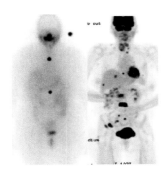

图 146.4

### 放射性药物/剂量/检查流程

见病史，$^{18}$F-FDG/12mCi/PET/CT。

### 影像表现

1.图 146.1：肺部摄取增高反映广泛的肺转移，可见于胸部 X 线图像。

2.图 146.2：显著 $^{131}$I 摄取减低，尽管胸部 X 线图像提示疾病进展。颈部局部摄取可能表明疾病复发。左上象限局部摄取表明放射性碘在经皮胃管的胃内部分有残留。

3.图 146.3：$^{18}$F-FDG PET/CT 证实双侧肺和胸膜病灶广泛性 FDG 摄取，右侧胸腔积液。FDG PET 的全身 MIP 图像（右侧）表示声带的生理性摄取，但摄取 $^{131}$I 的颈部复发灶无 FDG 摄取。

### 鉴别诊断(基于两次治疗后 $^{131}$I扫描)

1.疾病进展伴失去摄碘能力。

2.疾病对治疗有反应。

3.肺纤维化归因于可摄碘残留病灶的治疗。

### 教学要点

1.在摄入治疗性放射性碘后 5~10 天行全身显像。

2.转移灶的放射性碘摄取减低通常表明其对之前的放射性碘治疗有反应，但伴有胸部 X 线图像或 CT 的疾病进展更可能表示去分化的肿瘤细胞失去摄碘能力。

3.失去摄碘能力可不同步，有些转移灶失去摄碘能力而有些仍保留摄碘能力。

4.失去摄碘能力可与 FDG 摄取增加相关。图 146.4 是另一个病例，证明治疗后 $^{131}$I 扫描阴性（左侧），尽管转移灶可见多处 FDG 摄取（右侧）。

5.放射性肺纤维化可能有相同的表现，但在多次高剂量 $^{131}$I 摄入前不太可能出现。

### 临床处置

1.$^{131}$I 治疗是转移性分化型甲状腺癌的特异性治疗方式，有许多方法来确定 $^{131}$I 剂量和次数。

2.失去摄入放射性碘能力对于 $^{131}$I 治疗的效果会减低，治疗选择包括外科切除术，试验性化学治疗或作为姑息性治疗的经验性放射性碘治疗。

### 参考文献

Reiners C, et al. Radioiodine for remnant ablation and therapy of metastatic disease. *Nat Rev Endocrinol*. 2011;7:589–595.

Wong KK, et al. Hybrid SPECT-CT and PET-CT imaging of differentiated thyroid carcinoma. *Br J Radiol*. 2009;82:860–876.

# 病例 147

## 病史

　　患者女,55 岁,乏力。实验室检查:血钙 11.1mg/dL(正常参考值:8.0~10.2mg/dL),PTH 为 65mg/dL(正常参考值:5~60mg/dL)。

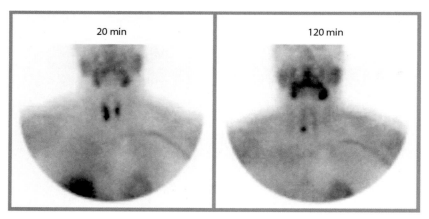

图 147.1

# 病例 147　甲状旁腺腺瘤:单核素双时相法

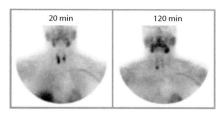

图 147.2

## 放射性药物/剂量/检查流程

$^{99m}$Tc-MIBI/20mCi/20min 及 120min 平面显像。

## 影像表现

1.给药 20min 后颈部平面显像图显示甲状腺双叶摄取。

2.120min 后颈部平面显像图显示甲状腺显像剂清除,残留甲状腺右叶下极附近的病灶摄取,术后证实甲状旁腺腺瘤。

3.显像剂在心肌持续聚积(较骨骼肌肉系统多)是 $^{99m}$Tc-MIBI 的典型特征。

## 鉴别诊断

1.甲状旁腺腺瘤。

2.甲状旁腺癌。

3.甲状腺腺瘤。

4.淋巴结增生。

## 教学要点

1.原发性甲状旁腺功能亢进以高钙血症和 PTH 水平升高为特点。

2.原发性甲状旁腺功能亢进的并发症包括骨骼系统疾病(软骨病,棕色瘤)、肾结石、精神症状(沮丧)、便秘和乏力。

3.单发性甲状旁腺腺瘤是原发性甲状旁腺功能亢进最常见(>80%)的病因。

4.甲状旁腺腺瘤术前行核医学定位能指导手术方法,使颈部手术探查范围缩小。

5.甲状旁腺扫描对鉴别甲状旁腺增生的敏感性低。

## 临床处置

1.显像对于原发性甲状旁腺功能亢进的诊断不是必需的,但有助于甲状旁腺腺瘤的术前定位和手术方式的选择,以及颈部的手术探查。

2.成功的甲状旁腺外科切除术可治疗甲状旁腺腺瘤,并且是有严重高钙血症或有高钙血症症状的患者最合适的治疗方法。

3.年轻患者、轻微的或无症状高钙血症患者以及手术风险较高的患者适合观察和随访。

4.钙敏感受体调节剂通过作用于甲状旁腺钙受体,抑制甲状旁腺腺体分泌,是有效治疗甲状旁腺功能亢进的新选择。

### 参考文献

Chien D, et al. Imaging of parathyroid glands. *Otolaryngol Clin North Am.* 2010;43:399–415.

Greenspan BS, et al. SNM practice guideline for parathyroid scintigraphy 4.0. *J Nucl Med Technol.* 2012; 40:111–118.

Judson BL, et al. Nuclear imaging and minimally invasive surgery in the management of hyperparathyroidism. *J Nucl Med.* 2008;49:1813–1818.

## 病例 148

### 病史

患者女,62 岁,乏力、情绪低落。实验室检查:血钙为 11.4mg/dL(正常参考值:8.0~10.2mg/dL),PTH 为 82mg/dL(正常参考值:5~60mg/dL)。

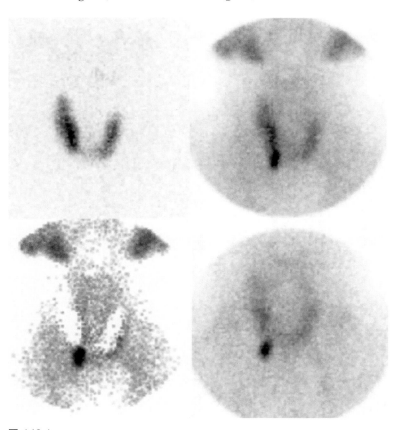

图 148.1

# 病例 148　甲状旁腺腺瘤:双核素法

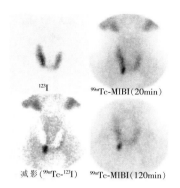

图 148.2

## 放射性药物/剂量/检查流程

口服 $^{123}I$-NaI(0.4mCi)/4h 后进行针孔成像,立即静脉注射 $^{99m}Tc$-MIBI(20mCi),分别于 20min 及 120min 进行针孔成像。

## 影像表现

甲状腺右叶下极的病灶 $^{99m}Tc$-MIBI 摄取持续增加,而该现象在 $^{123}I$ 显像图上未出现(不匹配)。

## 鉴别诊断

1.甲状旁腺腺瘤。

2.甲状旁腺癌。

3.甲状腺腺瘤。

4.淋巴结增生(可能性小)。

## 教学要点

1.单发性甲状旁腺腺瘤是原发性甲状旁腺功能亢进的最常见(>80%)病因。

2.核医学甲状旁腺显像可使用单核素 $^{99m}Tc$-MIBI 双时相法,也能使用双核素减影法,两者可以互补。

3.双核素法显像时, $^{123}I$ 或 $^{99m}Tc$- 高锝酸盐只能被甲状腺摄取,不能被甲状旁腺摄取,因此这些图像能直观地与 $^{99m}Tc$-MIBI 获得的图像相比较,或与其减影,如本病例。

## 临床处置

1.术前定位有助于甲状旁腺腺瘤的手术方式的选择,以及颈部的手术探查。

2.成功的甲状旁腺外科切除术可治疗甲状旁腺腺瘤,并且是有严重高钙血症或有高钙血症症状的患者最合适的治疗方法。

3.年轻患者、轻微的或无症状高钙血症患者或手术风险较高的患者适合观察和随访。

4.钙敏感受体调节剂(如西那卡塞)通过作用于甲状旁腺钙受体,抑制甲状旁腺腺体分泌,是内科有效治疗甲状旁腺功能亢进的新选择。

## 参考文献

Chien D, et al. Imaging of parathyroid glands. *Otolaryngol Clin North Am.* 2010;43:399–415.

Kim CK et al. The efficacy of sestamibi parathyroid scintigraphy for directing surgical approaches based on modified interpretation criteria. *Clin Nucl Med.* 2002;27:246–248.

Palestro CJ, et al. Radionuclide imaging of the parathyroid glands. *Semin Nucl Med.* 2005;35:266–276.

# 病例 149

## 病史

患者男,16 岁,臀部疼痛伴高钙血症。

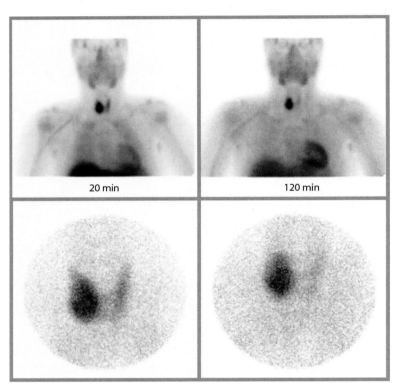

图 149.1

# 病例 149　甲状旁腺癌

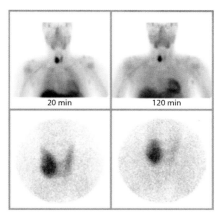

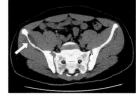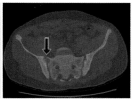

图 149.2　　　　　　　　　　图 149.3

## 放射性药物/剂量/检查流程

$^{99m}$Tc-MIBI/10mCi/于 20min 及 120min 进行针孔成像。

## 影像表现

1.图 149.2：给药后 20min 颈部平行孔成像图（上排）和针孔成像图（下排）显示双叶甲状腺弥漫性摄取，其中甲状腺右叶可见一卵圆形的局灶性高摄取灶；120min 后，甲状腺组织影像基本消退，但原右叶的高摄取灶仍可见明显的显像剂浓聚。

2.图 149.3：骨盆 CT 可见右侧髂骨骨皮质变薄及邻近团块状的低密度影（白箭），即并发纤维性囊性骨炎（长期存在甲状旁腺功能亢进的一种少见的临床表现）；骨盆 CT 骨窗显示骨膜下骨皮质吸收，使骶髂关节间隙变宽（黑箭），这是慢性甲状旁腺功能亢进的一种典型临床表现。

## 鉴别诊断

1.甲状旁腺腺瘤。

2.甲状旁腺癌。

3.甲状腺腺瘤。

## 教学要点

1.甲状旁腺癌占原发性甲状旁腺功能亢进的比例小于 5%。

2.显像特征几乎不能把甲状旁腺腺瘤跟甲状旁腺癌区分开来。

3.通常，甲状旁腺癌是在手术切除假定的腺瘤后诊断的。

4.纤维性囊性骨炎（棕色瘤）是由于原发性 PTH 分泌过量，从而刺激破骨细胞，引起溶骨性骨质破坏。棕色瘤现已少见。

## 临床处置

1.手术切除是甲状旁腺癌的首选治疗方法。

2.钙敏感受体调节剂通过作用于甲状旁腺钙受体，抑制甲状旁腺腺体分泌，有助于有残余癌组织或不能动手术的甲状旁腺癌患者控制 PTH 水平。

## 参考文献

Chien D, et al. Imaging of parathyroid glands. *Otolaryngol Clin North Am*. 2010;43:399–415.

Fang SH, et al. Parathyroid cancer. *Endocr Pract*. 2011;17:S36–S41.

Hong WS, et al. Emphasis on the MR imaging findings of brown tumor: a report of five cases. *Skeletal Radiol*. 2011;40:205–213.

# 病例 150

## 病史

患者男,29 岁,慢性肾衰竭。

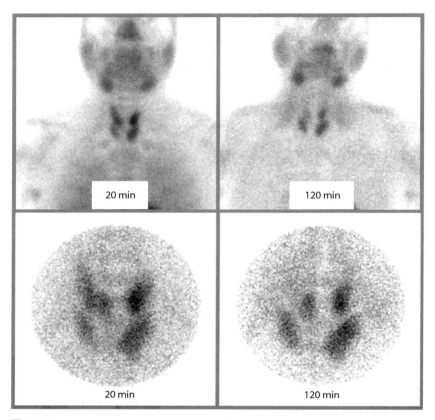

图 150.1

# 病例 150　继发性甲状旁腺功能亢进与甲状旁腺增生

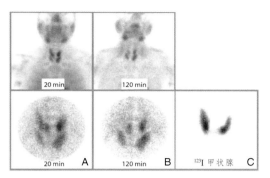

图 150.2

## 放射性药物/剂量/检查流程

$^{99m}$Tc-MIBI/20mCi/平行孔成像（上排）和针孔成像（下排），均于 20min（图 150.2，A）及 120min（B）进行成像，$^{123}$I-NaI/0.4mCi/于 4 h 进行针孔成像。

## 影像表现

1.给药 20min 后颈部显像可见甲状腺区域有多个高摄取灶，120min 后显像剂部分消退，另有 4 个显像剂摄取增高灶。

2.$^{123}$I 针孔显像（图 150.2C）显示甲状腺弥漫性摄取，与 MIBI 显像图对比，显示了 $^{99m}$Tc-MIBI 在甲状腺组织中逐渐消退，而 4 个甲状旁腺腺体增生组织则持续摄取。

## 鉴别诊断

1.原发性甲状旁腺功能亢进（因 4 个腺体增生而产生）。

2.继发性甲状旁腺功能亢进（其他病因导致 4 个腺体增生）。

## 教学要点

1.$^{99m}$Tc-MIBI 定位甲状旁腺腺瘤最准确，对甲状旁腺增生的敏感性大约只有 50%，$^{99m}$Tc-MIBI 扫描阴性不能排除甲状旁腺增生。

2.4 个甲状旁腺腺体全部增生通常产生于继发性甲状旁腺功能亢进，比如慢性肾衰竭患者。

3.原发性甲状旁腺增生一般与内分泌遗传综合征相关，如多发性内分泌瘤病（MEN-1）。

## 临床处置

1.治疗原发疾病（如肾移植）或严格的维生素 D 替代治疗（从而避免 PTH 刺激）以控制高钙血症是管理继发性甲状旁腺功能亢进最好的方法。

2.外科甲状旁腺切除术是必要的，为避免甲状旁腺功能减低，需在颈部保留一个甲状旁腺。

3.钙敏感受体调节剂通过作用于甲状旁腺钙受体，抑制甲状旁腺腺体分泌，是内科有效治疗继发性甲状旁腺功能亢进的新选择。

**参考文献**

Chien D, et al. Imaging of parathyroid glands. *Otolaryngol Clin North Am.* 2010;43:399–415.

Greenspan BS, et al. SNM practice guideline for parathyroid scintigraphy 4.0. *J Nucl Med Technol.* 2012; 40:111–118.

Palestro CJ, et al. Radionuclide imaging of the parathyroid glands. *Semin Nucl Med.* 2005;35:266–276.

## 病例 151

### 病史

患者女,48 岁,高钙血症。血钙为 12.3mg/dL(正常参考值:8.0~10.2mg/dL),PTH 为 230mg/dL(正常参考值:5~60mg/dL)。

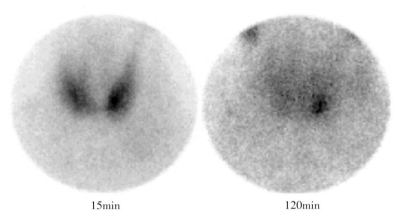

15min            120min

图 151.1

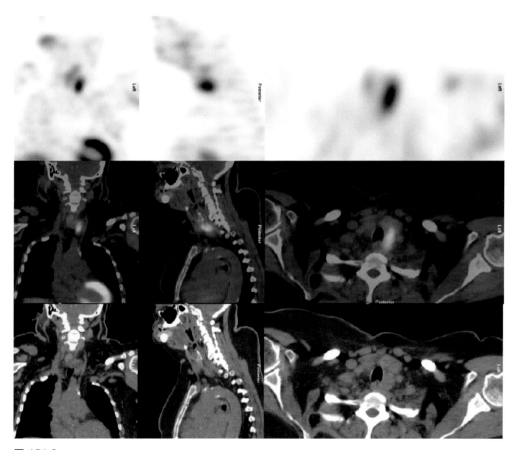

图 151.2

# 病例 151　异位甲状旁腺腺瘤

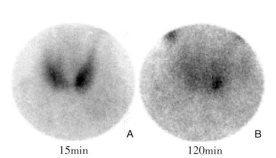

15min　　　　120min

图 151.3

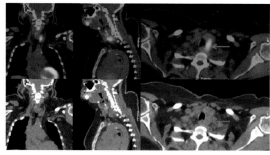

图 151.4

## 放射性药物/剂量/检查流程

$^{99m}$Tc-MIBI/20mCi/于 15min 及 120min 进行针孔成像,早期针孔成像后行 SPECT/CT 扫描。

## 影像表现

1.图 151.3:15min 针孔成像图(A)显示甲状腺示踪剂摄取,甲状腺左叶下极附近一个病灶的摄取增加。120min 后,甲状腺显像剂逐渐消退,但病灶的摄取持续存在。

2.图 151.2 和图 151.4:SPECT/CT 可见该显像摄取增加的病灶为气管食管沟内团块状软组织密度影。手术切除证实是一个下降的(异位)上极甲状旁腺腺瘤和一个正常的左侧下极甲状旁腺腺体。

## 鉴别诊断

1.甲状旁腺腺瘤。

2.甲状旁腺癌。

3.淋巴结增生。

4.非甲状旁腺肿瘤。

5.棕色脂肪组织(软组织上单个病灶可能性小)。

## 教学要点

1.异位甲状旁腺腺瘤的发生率<5%,可以发生在颈部及纵隔的任何地方,取决于腺体的胚胎学迁移。

2.源于上极甲状旁腺的异位甲状旁腺通常位于后纵隔(如食管后的或气管食管沟),在平面显像似下极甲状旁腺腺瘤。但是如果在 SPECT 显像上异常病灶位于甲状旁腺预期位置的后部,该组织是源于上极甲状旁腺的异位甲状旁腺腺瘤的可能性将会增加。

3.当异位甲状旁腺腺瘤位于纵隔时,SPECT/CT 检查的特异性将会增加。

## 临床处置

1.显像对于原发性甲状旁腺功能亢进的诊断不是必要的,但甲状旁腺腺瘤术前定位能发现并定位异位甲状旁腺腺瘤,从而指导手术方法和减小颈部手术探查范围。

2.参见其他的甲状旁腺病例。

### 参考文献

Kim SC, et al. Appearance of descended superior parathyroid adenoma on SPECT parathyroid imaging. *Clin Nucl Med*. 2007;32: 90–93.

Nichols KJ, Tomas MB, Tronco GG, et al. Preoperative parathyroid scintigraphic lesion localization: accuracy of various types of readings. *Radiology*. 2008 Jul;248:221–232.

Okuda I, et al. Diagnostic localization of ectopic parathyroid lesions: developmental consideration. *Jpn J Radiol*. 2010;28:707–713.

## 病例 152

### 病史

　　患者女,39 岁,甲状旁腺功能亢进;血钙为 12.1mg/dL(正常参考值:8.0~10.2mg/dL),PTH 为 166mg/dL(正常参考值:5~60mg/dL)。

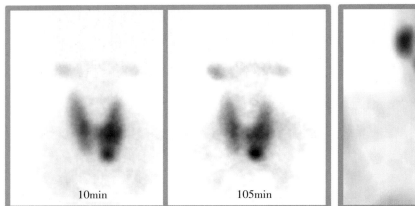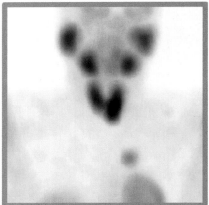

Image courtesy of Christopher Palestro, MD, North Shore-LIJ Health System.

图 152.1

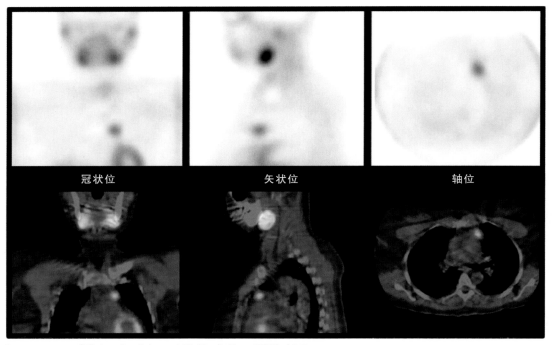

| 冠状位 | 矢状位 | 轴位 |

Image courtesy of Christopher Palestro, MD, North Shore-LIJ Health System.

图 152.2

## 病例 152　甲状旁腺腺瘤/胸腺瘤(混合型)

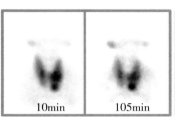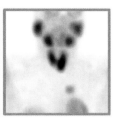

图 152.3

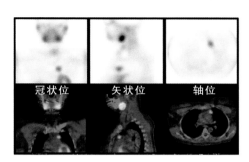

图 152.4

### 放射性药物/剂量/检查流程

$^{99m}$Tc-MIBI/20mCi/于 10min 及 105min 进行针孔成像,早期针孔成像后行 SPECT/CT 扫描。

### 影像表现

1.图 152.3:给药后 10min 颈部针孔成像图显示甲状腺区域显像剂摄取;105min 后,甲状腺影像部分消退,甲状腺左叶下极显著的摄取。平面显像图(图右端)显示纵隔内 1 个轻度摄取病灶。

2.图 152.4:SPECT 与 SPECT/CT 显像图均可定位前纵隔的病灶摄取,其与左侧胸腺内的软组织团块相关。手术切除证实颈部病灶为 1 个左侧下极的甲状旁腺腺瘤而前纵隔病灶为胸腺瘤(混合型)。

### 鉴别诊断

1.甲状旁腺腺瘤。

2.甲状旁腺癌。

3.非甲状旁腺肿瘤(例如胸腺瘤)。

4.棕色脂肪组织(单个病灶可能性小)。

### 教学要点

1.原发性甲状旁腺功能亢进患者中,异位甲状旁腺腺瘤的发生率<5%。

2.见病例 151。

3.典型的下极异位甲状旁腺位于前纵隔。由于该患者有一个身体同侧的下极甲状旁腺腺瘤,前纵隔的病灶是异位下极甲状旁腺腺瘤的可能性小。

### 临床处置

1.见前文甲状旁腺病例。

2.如果 $^{99m}$Tc-MIBI 甲状旁腺扫描确认病灶非甲状旁腺所致,有必要做其他的影像学检查或组织活检以进一步评估。

### 参考文献

Chien D, et al. Imaging of parathyroid glands. *Otolaryngol Clin North Am.* 2010;43:399–415.

Nichols KJ, et al. Preoperative parathyroid scintigraphic lesion localization: accuracy of various types of readings. *Radiology.* 2008 Jul;248:221–232.

Okuda I, et al. Diagnostic localization of ectopic parathyroid lesions: developmental consideration. *Jpn J Radiol.* 2010;28:707–713.

Zerizer I, et al. Anatomical and functional localization of ectopic parathyroid adenomas: 6-year institutional experience. *Nucl Med Commun.* 2011;32:496–502.

(邹雨婷　潘卫明　译)

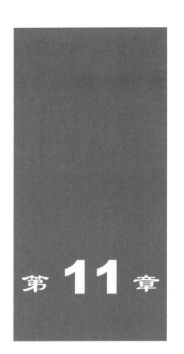

# 放射性核素治疗与治疗前评估

Heather A. Jacene, Frederick D. Grant, Katherine A. Zukotynski, Chun K. Kim

# 病例 153

## 病史

对于每例甲状腺功能亢进患者,其诊断可能是什么？怎样决定恰当的 $^{131}I$ 治疗活度？

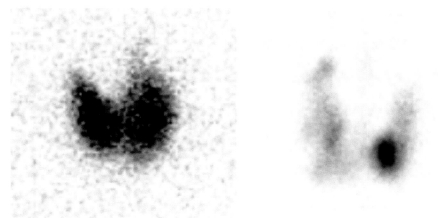

图 153.1　　　　　　　　　　　　图 153.2

图 153.3

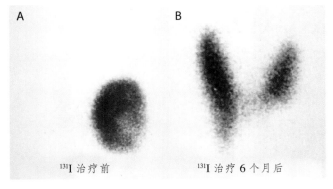

A　　　　　　　　B

$^{131}I$ 治疗前　　　　　$^{131}I$ 治疗 6 个月后

图 153.4

# 病例 153 甲状腺功能亢进的 $^{131}$I 治疗

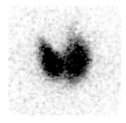   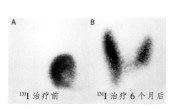

图 153.5          图 153.6          图 153.7          图 153.8

## 放射性药物/剂量/检查流程

$^{123}$I–碘化钠/0.4mCi/甲状腺扫描。

## 影像表现

1.图 153.5:Graves 病。

2.图 153.6:功能自主性结节部分抑制正常甲状腺组织,其中正常甲状腺组织中包含多个无功能性结节。

3.图 153.7:功能自主性热结节明显抑制周围甲状腺组织。

4.图 153.8:功能自主性热结节完全抑制正常甲状腺组织(A),经过 $^{131}$I 治疗后恢复正常甲状腺功能(B)。

## 教学要点

1.$^{131}$I 治疗的目的是治疗甲状腺功能亢进,尽管 5%~10%的患者可能需要重复治疗。

2.多种确定 $^{131}$I 治疗活度的方法

(1)固定的经验性的治疗活度,没有个体差异;一般治疗 Graves 病的 $^{131}$I 活度为 7~15mCi,治疗甲状腺毒性腺瘤的 $^{131}$I 活度为 15~29mCi。

(2)经甲状腺 $^{131}$I 摄取率校正的经验性 $^{131}$I 治疗活度确定法,但其与甲状腺重量无关。

(3)根据甲状腺 $^{131}$I 摄取率和甲状腺(或结节)大小计算的 $^{131}$I 治疗活度:

$^{131}$I 治疗活度(mCi)=(mCi/g)×估算的甲状腺重量(g)/甲状腺 $^{131}$I 摄取率(0~1.00)

治疗 Graves 病推荐的 $^{131}$I 活度为 0.1~0.2mCi/g,而甲状腺毒性腺瘤则为 0.2~0.4mCi/g。

(4)一些中心采用精细的甲状腺剂量计算,但并没有临床受益的明确证据。

3.治疗前注意事项:停用抗甲状腺药物 3 天,低碘饮食至少 2 周。

4.治疗后注意事项:镇吐(特别是采用高剂量 $^{131}$I 治疗者),酸性糖果刺激唾液腺分泌,对于严重的甲状腺功能亢进患者,$^{131}$I 治疗后应考虑重新使用抗甲状腺药物 3~4 天。

5.妊娠是 $^{131}$I 治疗的绝对禁忌证,大多数指南建议 $^{131}$I 治疗后应延迟 6 个月妊娠。

## 临床处置

1.解释可能的风险、并发症以及辐射防护。

2.了解更多细节请参考 SNMMI 指南。

## 参考文献

Silberstein EB, et al. The SNMMI practice guideline for therapy of thyroid disease with $^{131}$I 3.0. *J Nucl Med*. DOI: 10.2967/jnumed.112.105148

# 病例 154

## 病史

3 例分化型甲状腺癌患者行 $^{131}$I 治疗评估和治疗前诊断性扫描。所有患者均停用甲状腺激素 6 周。

(1)患者 A 3 个月前曾行甲状腺近全切。

(2)患者 B 和患者 C 均在 2 年前甲状腺切除术后行 $^{131}$I 清甲治疗,但现在血清 Tg 值均有增高。

对于这些患者,$^{131}$I 治疗的目的分别是什么?$^{131}$I 治疗的适宜活度又分别是多少?

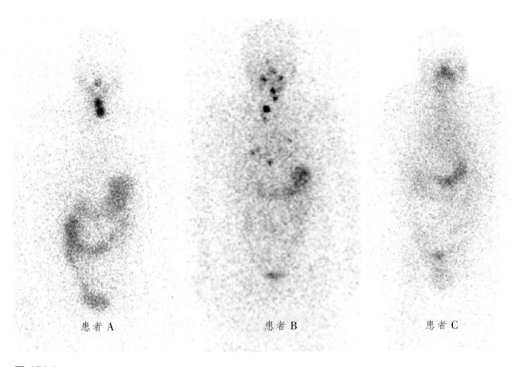

患者 A　　　　　患者 B　　　　　患者 C

图 154.1

# 病例 154　分化型甲状腺癌的 $^{131}$I 治疗

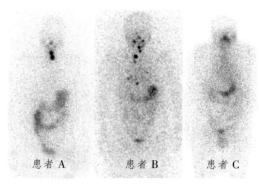

患者 A　　患者 B　　患者 C

图 154.2

**放射性药物/剂量/检查流程**

　　$^{123}$I/2~5mCi/口服 $^{123}$I 后 24h 行全身扫描。

**影像表现**

　　1.患者 A：颈前区 2 处残余甲状腺组织。

　　2.患者 B：颈部/纵隔多个摄碘的淋巴结转移以及双肺转移。

　　3.患者 C：未发现摄碘病灶；仅见唾液腺、唾液、鼻腔分泌物和胃生理性摄取碘，并经肠道和泌尿道排泄。

**教学要点**

　　1.$^{131}$I 治疗是分化型甲状腺癌（乳头状癌和滤泡状癌）的标准治疗。

　　2.$^{123}$I 扫描和 $^{131}$I 治疗前血清 TSH 至少应达到 30mIU/mL。这可以通过停用甲状腺素或使用人基因重组 TSH 实现。

　　3.只有当发生广泛肺转移时，为避免肺的放射性损伤才采用的标准剂量测定法。

**临床处置**

　　1.$^{131}$I 治疗的目标及活度均取决于临床情况。

　　（1）无明确转移灶患者甲状腺近全切后行清甲治疗（30~100mCi $^{131}$I）（患者 A）。清甲治疗有助于通过血清 Tg 和或 $^{123}$I 扫描对患者进行随访。不是所有的临床医师在清甲治疗前都会行诊断性 $^{123}$I 扫描。

　　（2）颈淋巴结清扫后发现的可疑镜下转移灶的治疗（75~150mCi $^{131}$I）。

　　（3）术中或 $^{123}$I 扫描发现的局部淋巴结转移的治疗（75~150mCi $^{131}$I）。部分临床医师推荐 $^{131}$I 治疗前手术切除受累淋巴结。

　　（4）全身扫描发现的远处转移的治疗（150~200mCi $^{131}$I）（患者 B）。远处转移不常见，但其最多见于肺和骨。

　　（5）对 Tg 增高但 $^{123}$I 扫描阴性的患者则采用经验性治疗（100~200mCi）（患者 C）。另外对于这类患者，也可以考虑行 $^{18}$F-FDG PET/CT（图 146.4）。

　　2.甲状腺癌的治疗是一个不断发展的领域，与内分泌科医师密切合作也是必需的。

**参考文献**

Silberstein EB, et al. The SNMMI practice guideline for therapy of thyroid disease with $^{131}$I 3.0. *J Nucl Med*. DOI: 10.2967/jnumed.112.105148

Van Nostrand D, Wartofsky L. Radioiodine in the treatment of thyroid cancer. *Endocrinol Metab Clin North Am*. 2007 Sep;36(3):807–822.

# 病例 155

## 病史

患者女,44 岁,卵巢癌患者,伴有腹膜微小转移灶和恶性腹水,行 $^{32}P$ 腹腔内灌注。

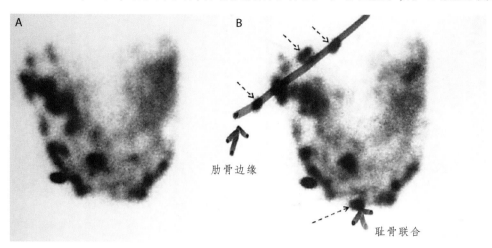

肋骨边缘

耻骨联合

图 155.1

# 病例 155    ³²P 腹腔内灌注前腹腔显像

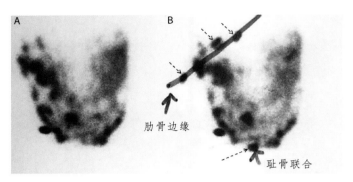

图 155.2

## 放射性药物/剂量/检查流程

3~5mCi ⁹⁹ᵐTc–硫胶体灌入腹腔,接着灌入 200~300mL 生理盐水。然后,嘱患者在 10~15min 内左右翻滚多次,使腹腔内放射性药物尽可能分布均匀。必要时可于 24h 行延迟显像。

一旦 ⁹⁹ᵐTc–硫胶体在腹腔内分布较理想时, 则将 10~20mCi ³²P–磷酸铬胶体配以 500mL 生理盐水灌入腹腔。

## 影像表现

1.图 155.1(A):腹腔内典型的正常显像剂分布,没有小腔形成的征象。

2.图 155.1(B):显像剂分布于右侧肋骨边缘和耻骨联合(如虚箭)。

## 鉴别诊断

无。

## 教学要点

1.³²P 发射纯 β 射线。

2.治疗前常规行 ⁹⁹ᵐTc–硫胶体(与 ³²P–磷酸铬粒子大小相同)显像以排除粘连或瘢痕形成的小腔,因为 ³²P 滞留于小腔内会对邻近的肠道造成很高的局部辐射剂量。

3.曾有报道称 ³²P 治疗与后期放射性肠炎有关。

4.一些研究者在联合铂类药物化学治疗时采用较低活度(5mCi)的 ³²P 治疗。

## 临床处置

1.³²P 腹腔内灌注能不同程度地缓解由于腹腔内卵巢癌细胞播散所致的恶性腹水。

2.有研究报道,³²P 腹腔内灌注能改善阑尾来源的腹膜黏液性癌的预后。

3.应注意观察患者有无恶心、呕吐、腹部绞痛以及放射性腹膜炎。

### 参考文献

Pattillo RA, et al. Phosphorus-32-chromic phosphate for ovarian cancer: I. Fractionated low-dose intraperitoneal treatments in conjunction with platinum analog chemotherapy. *J Nucl Med*. 1995 Jan;36(1):29–36.

Schomas DA, et al. Intraperitoneal treatment for peritoneal mucinous carcinomatosis of appendiceal origin after operative management: long-term follow-up of the Mayo Clinic experience. *Ann Surg*. 2009;249(4):588–595.

# 病例 156

## 病史

患儿女 , 13 岁 , 转移癌 ( 后位相见图 156.1 ) 。

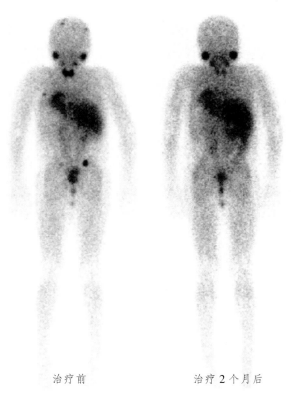

治疗前　　　　　治疗 2 个月后

图 156.1

## 病例 156　神经母细胞瘤治疗前和 <sup>131</sup>I–MIBG 治疗后 <sup>123</sup>I–MIBG 显像

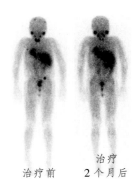

治疗前　　治疗 2 个月后

图 156.2

### 放射性药物/剂量/检查流程

<sup>123</sup>I–间碘苄胍(<sup>123</sup>I-MIBG)/5mCi/注射药物后 24h 行诊断性全身显像(包括治疗前和治疗后);<sup>131</sup>I-MIBG/639mCi/通过静脉输注/治疗。

### 影像表现

1.治疗前(<sup>123</sup>I-MIBG)显像:颅骨、左侧肩胛骨和骨盆见多处摄取 MIBG 的神经母细胞瘤骨转移灶。腹腔内没有 MIBG 的异常摄取,但是在唾液腺、甲状腺、心肌、肝脏和肌肉均可见 <sup>123</sup>I-MIBG 的生理性摄取。在儿童,棕色脂肪组织也可有 MIBG 的摄取。而在泌尿系和胃肠道则有显像剂的生理性排泄。

2.治疗后(<sup>123</sup>I-MIBG)显像:若治疗有效,则摄取 MIBG 的转移灶呈现出典型的正常的 <sup>123</sup>I-MIBG 生物学分布(见病例 133)。

### 鉴别诊断

1.转移性神经母细胞瘤。

2.转移性嗜铬细胞瘤。

3.多发性或转移性副神经节瘤。

### 教学要点

1.<sup>131</sup>I-MIBG 是临床应用的孤儿药,用于治疗耐药的交感嗜铬细胞瘤,包括高危神经母细胞瘤、转移性嗜铬细胞瘤和转移性副神经节瘤。

2.治疗有效率因肿瘤类型和分期而异。

3.大多数研究中心每例患者(分单次或两次给药)<sup>131</sup>I-MIBG 治疗剂量高达 1000mCi,但一些研究中心在治疗方案中则采用更低的活度。

4.早期的研究仅单独应用 <sup>131</sup>I-MIBG,但目前许多的临床试验将 <sup>131</sup>I-MIBG 治疗与化学治疗联合应用。

### 临床处置

1.由于采用了高活度的 <sup>131</sup>I 治疗,需要特殊护理和辐射安全防护。

2.<sup>131</sup>I-MIBG 治疗需要多学科团队,包括从事肿瘤学、核医学、辐射安全和护理的专家。

### 参考文献

Shusterman S, et al. Iodine-131–labeled meta-iodobenzylguanidine therapy of children with neuroblastoma: Program planning and initial experience. *Sem Nucl Med*. 2011;41:354–363.

## 病例 157

### 病史

患者男,80 岁,前列腺癌广泛性骨转移诉骨痛,行 $^{99m}$Tc-MDP 骨显像(见图 157.1A)。数天后该患者接受了缓解骨痛的放射性药物治疗,治疗后 24h 的显像见图 157.1B。那么放射性药物是什么？其适应证和禁忌证又是什么？

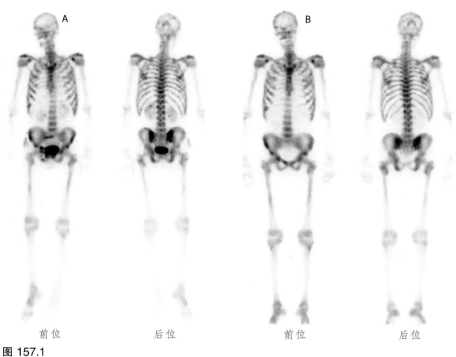

前位　　　　后位　　　　前位　　　　后位

图 157.1

# 病例 157　钐缓解骨痛治疗

**放射性药物/剂量/检查流程**

1.第 1 天:$^{99m}$Tc-MDP/20mCi/钐治疗前骨扫描(要求在钐治疗前 8 周内)。

2.第 2 天:$^{153}$Sm-EDTMP(乙二胺四甲膦酸)治疗,1mCi/kg,静脉注射至少 1~2min,并用 10~20mL 的生理盐水冲管。

3.第 3 天:于治疗当天或治疗后 24h 后行钐骨显像(图 157.1B)。

**影像表现**

1. 两次显像均显示多个病灶,即整个中轴骨和外周附骨弥漫性增加的 $^{99m}$Tc-MDP 和 $^{153}$Sm-EDTMP 摄取。

2.仅在 MDP 显像上显示的位于骨盆处的多处病灶可能是由于污染。

3.在 $^{153}$Sm-EDTMP 扫描上膀胱没有显像剂浓聚,因为该患者是在治疗后 24h 进行扫描的。

**鉴别诊断**

除了广泛骨转移无其他疾病。

**教学要点**

1.骨转移瘤可导致疼痛。

2.为缓解疼痛常需要服用非甾体类抗炎药和阿片类药物。然而这些药物均有明显的副作用,比如胃肠道出血、便秘、嗜睡和精神改变。

(1)双磷酸盐能抑制破骨细胞活动并刺激骨的形成。在骨转移患者中,双磷酸盐能减少骨骼并发症的发生并延缓病情进展。

(2)放射性治疗或手术能够缓解由局部的骨转移病灶引起的疼痛。

(3)由于急性脊髓压迫引起的疼痛也可考虑使用放射性治疗。

(4)放射性药物有助于缓解多灶骨转移患者的疼痛。

3.在美国用于缓解骨痛的放射性药物包括:$^{32}$P–磷酸盐、$^{89}$SrCl$_2$、$^{153}$Sm-EDTMP、$^{223}$RaCl$_2$。

(1)不同的药物有不同的效能、疼痛缓解期、毒性、价格以及可重复治疗的特征。

(2)在这些药物中,仅有 $^{153}$Sm-EDTMP 可以用于显像。

4.作为一种能被骨骼吸收的、参与成骨细胞活动的磷酸盐复合物,$^{153}$Sm-EDTMP 在美国已经被广泛应用。$^{99m}$Tc-MDP 和 $^{153}$Sm-EDTMP 在骨骼的分布是一致的。

5.适应证:骨扫描发现多发的有骨痛症状的骨转移瘤(多于一处)。

6.禁忌证

(1)绝对禁忌证:妊娠期、哺乳期。

(2)其他:肾衰竭;脊髓压迫;血红蛋白<90g/L;总白细胞数<3.5×10$^9$/L;中性粒细胞绝对计数<1.5×10$^9$/L;血小板<100×10$^9$/L;GFR<30mL/min。

(3)治疗前 1 周需要进行血液检查。

7.在治疗后的 5h,<1%的 $^{153}$Sm-EDTMP 滞留于循环中。6h 后,泌尿系的放射性药物排出达最小。

8. >50%的患者骨痛能够缓解。骨髓抑制常较轻微。通常在 2~4 周时血小板和白细胞达最低并可在 8 周内恢复。

9. 前 1 次治疗后间隔 3 个月可考虑重复治疗。

## 临床处置

$^{153}$Sm-EDTMP 经静脉给药并能够改善骨痛。

### 参考文献

Pandit-Taskar N, et al. Radiopharmaceutical therapy for palliation of bone pain from osseous metastases. *J Nucl Med.* 2004;45(8):1358–1365.

Paes F, Serafini A. Systemic metabolic radiopharmaceutical therapy in the treatment of metastatic bone pain. *Semin Nucl Med.* 2010;40:89–104.

## 病例 158

### 病史

　　患者男,65 岁,去势抵抗性前列腺癌,主诉下腰痛。无脏器转移。²²³RaCl₂ 治疗骨转移的评估。最近一次全血细胞计数:血小板计数 137 000/mm³;中性粒细胞绝对计数 2500/mm³;血红蛋白 135g/L。

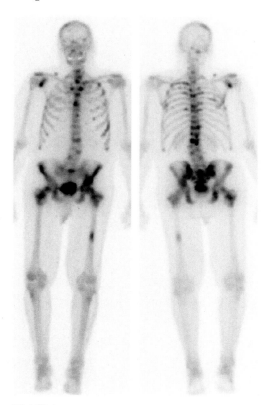

图 158.1

# 病例 158　骨转移瘤的 $^{223}RaCl_2$ 治疗

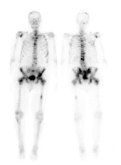

图 158.2

## 放射性药物/剂量/检查流程

图 158.2：$^{99m}Tc$-MDP/25mCi/骨扫描。

$^{223}RaCl_2$/1.35μCi/kg/骨转移治疗。

## 影像表现

1.骨扫描：散在分布的、显像剂摄取增加的骨转移病灶。

2.$^{223}RaCl_2$ 治疗的适应证。

## 鉴别诊断

无。

## 教学要点

1.$^{223}RaCl_2$ 是一种亲骨性的能发射 α 射线的放射性治疗药物，目前主要用于治疗没有脏器转移的去势抵抗性前列腺癌有症状的骨转移。

2.研究显示，与 $^{153}Sm$、$^{89}Sr$ 比较，对于去势抵抗性前列腺癌骨转移患者，提供最优护理的条件下，$^{223}RaCl_2$ 治疗较安慰剂对照组生存率得到改善。

3.治疗步骤

(1)每隔 4 周注射 1 次 $^{223}RaCl_2$，共 6 次。

(2)剂量：50kBq/kg(1.35μCi/kg)，不少于 1min 缓慢静脉推注。

4.骨髓抑制是常见的短期副作用。应测量最初的和每次 $^{223}RaCl_2$ 治疗前的全血细胞计数。

(1)最初的全血细胞计数要求：血小板计数≥100 000/mm³；中性粒细胞绝对计数≥1500/mm³；血红蛋白≥10g/dL。

(2)第 2~6 剂 $^{223}RaCl_2$ 治疗前全血细胞计数要求：血小板计数≥50 000/mm³；中性粒细胞绝对计数≥1000mm³。

对于连续的 $^{223}RaCl_2$ 治疗，每次治疗的间隔时间可延迟到 6~8 周，以便血细胞计数的恢复，必要时可考虑支持治疗。

5.常见的非血液系统的副作用：恶心、腹泻、呕吐和外周水肿。

6.肿瘤科与核医学科紧密协作是必要的。

7.在采用 $^{223}RaCl_2$ 治疗前、治疗期间和治疗后均需遵守地区和国家的辐射安全法则。

## 临床处置

继续推进采用 $^{223}RaCl_2$ 治疗无脏器转移的去势抵抗性前列腺癌有症状的骨转移。

## 参考文献

Parker C, et al. Alpha emitter radium-223 and survival in metastatic prostate cancer. *N Engl J Med*. 2013;369(3):213–223.

## 病例 159

### 病史

　　患者男,56 岁,非霍奇金淋巴瘤复发。5 年前被诊断为Ⅳ期,CD20(+),1 级滤泡性非霍奇金淋巴瘤。经过了利妥昔单抗、环磷酰胺、阿霉素、长春新碱和泼尼松(R-CHOP)方案治疗,一直处于缓解期,直到 PET/CT 扫描发现 FDG 浓聚的左髂外淋巴结复发。行 FDG PET/CT 扫描时血细胞计数:血小板计数 167 000/mm³;中性粒细胞绝对计数 2000/mm³;且其肝肾功能均正常。骨髓穿刺活检:没有淋巴瘤侵润。采用放射性免疫治疗。见图 159.1。

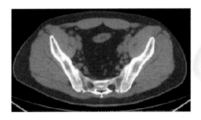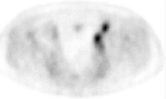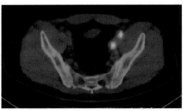

图 159.1

## 病例 159　放射免疫治疗 1

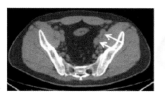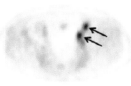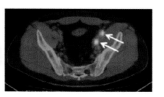

图 159.2

### 放射性药物/剂量/检查流程

$^{18}$F-FDG/10~15mCi/注射 1h 后行 PET/CT 显像。

### 影像表现

采用放射性标记的抗 CD20 单克隆抗体治疗的适应证。

### 鉴别诊断

无。

### 教学要点

1.经批准的非霍奇金淋巴瘤放射免疫治疗方案

(1)利妥昔单抗和 $^{90}$Y–替伊莫单抗(泽娃灵,光谱制药)。

(2)托西莫单抗和 $^{131}$I–托西莫单抗(百克沙,葛兰素史克)。

2. 95%的 B 细胞淋巴瘤 CD20 抗原阳性,而上述两种治疗方案均针对 CD20 抗原。

3.治疗的适应证

(1)复发或难治性的、低级的、滤泡性的或变形的 B 细胞非霍奇金淋巴瘤。

(2)之前未治疗的滤泡性非霍奇金淋巴瘤经一线化疗部分或完全应答后(利妥昔单抗和 $^{90}$Y–替伊莫单抗)。

4.接受治疗者需具备的标准

(1)满足 CD20 阳性的非霍奇金淋巴瘤患者。

(2)合格的血细胞计数(血小板计数>100 000/mm³;中性粒细胞绝对计数>1500/mm³)。

(3)骨髓中肿瘤细胞<25%。

(4)良好的肾功能(托西莫单抗和 $^{131}$I–托西莫单抗)。

5.两种药物的治疗均包括以下两步的治疗模式。

(1)对于托西莫单抗和 $^{131}$I–托西莫单抗,通过生物分布/剂量测定步骤以保证抗体正常的生物分布并决定患者个体化的治疗剂量。而对于利妥昔单抗和 $^{90}$Y–替伊莫单抗,则不需要对利妥昔单抗进行显像。

(2)治疗。

(3)未标记的抗体在标记抗体应用之前使用,以封闭脾和外周血正常 B 细胞的 CD20 抗原。这就改善了放射性标记的抗体与肿瘤结合的靶向性。

6.主要的短期副作用在于显著的血液毒性。

(1)血小板减少和中性粒细胞减少发生于 60%~70%的患者。

(2)一般在治疗后 4~7 周出现血细胞短暂的最低值。

(3)至少每周查一次血细胞计数,连续 12 周,或直到完全恢复。

(4)15%~27%的患者需要输血。

7.长期的副作用:人抗鼠/嵌合抗体(4%~11%);甲状腺功能减低($^{131}$I-托西莫单抗,18%);骨髓增生异常综合征/白血病(2%~4%)。

8.肿瘤科与核医学科紧密协作是必要的。

## 临床处置

继续推进非霍奇金淋巴瘤的放射免疫治疗。

### 参考文献

Goldsmith SJ. Radioimmunotherapy of lymphoma: Bexxar and Zevalin. *Semin Nucl Med*. 2010;40:122–135.

Wahl RL. Tositumomab and (131)I therapy in non-Hodgkin's lymphoma. *J Nucl Med*. 2005;46(suppl 1):128S–140S. *Semin Nucl Med*. 2004 Jan;34(1 suppl 1).

# 病例 160

## 病史

患者男,56 岁,CD20(+)低级滤泡性非霍奇金淋巴瘤复发。

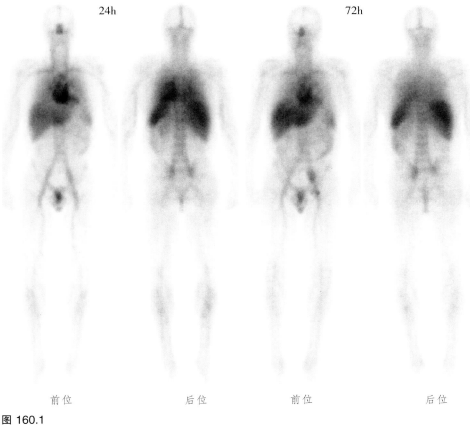

| 24h | | 72h | |
|---|---|---|---|
| 前位 | 后位 | 前位 | 后位 |

图 160.1

# 病例 160　替伊莫单抗(泽娃灵,Zevalin®)的生物分布

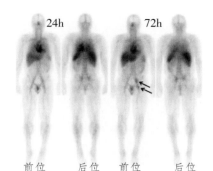

图 160.2

## 放射性药物/剂量/检查流程

$^{111}$In-替伊莫单抗/5mCi/抗 CD20 抗体显像。

## 影像表现

1. 24h 显像:较高的显像剂浓聚出现于心、肝和脾;其他血池区域表现为中等程度的浓聚;而肾脏、肠道和骨髓则表现为较低或极低的显像剂摄取。

2. 72h 显像:除了心脏的活动减低到与肝脏相当外,余与 24h 显像无异;左侧髂部/腹股沟区(箭)有中等程度的显像剂摄取,这些区域正是 PET/CT 图像上有 FDG 浓聚的淋巴结所在区域(见病例 159,放射免疫治疗 1)。

## 鉴别诊断

1.$^{111}$In-替伊莫单抗在 24h 和 72h 的正常生物学分布。

2.左侧髂部/腹股沟区非霍奇金淋巴瘤瘤组织的显像剂摄取。

## 教学要点

1.$^{90}$Y 是一种纯 β 射线而不用于显像。$^{90}$Y-替伊莫单抗的生物学分布可够通过静脉注射 $^{111}$In-替伊莫单抗后 48~72h 行全身平面显像而获得。异常的生物学分布包括:

(1)肝、脾和骨髓高显像剂摄取,这代表网状内皮系统的摄取。

(2)在无肿瘤的正常组织中,比如肺或肾显像剂摄取增高并高于肝脏或某一区域的肠道显像剂摄取高于肝脏。

(3)骨髓显著的显像剂摄取是很少见的(<0.5%),此时应评估其原因比如淋巴瘤浸润、近期曾使用造血生长因子、人抗鼠/抗嵌合抗体。

2.生物学分布显像中肿瘤的显示与肿瘤应答之间的相关性尚不明确。

3.在应用 $^{90}$Y-替伊莫单抗治疗之前不再需要行 $^{111}$In-替伊莫单抗的生物学分布显像,这是因为异常的生物学分布很少见,而且在行与未行生物学分布显像的患者之间在血液学毒性方面并没有区别。

4.$^{90}$Y-替伊莫单抗治疗剂量取决于血小板计数和体重。

(1)血小板计数>150 000/mm$^3$ 时,治疗剂量为 14.8MBq/kg(0.4mCi/kg)。

(2)血小板计数在 100 000~150 000/mm$^3$ 时,治疗剂量为 11.1MBq/kg(0.3mCi/kg)。

## 临床处置

继续进行 $^{90}$Y-替伊莫单抗治疗剂量的治疗。

## 参考文献

See Case 159 (Radioimmunotherapy-1).

# 病例 161

## 病史

患者女 ,62 岁 ,CD20(+)低级滤泡性非霍奇金淋巴瘤复发。

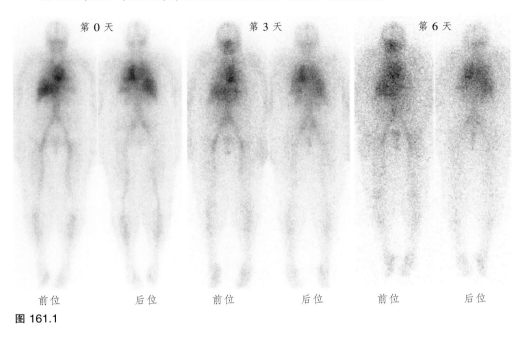

图 161.1

## 病例 161 托西莫单抗(百克沙,Bexxar®)的生物学分布

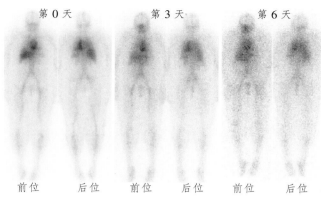

图 161.2

**放射性药物/剂量/检查流程**

$^{131}$I-托西莫单抗/5mCi/抗 CD20 抗体显像。

**影像表现**

1. 0 天:显像剂大多分布于血池;肝、脾的摄取低于心脏。

2. 3 天和 6 天:血池的显像剂分布减低;总的放射性计数减低,显像剂主要集中在肝脾。

**鉴别诊断**

$^{131}$I-托西莫单抗在 0 天、3 天和 6 天的正常生物学分布。

**教学要点**

1.不同患者 $^{131}$I-托西莫单抗清除率明显不同;因此,托西莫单抗的治疗步骤需包括剂量学测定和生物学分布的视觉评估。

2.在注射 $^{131}$I-托西莫单抗后的 3 个时间点(治疗当天注射药物 1h 内;注射药物后第 2、3 或 4 天;注射药物后第 6 或 7 天)行前后位全身平面显像。

3.虽然异常生物学分布的患者很少见,但这类患者不应继续实施 $^{131}$I-托西莫单抗的治疗。

4.异常的生物学分布形式

(1)0 天:血池不显影,肺弥漫性摄取大于血池,无肿瘤的肝或脾高摄取;显像剂浓聚提示有尿路梗阻。

(2)2 天、3 天或 4 天以及 6 天或 7 天:肺弥漫摄取大于血池,显像剂摄取提示有尿路梗阻。

(3)通过剂量学计算:药物全身滞留时间<50h 或>150h。

5.在生物学分布/剂量测定显像中显示的肿瘤不是必须要求治疗,这是因为尚未发现肿瘤的显示与肿瘤应答之间的相关性。

6.$^{131}$I-托西莫单抗治疗的放射性活度取决于根据预期的全身放射剂量计算的治疗剂量。

(1)血小板计数>150 000/mm³ 时,总的全身放射剂量为 75cGy。

(2)血小板计数在 100 000~150 000/mm³ 时,总的全身放射剂量为 65cGy。

**临床处置**

继续进行 $^{131}$I-托西莫单抗治疗剂量的治疗。

**参考文献**

See Case 159 (Radioimmunotherapy-1).

(张春银 译)

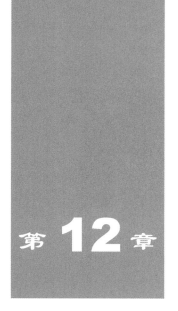

# 第12章

# 肝脏、脾脏和胆管系统显像

Scott Britz-Cummingham, Hyewon Hyun, Chun K. Kim

## 病例 162

### 病史

患者女,47 岁,急性腹痛。下一步应如何处置?

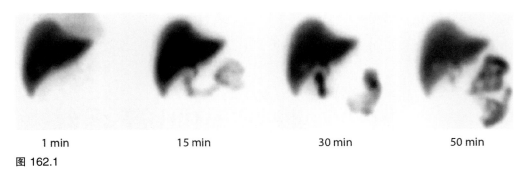

| 1 min | 15 min | 30 min | 50 min |

图 162.1

# 病例 162　吗啡介入试验

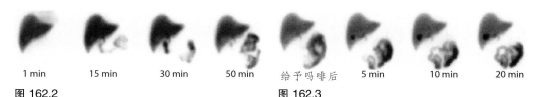

| 1 min | 15 min | 30 min | 50 min | 给予吗啡后 | 5 min | 10 min | 20 min |

图 162.2　　　　　　　　　　图 162.3

## 放射性药物/剂量/检查流程

$^{99m}$Tc-美溴非林/4mCi/肝胆显像-连续采集 60min(图 162.2),之后静脉给予吗啡 2mg,并继续采集 30min(图 162.3)。

## 影像表现

1.图 162.2:肝脏快速摄取;心脏血池显像剂快速清除;15min 内小肠内可见显像剂分布;胆囊未见显影;50min 肝脏可见中等程度显像剂滞留,提示轻度胆汁淤积。

2.图 162.3:给予吗啡 5min 后胆囊可见显影。

## 鉴别诊断(胆囊延迟显影)

1.慢性胆囊炎。

2.肝功受损或胆汁淤积导致胆汁排泄减少。

3.禁食时间过长>24h。

4.禁食时间不足<4h。

## 教学要点

1.胆囊延迟显影或不显影可能的原因如下所示。

(1)严重肝细胞功能损伤或胆汁淤积,但此例在最初的 60min 内可见大量胆汁排泄,基本可排除这种情况。

(2)禁食时间不足<4h:由于内源性缩胆囊素的分泌,检查过程中胆囊收缩。

(3)禁食>24h:胆囊在检查前已几乎被胆汁充盈,导致示踪剂不能够进一步进入胆囊。这种情况下,建议扫描前使用缩胆囊素。

2.胆囊延迟显影的最常见原因是慢性胆囊炎。

3.如果胆囊 1h 仍未见显影,建议采取如下措施:

(1)静脉注射低剂量吗啡(0.4mg/kg),进行 30min 显像。

(2)或进行 4h 延迟显像,必要时,可进行 4h 后的延时显像。

(3)如果应用以上技术后胆囊仍无显影,则考虑为急性胆囊炎。

4.有研究报道,吗啡介入试验较延迟显像(90min 显像对比 4h 显像)在排除急性胆囊炎方面不仅更有效,更重要的是,其特异性更高。

## 临床处置

患者行选择性腹腔镜胆囊切除术后症状缓解。病理学证实为慢性胆囊炎。

### 参考文献

Cabana MD et al. Morphine-augmented hepatobiliary scintigraphy: a meta-analysis. *Nucl Med Commun*. 1995;16:1068–1071.

Kim CK et al. Cholescintigraphy in the diagnosis of acute cholecystitis: morphine augmentation is superior to delayed imaging. *J Nucl Med*. 1993;34:1866–1870.

## 病例 163

### 病史

　　患者女,55 岁,慢性右上腹疼痛,行核医学检查如 163.1 图所示。下一步应如何处置？

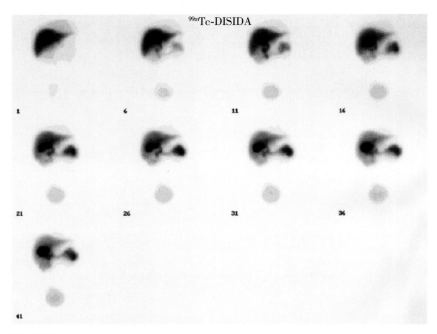

图 163.1

## 病例 163　CCK 输注速度对胆囊排空率测量的重要性

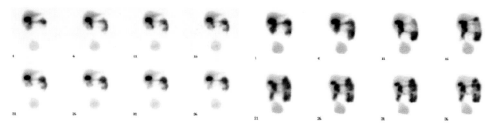

图 163.2　　　　　　　　　　　　　图 163.3

### 放射性药物/剂量/检查流程

1.图 163.1：$^{99m}$Tc-DISIDA/5mCi/胆管闪烁显像–连续采集 45min。

2.图 163.2：继续采集 45min [前 3min 持续输注 0.02μg/kg 的辛卡利特（合成 CCK）后再采集 42min]。

3.图 163.3：再次显像 45min（前 30min 持续输注辛卡利特后再采集 15min）。

### 影像表现

1.图 163.1：肝脏快速摄取；胆总管、胆囊和小肠快速显影；肝实质显像剂分布可见中等程度清除。

2.图 163.2：CCK 滴注 3min，胆囊收缩功能较差（胆囊排空率<10%）。

3.图 163.3：CCK 滴注 30min，胆囊收缩功能较好（胆囊排空率约为 85%）。

### 鉴别诊断

与胆管型疼痛类似但由非胆管、胃肠道原因引起的疼痛。

### 教学要点

1.胆囊显影延迟（见病例 162）提示慢性胆囊炎，60min 内可见正常的胆囊充盈不能排除慢性胆囊炎或其他慢性胆管疾病。

2.输注 CCK 后测量的胆囊排空率，可用于鉴别慢性胆管疾病，如慢性胆囊炎、胆管运动障碍等，以及症状相似的非胆管疾病如肠道易激综合征等。

虽然胆囊排空率与病理组织学的相关性仍存在争议，但是普遍认为胆囊排空率越低，患者胆囊切除术后症状缓解的可能性越大。

3."弹丸注射"或短时间的 CCK 滴注（如图 163.2）可以使血中 CCK 超过生理浓度，从而导致反常的胆囊收缩功能减低。

4.前位显像，胆囊和十二指肠常重叠，有可能低估胆囊排空率。左前斜位显像是测量胆囊排空率的理想体位。

5.部分研究推荐 60min 内 CCK 持续滴注。

### 临床处置

评估引起疼痛的其他原因。

### 参考文献

Kim CK, et al. Interventions in gastrointestinal nuclear medicine. *Nuclear Med Ann*. 1996:213–257.

Vassiliou MC, et al. Biliary dyskinesia. *Surg Clin North Am*. 2008;88(6):1253–1272.

Ziesman HA, et al. Sincalide-stimulated cholescintigraphy: a multicenter investigation to determine optimal infusion methodology and gallbladder ejection fraction normal values. *J Nucl Med*. 2010;51(2):277–281.

# 病例 164

## 病史

患者男,57 岁,急性右上腹疼痛,为排除外急性胆囊炎行肝胆显像。患者禁食大于 24h。图 164.1 示 60min(3 分钟/帧)图像。

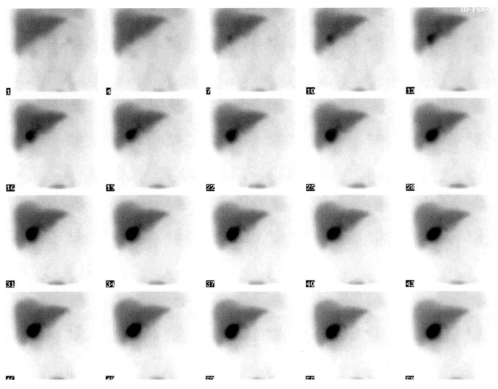

图 164.1

# 病例 164　　正常变异:胆囊提前充盈

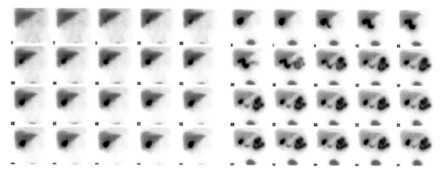

图 164.2　　　　　　　　　　图 164.3

## 放射性药物/剂量/检查流程

检查前给予 CCK,之后行 $^{99m}$Tc–甲溴菲宁/5mCi/肝胆显像–连续显像 60min(图 164.2);再次给予 CCK 并继续连续显像 30min(图 164.3)。

## 影像表现

1.图 164.2

(1)肝脏摄取轻到中度减少,血池以及肝实质清除轻到中度减慢,提示肝细胞功能受损。

(2)10min 内胆囊快速显影。

(3)1h 内可见胆囊持续充盈,但肠道内未见显像剂分布。

2.图 164.3:再次给予 CCK 4~7min 后,十二指肠可见显像剂分布。

## 鉴别诊断(再次给予 CCK 前肠道不显影)

1.禁食状态下,奥狄括约肌轻度关闭导致的正常变异。

(1)在检查前给予 CCK。

(2)正常禁食状态。

2.在检查前使用麻醉剂。

## 教学要点

1.检查前给予 CCK 是胆囊快速提前显影、十二指肠不显影的最常见原因。

2.虽然并不常见,这种现象仍然会发生在正常禁食状态下。

3.需要与超急性胆总管梗阻进行鉴别时,可以第 2 次给予 CCK,证实显像剂可以快速分泌入肠道。但是,部分文献数据显示,与胆总管梗阻相关的此种显影类型几乎不存在,因此,除非临床需要计算 GBEF,第 2 次给予 CCK 不是必需的。

## 临床处置

经过随访观察,患者患有肾结石。

### 参考文献

Kim CK. Pharmacologic intervention for the diagnosis of acute cholecystitis: cholecystokinin pretreatment or morphine, or both? *J Nucl Med*. 1997;38(4):647–649.

Kim CK, et al. Delayed biliary-to-bowel transit in cholescintigraphy after cholecystokinin treatment. *Radiology*. 1990;176:553–556.

Lee SO, et al. Is CCK necessary to separate normal from CBD obstruction when prompt gallbladder filling but no bowel activity is seen during cholescintigraphy? *J Nucl Med*. 1991;32:976.

## 病例 165

### 病史

　　患者女,55 岁,结肠癌右半结肠切除术后,发热 38.7℃并伴意识障碍,无黄疸。白细胞计数正常,但是有明显的杆状核粒细胞增多。肝功能正常。体格检查,Murphy 征可疑阳性。腹部 CT 未见胆囊结石,可见胆囊壁增厚、胆囊周围脂肪模糊。胆囊周围可见 6cm×3.9cm×4.5cm 的积液,肝脏 S4 段反应性充血。

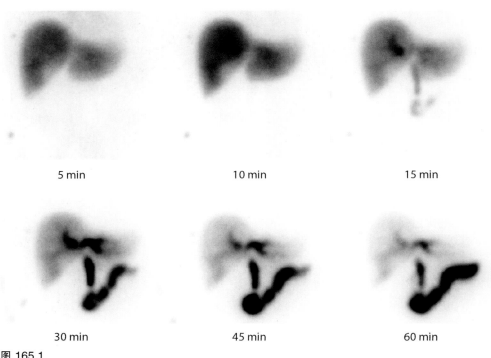

5 min　　　　　　10 min　　　　　　15 min

30 min　　　　　　45 min　　　　　　60 min

图 165.1

## 病例 165　急性无黄疸型胆囊炎伴"晕征"

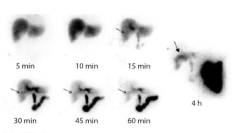

图 165.2

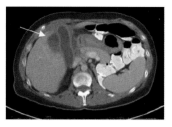

图 165.3

### 放射性药物/剂量/检查流程

$^{99m}$Tc–甲溴菲宁/5mCi/肝胆显像–连续显像 60min 之后行 4h 延时显像。

### 影像表现

1.肝胆显像（图 165.2）

（1）肝脏快速摄取、清除显像剂。

（2）小肠快速显影,排除胆总管梗阻。

（3）4h 未见胆囊显影。

（4）胆囊窝邻近部位可见晕样显像剂分布增高（"晕征"）,随时间延长逐渐明显（箭）。

2.CT（图 165.3）

（1）无胆囊结石,胆囊壁增厚,胆囊周围水肿带。

（2）胆囊窝积液（箭）,肝脏 S4 段反应性充血。

### 鉴别诊断

1.急性非黄疸型胆囊炎,"晕征"提示伴有透壁性炎症。

2.坏疽性胆囊炎。

3.胆囊周围脓肿。

4.局限性胆管扩张。

### 教学要点（"晕征"）

1.病因学:胆囊窝周围肝实质充血（显像剂摄取增加）,并且清除延迟（显像剂滞留）。

该部位肝细胞具有功能,可以摄取并清除显像剂。胆囊窝炎性水肿可以压迫,并导致邻近胆小管胆汁淤积,导致显像剂清除延迟。

2.晕征（如果出现）

（1）此检查诊断急性胆囊炎的特异性高,但是敏感性不高。

（2）复杂性胆囊炎（如坏疽性胆囊炎）出现晕征的可能性增加,但并不具有特异性;有可能影响手术方式,当存在晕征时,需要提示临床医生。

### 临床处置

1.经皮胆囊切开置管,引流脓性物质。

2.患者首先行抗生素治疗,胆囊切开置管后进行出院护理。2 个月后,胆囊周围积液完全吸收,行胆囊切除术。组织学检查仅显示慢性胆囊炎。

### 参考文献

Cawthon MA, et al. Biliary scintigraphy: the "hot rim" sign. *Clin Nucl Med*. 1984;9(11):619–621.

McDonald KL, Davani M. The rim sign in hepatic abscess: case report and review of the literature. *J Nucl Med*. 1997;38(8):1282–1283.

Shih WJ, et al. Scintigraphic findings in acute gangrenous cholecystitis. *Clin Nucl Med*. 1987;12(9):717–720.

# 病例 166

## 病史

患者男,57 岁,早期肝硬化合并腹痛。

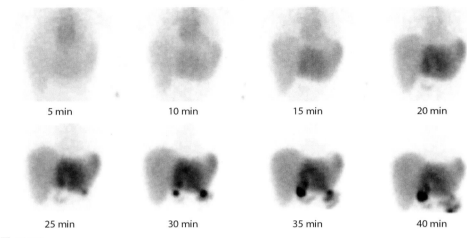

图 166.1

## 病例 166　门脉右支血栓

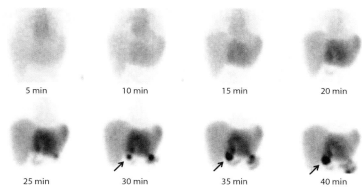

5 min　　10 min　　15 min　　20 min

25 min　　30 min　　35 min　　40 min

图 166.2

### 放射性药物/剂量/检查流程

$^{99m}$Tc–甲溴菲宁/5mCi/肝胆显像–连续显像 60min。

### 影像表现

1.血池清除延迟。

2.与肝左叶相比,肝右叶表现出非对称性的显像剂分布减低。

3.肝胆排泄轻度延迟;30min 内可见胆囊(箭),通过不同体位显像证实(未展示)。

4.小肠内可见显像剂提示正常胆总管通畅。

### 鉴别诊断

1.肝细胞功能受损,肝右叶功能低于无梗阻的肝左叶。

2.由于血栓或肿瘤,门脉右支部分梗阻。

3.由于血栓或肿瘤,肝静脉右支部分梗阻。

### 教学要点

1.评估肝脏摄取,包括摄取程度、均匀性,以及清除的快慢。

2.如怀疑血管性病因,可行多普勒超声检查;增强 CT 检查门脉期显像或 MRA 可证实血栓,并且明确潜在的异常或占位性病变。$^{18}$F-FDG PET/CT 可进一步鉴别栓子的良恶性。

3.多种原因可导致门脉血栓的发生,包括良恶性疾病导致的血流减少(肝硬化、原发或继发恶性病变)、高凝状态、局限性炎症或感染如急性胰腺炎、胆管炎,以及近期腹部手术史。

4.治疗需要依据血栓形成的病因,特别是患者是否存在肝硬化。

### 临床处置

经过随访,根据增强 CT 检查,患者诊断为肝癌伴门脉右支受累。

### 参考文献

Hu S, et al. The role of 18F-FDG PET/CT in differentiating malignant from benign portal vein thrombosis. *Abdom Imaging*. 2014;39(6):1221–1227.

Sun L, e al. Highly metabolic thrombus of the portal vein: 18F FDG PET/CT demonstation and clinical significane in hepatocellular carinoma. *World J Gastroenterol*. 2008 Feb 28:14(8)1212–1217.

## 病例 167

### 病史

患者男,38 岁,胆石性胰腺炎发作行腹腔镜胆囊切除术。自述术后腹痛加剧、恶心,胆汁性呕吐 1 周。血清胆红素由术后 1.4 上升至 3.4。超声检查示胆囊窝积液,符合术后改变。腹部 CT 同样显示胆囊窝少量积液,胆总管显示正常。

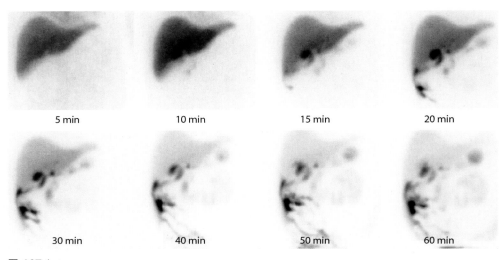

图 167.1

# 病例 167　胆漏

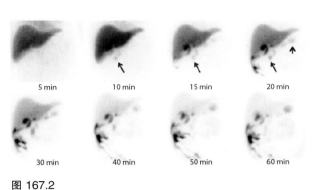

图 167.2

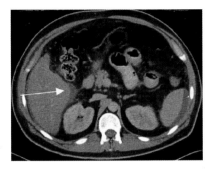

图 167.3

## 放射性药物/剂量/检查流程

$^{99m}$Tc-甲溴菲宁/5mCi/肝胆显像-连续显像 60min。

## 影像表现

1.图 167.2

(1)肝脏快速摄取、清除显像剂。

(2)小肠快速显影(箭),排除胆总管梗阻。

(3)左上腹部可见少量显像剂分布(短箭),提示十二指肠胃反流的胆汁(胆汁性呕吐病史)或胆漏。

(4)胆囊窝肝脏下表面处以及沿着结肠旁沟至盆腔积液处可见显像剂浓聚(箭)。

2.图 167.3:胆囊窝可见少量积液(箭)。对于胆囊切除术后 1 周的患者,这种征象并不具有特异性。

## 鉴别诊断

胆囊切除术后胆漏。

## 教学要点

1.胆漏是腹腔镜胆囊切除术后的常见并发症。也可见于腹部外伤或肝移植术后。少量胆漏可自愈,并且经皮引流是常用治疗方法;大量胆漏常需要手术治疗。

2.右腹部后侧方早期的显像剂分布,提示存在胆漏的可能性较高。然而,肠道的显像剂分布与发生在中腹部的胆漏常较难鉴别。在这种情况下,只要不是包裹性积液,患者侧卧位行前位静态显像检查,就可显示由于重力作用积聚在腹膜腔的漏液。嘱患者饮水可清除十二指肠内的显像剂分布。

## 临床处置

检查后 2 天,患者行经皮胆囊置管。

## 参考文献

Nagle CE, et al. Bile ascites in adults. Diagnosis using hepatobiliary scintigraphy and paracentesis. *Clin Nucl Med.* 1985;10(6):403–405.

Patel M, Oates E. Postcholecystectomy bile leak. Serial hepatobiliary imaging and percutaneous drainage. *Clin Nucl Med.* 1988;13(11):805–807.

Weissmann HS, et al. Demonstration of traumatic bile leakage with cholescintigraphy and ultrasonography. *Am J Roentgenol.* 1979;133(5):843–847.

## 病例 168

### 病史

患者男,57 岁,右上腹疼痛逐渐加重 3 周。患者自述剧烈的尖锐痛,且为间歇性,进食后可缓解。无恶心、呕吐、排无胆色便。体格检查:患者无巩膜黄染。超声示轻度胆囊壁增厚,胆囊周围少量积液,但无胆结石。肝脏功能检查(LFT)中度异常:ALT 269;AST 222;碱性磷酸酶 217;总胆红素 1.7;直接胆红素 1.2。

请分析已采集的 60min 图像(图 168.1),提出鉴别诊断以及下一步如何处置?

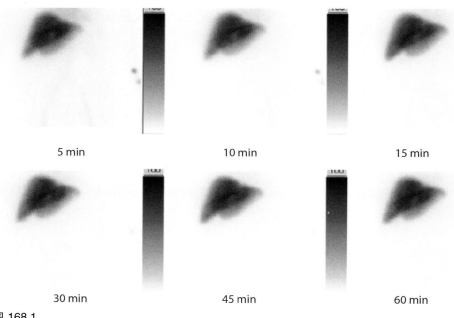

图 168.1

## 病例 168　肝内胆汁淤积症

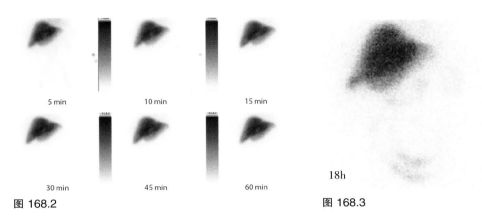

5 min　　10 min　　15 min

30 min　　45 min　　60 min

图 168.2

18h

图 168.3

### 放射性药物/剂量/检查流程

$^{99m}$Tc–甲溴菲宁/5mCi/肝胆显像–连续显像 60min 之后行 18h 延时显像。

### 影像表现

1.图 168.2：典型"肝脏显像"表现：血池相快速清除；持续肝脏摄取；但胆囊、胆总管或小肠均未见显像剂分布。

2.图 168.3：肝脏显像剂分布持续存在(正常情况下,18h 肝脏无明显显像剂分布)；少量肠道显像剂分布(胆总管未闭合)；胆囊不显影。

### 鉴别诊断

1.肝内胆汁淤积症(药物引起的急性肝炎,例如病毒)

2.肝外胆汁淤积(继发于结石、狭窄、壶腹部或胰头部恶性肿瘤的胆总管梗阻),本例虽然在 60min 内显像可提示,但是 18h 时延迟显像可排除。

3.仅少量胆汁排泄时,难以评估胆囊情况。

### 教学要点

1.肝功能的实验室检查可辅助鉴别肝内、外胆汁淤积,但是作用有限。

2.超声、CT、MRI/MRCP 显示导管扩张,提示可能为肝外原因。

3.肝胆显像

(1)典型的"肝脏显像"提示胆汁淤积；常规的 60min 或 90min 显像不能够鉴别肝内、外胆汁淤积,需要进一步行延迟显像。

(2)延迟显像小肠可见显像剂分布提示肝内胆汁淤积的可能性增加。延迟显像持续存在的"肝脏显像"、小肠不显影常与肝外胆汁淤积相关,但是仍不能排除肝内胆汁淤积。

(3)当存在严重胆汁淤积、小肠显像剂分布较少、胆囊未见显影时,并不一定提示胆囊管梗阻。胆囊延迟显影可排除急性胆囊炎,但是并不一定提示慢性胆囊炎。

### 临床处置

患者诊断为药物引起的胆汁淤积症,有可能是吡格列酮(Actos)。停药 2 天后,肝功能实验室指标开始恢复。

### 参考文献

Kuni CC, et al. Evaluation of intrahepatic cholestasis with radionuclide hepatobiliary imaging. *Gastrointest Ra*diol. 1984;9(2):163–166.

Trauner M, et al. Molecular pathogenesis of cholestasis. *N Eng J Med*. 1998;339:1217–1227.

# 病例 169

## 病史

26 岁心脏移植供体,自述腹胀、便秘 3 周。CT 显示腹水、结节样肝硬化表现,胆囊前上方可见 3.2cm×3.5cm 强化肿块影,怀疑原发肝细胞癌或不明原因转移瘤。肝胆显像后,次日行 $^{99m}$Tc-硫胶体平面显像和 SPECT 显像。

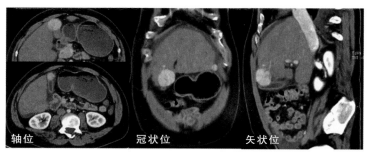

图 169.1

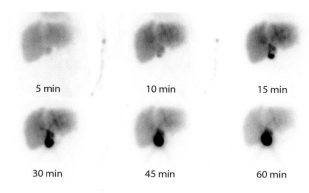

图 169.2

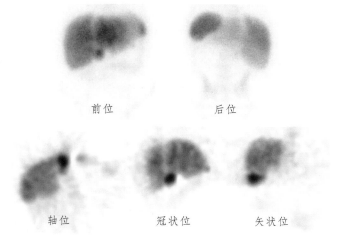

图 169.3

# 病例 169　　局限性结节样增生

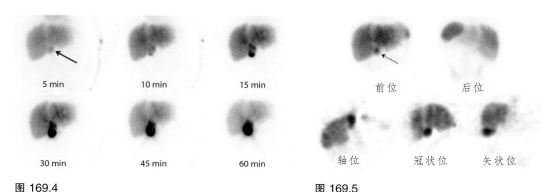

图 169.4　　　　　　　　　　　　　　　　　图 169.5

## 放射性药物/剂量/检查流程

$^{99m}$Tc–甲溴菲宁/5mCi/肝胆显像(图 169.4),$^{99m}$Tc–硫胶体/5mCi/肝–脾显像(图 169.5)。

## 影像表现

1.$^{99m}$Tc–甲溴菲宁:在胆管显影前,CT 所示肿块可见早期的轻度局限性摄取(实箭)。之后,由于相邻胆管以及胆囊的摄取,上述影像变得显示不清。

2.$^{99m}$Tc–硫胶体:早期可见同一部位的轻度局限性摄取(虚箭)。SPECT 清晰显示肿块部位的显像剂摄取高于肝实质。

## 鉴别诊断及教学要点

1.局灶性结节性增生(FNH)

(1)胆小管结构紊乱,显像剂排泄延缓。

(2)包含肝细胞;可摄取肝胆显像剂;由于肝脏的显像剂清除,FNH 与正常肝组织计数比随时间升高(敏感性约为 92%),但在此例中因其邻近胆囊不能评估该计数比。

(3)包含 Kupffer 细胞;在 70% 患者中,其对 $^{99m}$Tc–硫胶体的摄取等或高于周围肝组织;1/3 患者的显像剂摄取可低于周围正常肝组织。当胶体显像阴性时,考虑行肝胆显像。

(4)在动脉期,$^{99m}$Tc–硫胶体或肝胆显像剂显示出较正常组织更多的显像剂分布。

2.肝腺瘤包含 Kupffer 细胞:25% 的肝腺瘤摄取 $^{99m}$Tc–硫胶体。单纯依靠胶体显像,不能够排除肝腺瘤。

3.肝细胞癌(HCC)(包括纤维板层肝细胞癌)

(1)高分化 HCC 可以摄取肝胆显像剂;延迟显像图像上可见显像剂持续存在。仅依靠肝胆显像不能够排除 HCC。

(2)不包括 Kupffer 细胞;胶体显像为"冷结节"。

4.转移瘤:肝胆显像与胶体显像均为"冷结节"。

## 临床处置

组织活检诊断为 FNH。

### 参考文献

Biersack HJ, et al. Focal nodular hyperplasia of the liver as established by 99mTc sulfur colloid and HIDA scintigraphy. *Radiology*. 1980;137(1 Pt 1):187–190.

Kim CK. Scintigraphic evaluation of the liver and biliary tract. In Gazelle SG, et al., eds. *Hepatobiliary and Pancreatic Radiology: Imaging and Interventions*. New York: Thieme; 1998:108–153.

## 病例 170

### 病史

　　患者男,72 岁,食管腺癌。MRI 显示胆囊旁异质性增强肿块,大小为 8.2cm×4.6cm,不均匀强化,呈分叶状;另可见肝脏膈面下 8.5cm×8cm 薄壁空洞样肿块。行核素显像。血流相(图 170.1),早期平面显像(图 170.2)以及 2h 后延时平面显像(图 170.3)如下所示。

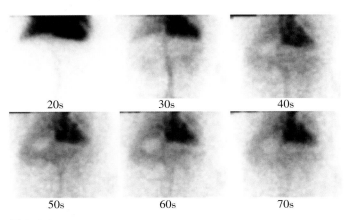

图 170.1

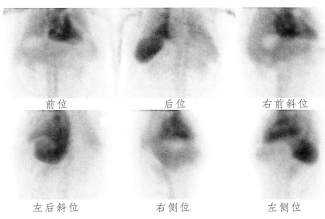

图 170.2

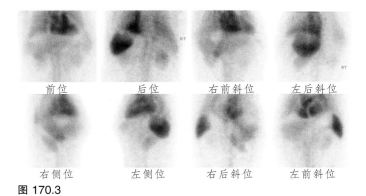

图 170.3

# 病例 170　肝血管瘤

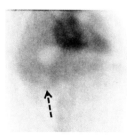
早期右前斜位

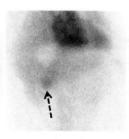
延迟期右前斜位

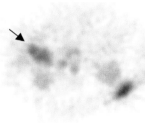
延时 SPECT 轴位图像

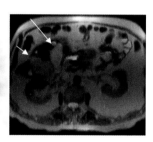
MR 图像

图 170.4

## 放射性药物/剂量/检查流程

$^{99m}$Tc-RBC/20mCi/肝血管瘤显像。

## 影像表现

1.MRI 所示囊性病变(未展示),在血流相、早期静态显相、延时静态显相上,表现为持续存在的、较大的圆形显像剂分布稀疏缺损区(箭头)。

2.早期右前斜位静态相,可见下方以及邻近胆囊窝、较小的、边界不清的显像剂分布稀疏区,延迟显像表现为显像剂分布增高区(虚箭)。

3.MRI 所示邻近胆囊(长箭)的 8.2cm×4.6cm 肿块(短箭),SPECT 轴位相表现为肝右叶分叶状显像剂分布增高影。

## 鉴别诊断

肝血管瘤。

## 教学要点

1.海绵状血管瘤的典型表现为:血流相以及早期相显像剂分布稀疏,延迟相显像剂分布增高。特异性较高,可达 99%。

(1)肝血管瘤较小和(或)位置较深,早期的显像剂分布减低可能不被发现。

(2)不典型血管瘤可能在早期表现为显像剂分布增高。

(3)除外肝血管瘤,其他富血供肿瘤可能表现为早期相和延迟相均为显像剂分布增高,但是显像剂分布不随时间的延长而增高,这与血管瘤显像剂分布随时间延长增高不同。

2.典型延迟期表现为,显像剂分布从周边向中心填充,但是临床上存在一些变异。

3.平面显像的敏感性较局限,需进一步 SPECT 或 SPECT/CT 显像。

## 临床处置

根据显像结果,患者行食管癌手术,随访数年情况良好。

### 参考文献

Kim CK. Scintigraphic evaluation of the liver and biliary tract. In: Gazelle SG, et al., eds. *Hepatobiliary and Pancreatic Radiology: Imaging and Interventions*. New York: Thieme; 1998:108–153.

Schillaci O, et al. Technetium-99m-labelled red blood cell imaging in the diagnosis of hepatic haemangiomas: the role of SPECT/CT with a hybrid camera. *Eur J Nucl Med Mol Imaging*. 2004;31(7):1011–1015.

## 病例 171

### 病史

患者女,62 岁。特发性血小板减少性紫癜史,行脾脏切除术 8 年后复发。行核医学检查,图 171.1 示:前位平面相(左),2 幅 SPECT 断层图像(右)。

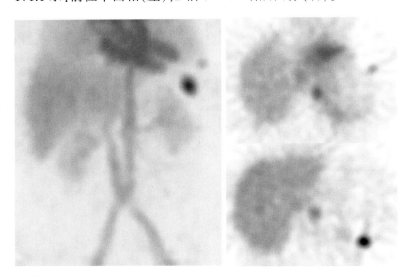

图 171.1

# 病例 171　副脾

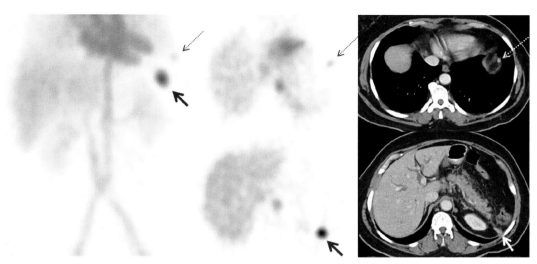

图 171.2

## 放射性药物/剂量/检查流程

热变性 $^{99m}$Tc-RBC/0.5mCi/选择性脾显像。

## 影像表现

平面(左)和 SPECT 断层图像(中)显示左腹部 2 处显像剂摄取,其中 1 处位于左前腹部近心尖水平(图 171.2;虚箭),另 1 处位于左后腹部左肾上极水平(实箭)。

## 鉴别诊断

1.副脾

2.多脾症。

## 教学要点

1.功能性脾脏组织的显像,可以使用 $^{99m}$Tc 标记的热变性红细胞,也可使用 $^{99m}$Tc 标记胶体作为显像剂进行显像。

2.与正常红细胞相比,破坏掉的红细胞在脾脏内清除较快。自体红细胞可通过加热人为破坏、机器破坏或使用药物破坏,如:N–乙基马来酰亚胺。

3.$^{99m}$Tc 标记的热变性红细胞可以通过便携式 γ 探测器进行术中定位。

## 临床处置

患者行副脾切除术。

### 参考文献

Alvarez R, et al. Localization of splenosis using 99mTc-damaged red blood cell SPECT/CT and intraoperative gamma probe measurements. *Eur J Nucl Med Mol Imaging.* 2007;34(6):969.

Armas RR. Clinical studies with spleen-specific radiolabeled agents. *Semin Nucl Med.* 1985;15(3):260–275.

# 病例 172

## 病史

患者女,54 岁,横结肠癌病史,4 年前行肿瘤切除,伴肝多发转移。因对化学治疗不耐受,所以考虑了不同的治疗方法。使用了两种不同的放射性药物得到图 172.1 和图 172.2 所示的图像。

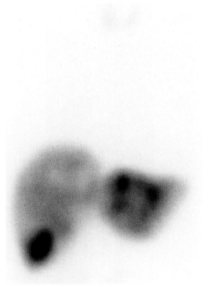

图 172.1

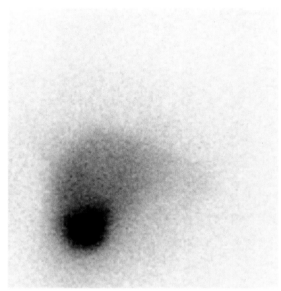

图 172.2

## 病例 172 转移性结肠癌 $^{99m}$Tc-MAA 肝动脉灌注显像和 $^{90}$Y 放射栓塞治疗

 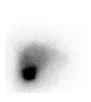 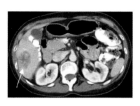

图 172.3　　　　图 172.4　　　　图 172.5

### 放射性药物/剂量/检查流程

1.图 172.3: $^{99m}$Tc-MAA(聚合人血清白蛋白)/6.6mCi 注射在合适的肝动脉。

2.图 172.4:选择性肝右叶 $^{90}$Y-微球栓塞后轫致辐射扫描显像/28.7mCi。

### 影像表现

1.图 172.3

(1)肝脏显像剂分布不均,CT 图像上最大肿瘤层面显像剂浓聚最为明显(图 172.5)。

(2)由于游离高锝酸盐甲状腺轻微摄取(箭)。

(3)无明显的肺摄取;肺/肝比率为 2.8%。

(4)无明显侧支循环流入胃、肠或胰腺。

2.图 172.4:肝右叶示踪剂分布与 MAA 在肝内分布相似。

### 鉴别诊断

1. $^{90}$Y 成功的选择性肝动脉栓塞。

2.导管错误放置(如果选择性放射治疗栓塞的目标未包含在内)。

### 教学要点

1. $^{90}$Y 栓塞经常用于治疗肝癌和其他肿瘤单纯肝转移或肝转移占优势者。

2.肝动脉放射性栓塞前注射 $^{99m}$Tc-MAA。

(1)确定分流到肺的程度;肺/肝比值>12%有引起放射性肺炎的风险,不可行 $^{90}$Y 治疗。

(2)确定腹部器官(通常接受肝动脉分支)可能的侧支血流。

3.据报道, $^{99m}$Tc-MAA SPECT/CT 显像比平面或 SPECT 显像对腹部侧支循环检测具有更高的敏感性。

4.在 $^{99m}$Tc-MAA 中,高水平的游离高锝酸盐可导致胃活性增加,致使难以区分胃的侧支循环。甲状腺和唾液腺显像应该成为检查游离高锝酸盐常规显像。

5. $^{90}$Y:发射纯 β 射线。放射性栓塞后图像是来自轫致辐射,由于与组织之间相互作用使 β 粒子迅速失去能量就出现"模糊的"或"离峰"的图像。

### 临床处置

接下来行 FDG PET/CT 评估治疗效果。

**参考文献**

Ahmadzadehfar H, et al. The significance of 99mTc-MAA SPECT/CT liver perfusion imaging in treatment planning for 90Y-microsphere selective internal radiation treatment. *J Nucl Med*. 2010;51(8):1206–1212.

Sangro B, et al. Radioembolization for hepatocellular carcinoma: a review of the evidence and treatment recommnendations. *Am J Clin Oncol*. 2011;34(4):422–431.

## 病例 173

### 病史

患者男,72 岁,结肠癌伴转移,因不能耐受化学治疗接受了 $^{90}$Y 放射性栓塞治疗肝转移。

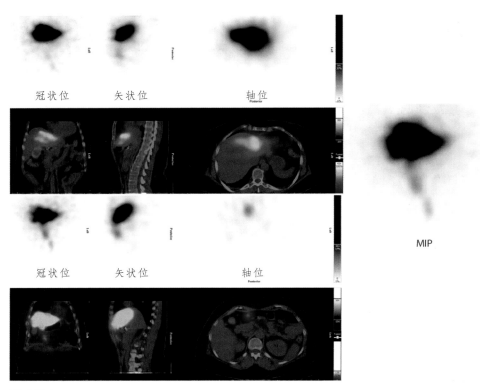

冠状位　　　　矢状位　　　　轴位

冠状位　　　　矢状位　　　　轴位

MIP

图 173.1

# 病例 173 ⁹⁹ᵐTc-MAA 肝动脉灌注闪烁成像：导管定位不当引起的肝外胃肠灌流

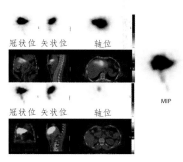

冠状位　矢状位　轴位

MIP

冠状位　矢状位　轴位

**图 173.2**

## 放射性药物/剂量/检查流程

通过选择性动脉造影注射 ⁹⁹ᵐTc-MAA 6mCi。

## 影像表现

1.沿镰状动脉的肝外显像剂分布。

2.局限于肝脏 S4 段的肝灌注。

3.肺无明显的显像剂分布。

## 鉴别诊断

导管从左肝动脉置入镰状动脉，左肝动脉类似于关闭。

## 教学要点

1.见病例 172。

2.术前 MAA 分布可以发现肝动脉解剖变异和镰状动脉。在这个病例中，前腹壁没有明显的摄取。然而，⁹⁰Y 可以直接通过镰状动脉即来自肝左或肝中动脉的终末分支通过镰状韧带到达前腹壁，可引起腹痛和放射性皮炎。

3. SPECT/CT 融合显像或 SPECT 显像与 CT 或 MRI 相结合，较单独的平面显像可以更精确地定位 MAA 分布。

4.如果肺/肝比值异常，考虑减少 ⁹⁰Y 剂量。

## 临床处置

在重新定位导管后再次进行研究。

### 参考文献

Bhalani SM, et al. Radioembolization complicated by nontarget embolization to the falciform artery. *Semin Intervent Radiol.* 2011;28(2):234–239.

Hoyer M, et al. Radiotherapy for liver metastases: a review of evidence. *Int J Radiation Oncology Biol Phys.* 2012;82(3):1047–1057.

Kao YH, et al. Hepatic falciform ligament Tc-99m-macroaggregated albumin activity on SPECT/CT prior to Yttrium-90 microsphere radioembolization: prophylactic measures to prevent non-target microsphere localization via patent hepatic falciform arteries. *Ann Nucl Med.* 2011;25(5):365–369.

Rosenbaum CENM, et al. Radioembolization for treatment of salvage patients with colorectal cancer liver metastases: a systematic review. *J Nucl Med.* 2013;54:1–6. DOI: 10.2967/jnumed.113.119545

Uliel L, et al. From the angio suite to the gamma-camera vascular mapping and 99mTc-MAA hepatic perfusion imaging before liver radioembolization—a comprehensive pictorial review. *J Nucl Med.* 2012; 53(11):1736–1747.

（杨吉刚　译）

# 第 **13** 章  胃肠道系统显像

Scott Britz-Cunningham, Hyewon Hyun, Chun K. Kim

# 病例 174

## 病史

患者女,46 岁,进食后饱胀不适(图 174.1 和图 174.2)。

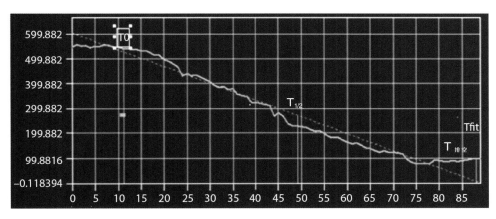

图 174.1

图 174.2

# 病例 174    正常胃排空

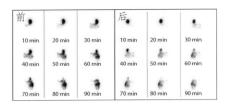

图 174.3

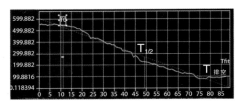

图 174.4

## 放射性药物/剂量/检查流程

$^{99m}$Tc–硫胶体的脂餐/0.3~0.5mCi/前位和后位连续采集 90min。

## 影像表现

1.正常 12min 滞留期后胃内容物呈线性排空。

2.正常 $T_{1/2}$(半排时间)为 50min。

3. 90min 胃排空达 82%。

## 鉴别诊断(基于临床症状)

1.大肠或小肠的异常蠕动。

2.腹腔疾病。

3.慢性胆囊炎。

4.食物不耐受,如乳糖、果糖和麸质等。

5.功能性消化不良。

6.胃炎包括幽门螺杆菌感染。

7.肠激惹综合征。

8.肠道菌群失调。

## 教学要点

1.胃排空速率和参考值取决于多种因素,包括膳食的颗粒大小和成分、检查前禁食的时间以及进行扫描的时间。

2.固体食物滞留期(10~20min)后排空,随后是持续的线性排空和一个更慢排空的阶段。

3.液体食物随体积呈指数排空,正常液体 T1/2 为 10~12min。

4.考虑到前位(胃底)与后位(胃窦)不同部位放射活性衰减不同,获取前位和后位图像后计算几何均数。

5.需进行放射活性衰减校正,否则会高估排空百分比。

6.诊断胃轻瘫最好的方法是放射性胃排空实验。

7.美国神经胃肠学和运动协会、核医学协会共同推荐的标准化胃排空实验:60min、120min、180min、240min 显像。在 240min 残留放射活性>10%,即可考虑为异常,若放射活性<10%,可在任意时间结束显像。

## 临床处置

去除饮食中的乳制品可改善症状。

### 参考文献

Bisschops R, et al. Relationship between symptoms and ingestion of a meal in functional dyspepsia. *Gut*. 2008; 57:1495–1503.

Donohoe KJ, et al. Procedure guideline for adult solid-meal gastric-emptying study 3.0* SNMMI Practice Guideline, approved on February 8, 2009. http://snmmi.files.cms-plus.com/docs/Guideline%20for%20Adult%20Gastric%20Emptying.pdf

# 病例 175

## 病史

患者男,37 岁,腹痛、进食少量食物后饱胀、食欲不振。

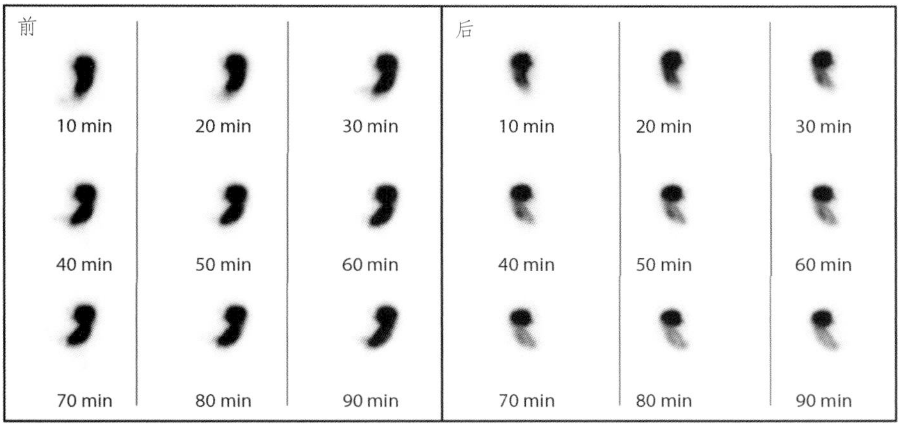

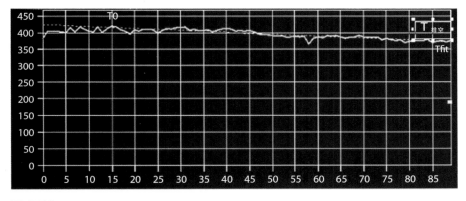

图 175.1

图 175.2

# 病例 175　胃轻瘫

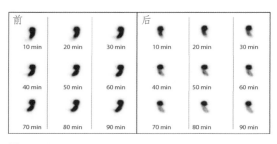

图 175.3

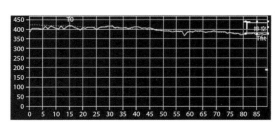

图 175.4

## 放射性药物/剂量/检查流程

$^{99m}$Tc–硫胶体的脂餐/0.3~0.5mCi/前位和后位连续采集 90min。

## 影像表现

在检查过程中无显著胃排空。

## 鉴别诊断

1.胃轻瘫可由多种原因造成,包括自身免疫性疾病、特发性疾病、感染性疾病、神经性疾病、术后改变和药物性原因、糖尿病、硬皮病等。最常见原因是特发性疾病、糖尿病和术后改变。

2.胃流出道梗阻。

3.电解质紊乱,如高血糖、低血钾和高钙血症。

4.假阳性是由于小肠重叠致探测放射活性增高。

5.功能性消化不良。

6.甲状腺功能减退症。

## 教学要点

1.见病例 174。

2.核对是否有急性疾病或代谢紊乱。

3.核对是否有身体或精神上的压力。

4.核对是否服用可能致胃轻瘫的药物,如抗胆碱能药物、β 肾上腺素能激动剂、安定、异丙肾上腺素、麻醉药、硝苯地平和茶碱。

5.再次浏览所有图像,尤其是动态图像,将小肠祥从胃的感兴趣区排除。

## 临床处置

尚无明确病因。

### 参考文献

Camilleri M. Clinical practice: Diabetic gastroparesis. *N Engl J Med*. 2007;358(8):820–829.
Camilleri M, et al. Clinical guideline: management of gastroparesis. *Am J Gastroenterol*. 2013;108(1):18–37.
Gisbert JP, et al. Accuracy of Helicobacter pylori diagnostic tests in patients with bleeding peptic ulcer: a systematic review and meta-analysis. *Am J Gastroenterol*. 2006;101(4):848–863.
Koch KL. Diabetic gastropathy: gastric neuromuscular dysfunction in diabetes mellitus: a review of symptoms, pathophysiology, and treatment. *Dig Dis Sci*. 1999;44(6):1061–1075.
Parkman HP, et al. American Gastroenterological Association medical position statement: diagnosis and treatment of gastroparesis. *Gastroenterology*. 2004;127(5):1589–1591.
Waseem S, et al. Gastroparesis: Current diagnostic challenges and management considerations. *World J Gastroenterol*. 2009;15(1):25–37.

# 病例 176

## 病史

患者女,55 岁,恶心、腹部绞痛、餐后饱胀感。

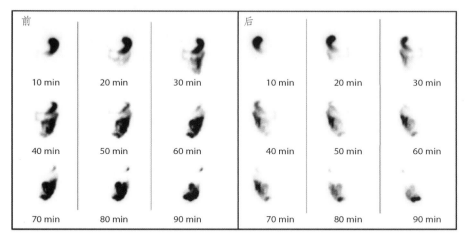

图 176.1

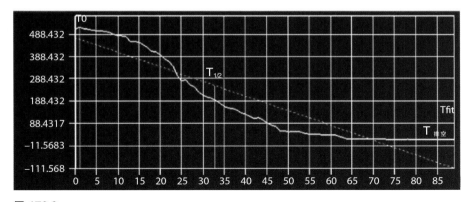

图 176.2

## 病例 176　胃排空过快

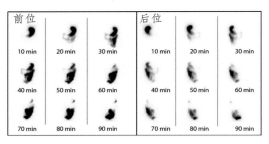

图 176.3

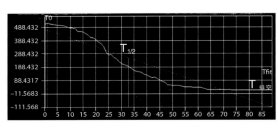

图 176.4

### 放射性药物/剂量/检查流程

$^{99m}$Tc-硫胶体的脂餐/0.3~0.5mCi/前位和后位连续采集 90min。

### 影像表现

1.滞留期约 10~15min。

2.显像剂迅速排空，$T_{1/2}<30min$（176.4 图中所示 $T_{1/2}$ 为 33min 是由于未校正的技术过程导致）。

### 鉴别诊断

1.糖尿病性胃肠道病变。

2.倾倒综合征（发生在有外科手术病史的患者中，如胃切除术、胃底折叠术和胃旁路手术）。

3.甲状腺功能亢进症。

4.患者运动致感兴趣区不准确。

5.甲氧氯普胺。

6. Zollinger-Ellison 综合征（佐林格-埃利森综合征）。

### 教学要点

1.胃排空过快和胃轻瘫有一些相似的症状。

2.患者在显像室内快速的进食显像剂（理想时间小于 10min），探测器准备好，在患者进食完后立即显像。

3.未能完全或未能迅速进食都应记录下来。

4.回顾动态图像排除患者运动。

5.检查排空曲线以评估真实排空曲线与计算机产生的排空曲线之间的差异。

### 临床处置

患者患有甲状腺功能亢进，$^{131}$I 治疗后症状改善。

### 参考文献

Eagon JC, et al. Postgastrectomy syndromes. *Surg Clin North Am.* 1992;72:445–465.

Lipp RW, et al. Evidence of accelerated gastric emptying in longstanding diabetic patients after ingestion of a semisolid meal. *J Nucl Med.* 1997;38:814–818.

Nowak TV, et al. Highly vaiable gastric emptying in patients with insulin dependent diabetes mellitus. Gut. 1995; 37:23–29.

Singh A, et al. Clinical signiciance of rapid (acclerated) gastric emptying. *Clin Nucl Med.* 2003;28:658–662.

Zeissman HA, et al. Biphasic solid and liquid gastric emptying in nomral controls and diabetic using continuous acquisition in LAO view. *Dig Dis Sci.* 1992;37:744–775.

# 病例 177

## 病史

患者女,25 岁,患有囊性纤维化病,5 个月前行双肺移植术,术后出现多病灶的医院获得性肺炎,此次因急性呼吸短促、咳嗽和头痛入院。X 线胸片示双肺基底部实变影,胸部 CT 示双肺下叶明显的肺炎性改变并伴支气管扩张,磨玻璃样占位病灶区显示慢性排斥反应。90min 动态图像(图 177.1,但不包括 90min 时的前位、后位图像)和 2h 后前后位静态延迟显像(图 177.2)。

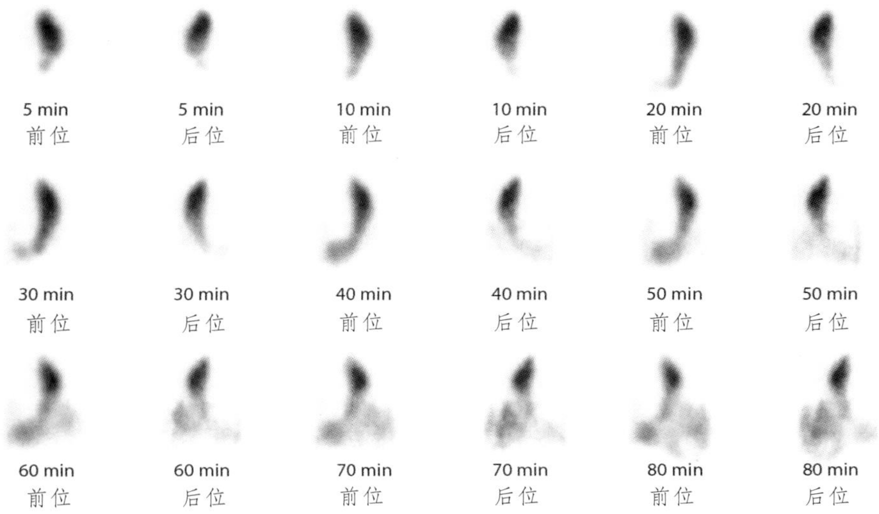

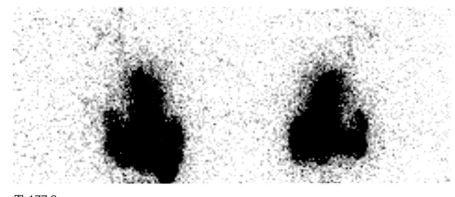

图 177.1

图 177.2

# 病例 177　气管支气管吸入

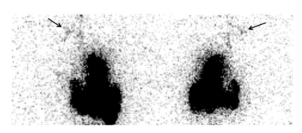

图 177.3

## 放射性药物/剂量/检查流程

$^{99m}$Tc–硫胶体标记的煎蛋/0.3~0.5mCi/前位、后位连续扫描 90min（图 177.1）。获取延迟图像（图 177.3）评估吸入。

## 影像表现

1.图 177.1

（1）轻度胃排空延迟（$T_{1/2}$ 为 100min，未展示排空曲线）。

（2）无明显的胃食管反流。

2.图 177.3：随着图像密度的增加，可以观察到右侧胸廓（箭）和食管轻度放射活性。

## 鉴别诊断

1.胃食管反流疾病（GERD）伴气管支气管（T-B）吸入。

2.轻度胃排空延迟。

## 教学要点

1.在胃排空扫描中，气管支气管吸入不易被察觉，因为吸入的活性只占胃放射活性很小比例。延迟显像（24h 后获取）可观察到放射活性增加。在气管支气管树探测到放射活性即可诊断为气管支气管吸入。

2.气管支气管吸入的高危因素包括食管清除延迟和胃食管反流病；以上两种情况应仔细检查患者肺野。

3.在肺移植术前，胃排空扫描是有价值的术前检查，气管支气管吸入、食管清除延迟和胃食管反流病均是肺移植术后预后较差的原因，这些高危因素可导致吸入性肺炎。

4.正常情况下，食管放射活性几分钟内可完全清除，但一些老年人或口干的患者早期可有清除延迟，在检查过程中食管持续的放射活性就可能是食管运动障碍的征象，且常伴有胃排空延迟。

5.胃食管反流需与食管运动障碍所致食管放射活性增高相鉴别，可通过动态电影回放显示阳性反流。

6.扫描中无反流的发作也不能排除胃食管反流病。

## 临床处置

1.电视辅助胸腔镜活检，结果为急性组织肺炎和闭塞性毛细支气管炎。

2.治疗排斥反应和肺炎。

## 参考文献

Bauer ML, et al. Chronic pulmonary aspiration in children. *South Med J*. 1993;86(7):789–795.

Horowitz M, et al. Disorders of gastric emptying in humans and the use of radionuclide techniques. *Arch Intern Med*. 1985;145(8):1467–1472.

## 病例 178

### 病史

　　患者女，76 岁，自诉虚弱乏力、头晕、里急后重、血便 3 天。入院时否认恶心、呕吐、腹泻或明显的腹痛，血细胞压积为 29。$^{99m}$Tc-RBC 检查（图 178.1）示小肠急性出血，临床上高度怀疑为动脉肠道瘘形成。行血管造影，未见瘘管。但空肠有少量出血并行栓塞治疗。

　　第二次行 30min 核医学显像检查（图 178.2）。

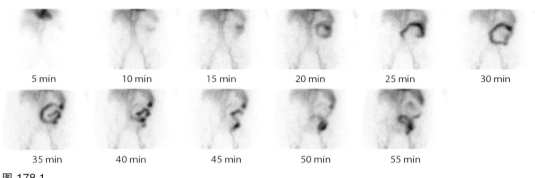

| 5 min | 10 min | 15 min | 20 min | 25 min | 30 min |
|---|---|---|---|---|---|
| 35 min | 40 min | 45 min | 50 min | 55 min | |

图 178.1

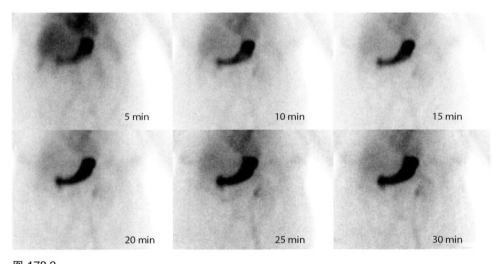

| 5 min | 10 min | 15 min |
|---|---|---|
| 20 min | 25 min | 30 min |

图 178.2

## 病例 178　异位胃黏膜

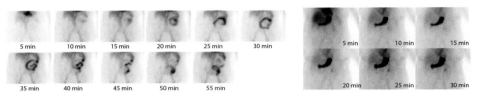

图 178.3　　　　　　　　　　　　　　　图 178.4

### 放射性药物/剂量/检查流程

1.图 178.3：$^{99m}$Tc-RBC/20mCi/胃肠道出血扫描。

2.图 178.4：$^{99m}$Tc-高锝酸盐/15mCi/Meckel 憩室扫描。

### 影像表现

1.图 178.3：来源于左上腹顺行移动的病灶，迂曲的示踪剂浓聚，提示典型的小肠出血。

2.图 178.4：左上腹局部显像剂浓聚，从前位看，尽管病灶出现在左肾盂区，但并不考虑是显像剂位于输尿管内。与 $^{99m}$Tc-RBC 对比，高度怀疑为异位胃黏膜。

### 鉴别诊断

1.异位胃黏膜。

2.肠套叠。

3.肾示踪剂生理性分泌。

### 教学要点

1.异位胃黏膜不仅存在于 Meckel 憩室，它可出现在胃肠道的任意位置，常在儿童时期被发现，伴类似于典型的 Meckel 憩室的症状，包括腹痛和小肠出血。

2.胃黏膜细胞，而非壁细胞，可摄取 $^{99m}$Tc-高锝酸盐。

3. SPECT 或 SPECT/CT 有助于确诊并能更准确地定位平面显示的病灶。

4.病例 44 所列药物，可能会增加 Meckel 憩室显像检出异位胃黏膜的准确率。

5.不同于典型的 Meckel 憩室，一些病灶(尤其前肠套叠)在胃摄取之前或之后有显像剂摄取。

6.假阳性：

(1)肾盂和输尿管中的放射性。

(2)延迟显像，SPECT，SPECT/CT 可能有所帮助。

7.假阴性：

(1)病灶过小(<2cm)。

(2)胃黏膜缺失或较少。

(3)病灶区缺乏血供。

### 临床处置

剖腹手术，见空肠近端一宽口憩室，手术切除，病理证实憩室内有异位胃黏膜。

### 参考文献

Kiratli PO, et al. Detection of ectopic gastric mucosa using 99mTc pertechnetate: review of the literature. *Ann Nucl Med.* 2009;23:97–105.

Sfakianakis GN, et al. Abdominal scintigraphy for ectopic gastric mucosa: a retrospective analysis of 145 studies. *AJR.* 1982;138:7–12.

# 病例 179

## 病史

患者男,44 岁,患结肠憩室病,10 年前有大肠出血史,为鲜红色。

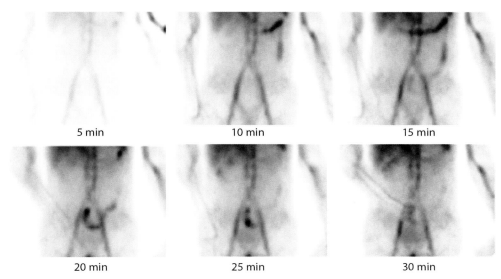

5 min　　　10 min　　　15 min

20 min　　　25 min　　　30 min

图 179.1

# 病例 179　急性大肠出血

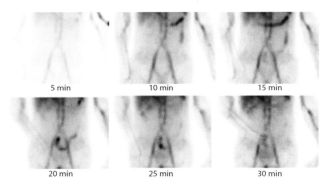

图 179.2

## 放射性药物/剂量/检查流程

$^{99m}$Tc-RBC/20mCi/胃肠道出血扫描。

## 影像表现

1.5min：近结肠脾区轻微的显像剂分布。

2.10~15min：显像剂在肠道内往返移动。

3.20~30min：直肠乙状结肠可见显像剂分布。

## 鉴别诊断

急性胃肠道出血，可能来源于结肠脾区。

## 教学要点

1.胃肠道出血的征象是：①第 1 分钟出血灶不显示（第 1 分钟放射活性代表血管扩张或局部充血的血池相）；②放射活性随时间逐渐增加；③肠道内示踪剂有往返蠕动现象。

2.胃肠道出血常常是间歇性的，只有当患者在检查中有活动性出血时才能观察到肠道的显像剂分布。尽管显像标准时间是 60~90min，只要医师获得足够的信息明确诊断（出血部位及程度）即应立即终止检查。如果在标准时间内仍未见活跃的出血灶，可在患者能耐受的情况下，继续观察。

3.延迟显像在某些情况下有用。但阳性表现为肠道弥漫的显像剂分布，只能证明有出血发生。选择恰当的时间再次注射药物并重新检查，可能更有用。

4.$^{99m}$Tc-RBC 检查比血管造影更敏感；$^{99m}$Tc-RBC 显像可疑出血的病例血管造影可能为阴性，正确的做法是，推迟行血管造影直至红细胞扫描确定阳性时。

## 临床处置

在 30min 时结束检查；血管造影也显示结肠分支左结肠动脉脾区出血并成功栓塞。

### 参考文献

Currie GM, et al. Scintigraphic evaluation of acute lower gastrointestinal hemorrhage: current status and future directioins. *J Clin Gastroenterol*. 2011;45:92–99.

Howarth DM. The role of nuclear medicine in the detection of acute gastrointestinal bleeding. *Semin Nucl Med*. 2006;36:133–146.

Maurer AH, et al. Gastrointestinal bleeding: improved localization with cine scintigraphy. *Radiology*. 1992;185:187–192.

Zuckier LS. Acute gastrointestinal bleedinig. *Semin Nucl Med*. 2003;33:297–311.

# 病例 180

## 病史

患者男，48 岁，主诉黄疸、劳力性呼吸困难。入院时，总胆红素为 17.2，主要为间接胆红素升高，强烈显示溶血的发生。诊断为自身免疫性溶血，并行脾切除术。尽管多次输血，红细胞压积仍不断下降。

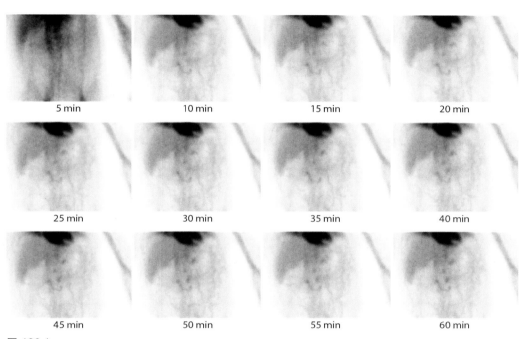

| 5 min | 10 min | 15 min | 20 min |
| 25 min | 30 min | 35 min | 40 min |
| 45 min | 50 min | 55 min | 60 min |

图 180.1

# 病例 180    急性腹膜后出血

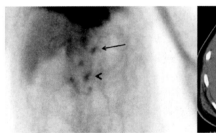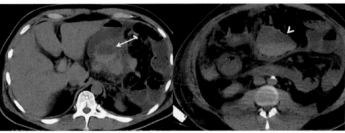

图 180.2

## 放射性药物/剂量/检查流程

$^{99m}$Tc-RBC/20mCi/胃肠道出血扫描。

## 影像表现

1.胃肠道出血扫描可见上腹部(箭)、中腹部(箭头)2 个部位放射活性逐渐增加,检查过程中无移动。

2.这 2 处病灶对应 CT 图像上小肠系膜 2 处出血灶,并可见血液与液体的分层。

## 鉴别诊断

1.腹腔(非肠道)出血。

2.动脉瘤或肿块的血池结构。

## 教学要点

1.$^{99m}$Tc-RBC 检查中示踪剂聚集区明显比 CT 图像上血肿的范围小,因为它只反映检查期间内出血的情况。

2.一般情况下,$^{99m}$Tc-RBC 扫描最初几帧不会显示出血灶,因为出血需要时间。如果形成血肿,在整个检查过程中位置就比较固定,就像该例腹膜后出血一样。血液受重力影响分散流入腹膜后间隙,与典型的肠道出血示踪剂随肠道蠕动往返的现象不同,侧位显像有助于鉴别。

3.侧位或斜位显像,SPECT 或 SPECT/CT 可能有助于与迂曲、扩张的血管鉴别。

## 临床处置

1.第 2 天行 CT,显示为门静脉和脾静脉栓塞,门静脉下方和上腹部可见广泛的血肿,小肠系膜区 8.6cm×6.8cm 新出血灶形成。

2.继续输血。

3.诊断为腹部间室综合征,紧急剖腹手术。

**参考文献**

Ben-Haim S, Rezai K. Intraperitoneal bleeding demonstrated by Tc-99m labeled red blood cell scintigraphy. *Clin Nucl Med.* 1992;17(10):789–790.

Czarnecki DJ. Intraperitoneal hemorrhage diagnosed by technetium-99m labeled RBC imaging. *Clin Nucl Med.* 1986;11(9):617–618.

Howarth DM. The role of nuclear medicine in the detection of acute gastrointestinal bleeding. *Semin Nucl Med.* 2006;36(2):133–146.

# 病例 181

## 病史

患者男,83 岁,患终末期肾病进行透析。有继发于胃、十二指肠和空肠动静脉畸形的多发性上消化道出血史,近期新发呕吐咖啡样物和黑便。胃肠道出血扫描,早期 40min 动态图像如图 181.1 所示。从这些动态图像中,选定一些高摄取图像,如图 181.2。

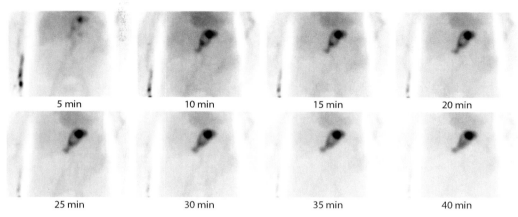

5 min　　10 min　　15 min　　20 min

25 min　　30 min　　35 min　　40 min

图 181.1

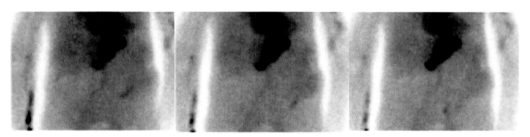

图 181.2

## 病例 181  消化道出血检查因游离高锝酸盐假阳性

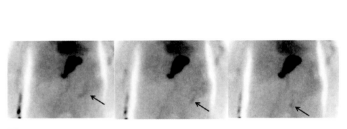

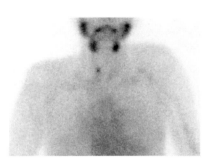

图 181.3                                图 181.4

### 放射性药物/剂量/检查流程

$^{99m}$Tc-RBC/20mCi/消化道出血显像。

### 影像表现

1.图 181.1:胃内摄取逐渐增加,胃无运动表现。

2.图 181.3:左腹部轻度摄取(箭)。这表示在动态电影显示典型的快速小肠蠕动(未显示)。

3.图 181.4:唾液腺呈强烈摄取。除了甲状腺右上极摄取较强的病灶外,甲状腺轻度摄取。

### 鉴别诊断

1.轻度暂时性小肠出血。

2.没有活动性出血,由于胃液中游离的高锝酸盐的分泌,小肠活动减弱。

### 教学要点

1.如果 RBC 按体内标记法标记的话,可能会出现大量的游离的高锝酸盐,消化道出血显像推荐体外标记红细胞以减少游离高锝酸盐。

2.如果出现游离的高锝酸盐可能在胃中累积,然后经胃排至小肠及更远处,类似小肠出血。

3.$^{99m}$Tc-RBC 胃中持续累积也可出现在胃内点状出血或黏膜下出血中, 在急性胃炎中也可能发生。

4.由于高锝酸盐经肾排泄,可以在肾盂中见到短暂的放射性活动,这也类似消化道出血。重要的线索是输尿管或膀胱内出现显像剂分布,且其活性随着肾盂显像剂分布消失而增大。

5.如果怀疑有大量游离的高锝酸盐,采集头部和颈部的静态图像。唾液腺比甲状腺活动更可靠,因为甲状腺功能减退和抗甲状腺药物可导致甲状腺低摄取。

### 临床处置

1.同一天血管造影阴性,不再有消化道出血。

2.$^{99m}$Tc-RBC 扫描后 1 个月,胃镜检查正常。

### 参考文献

Hilditch TE, et al. Use of perchlorate to block gastric uptake of free 99Tcm in the investigation of gastrointestinal bleeding. *Nucl Med Commun.* 1985;6(11):701–706.

O'Connor MK, et al. The relationship between technetium 99m pertechnetate gastric scanning and gastric contents. *Br J Radiol.* 1983;55(671):817–822.

(陈立 译)

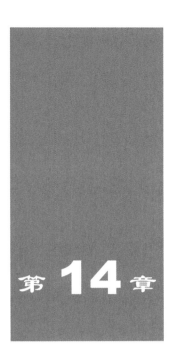

# 第14章

# 肾动态显像

Hyewon Hyun, Scott Britz-Cunningham, Chun K. Kim

# 病例 182

## 病史

　　患者男,48 岁,童年时期有左肾盂输尿管交界处梗阻修复史,现需评估双侧肾功能。

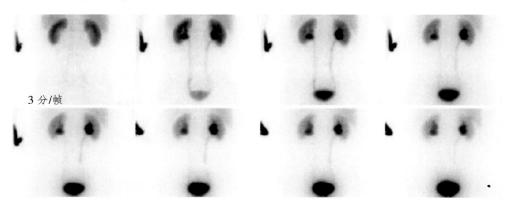

3 分 / 帧

图 182.1

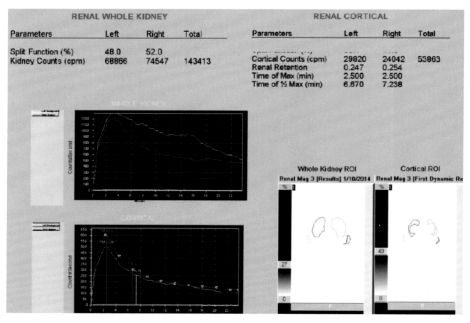

图 182.2

# 病例 182　正常肾显像

## 放射性药物/剂量/检查流程

静脉注射 $^{99m}$Tc-MAG3/10mCi/肾显像(动态显像)。

## 影像表现

1.血流相为显像剂注射后最初 60s 内的图像(该病例未采集)。

2.在 1~3min 内肾皮质显像剂摄取增加,在 3min 时显像剂摄取达到峰值。

3.双肾显像剂对称性摄取。

4.分肾功能:左肾 48%,右肾 52%。

5.双肾显示正常的、迅速的显像剂清除。

## 鉴别诊断

正常双肾肾功能基本对称。

## 教学要点

1.$^{99m}$Tc-MAG3:

(1)是最常用评估肾功能的显像剂。

(2)几乎全靠肾小管排泄、清除。

(3)比其他滤过型显像剂如 $^{99m}$Tc-DTPA 有更高的滤过率。

(4)替代排泄途径:肝胆系统。

2.双肾血流相应在肾动脉显像 2~5s 内显影。

3.分肾功能应在 1.5~2.5min 反映摄取阶段的图像中勾画整个肾脏的感兴趣区(ROI)来计算。

4.集合系统显像剂滞留会导致达峰时间(正常 3~4min)延长,肾皮质的不全性清除会增加残余肾皮质在 20min 时的显像剂摄取 (正常应<35%)。因此, 这些参数应该用肾皮质周围的 ROI 来评估(如图 182.2)。

5."触发"现象发生在肾功能低下时,肾皮质最初显像剂摄取很低,而在之后的显像中肾皮质摄取更高。

6.排泄到肾盏和盆腔的时间通常是 3~4min。

7.需要注意的是,肾盏扩张、肾盂积水,这种情况下显像剂摄取范围可能会增大至超过解剖学范围。同样,盆腔的显像不能误认为是肾盂积水。

## 临床处置

无须治疗。

### 参考文献

*ACR-SPR Practice parameter for the performance of renal scintigraphy*. Amended 2014/Resolution (39) http://www.acr.org/~/media/1169D04DFABF4C10938D2E3DFADC4477.pdf

Blaufox MD, et al. Report of the radionuclides in nephrourology Committee on renal clearance. *J Nucl Med*. 1996;37:1882–1890.

Prigent A, et al. Consensus report on quality control of quantitative measurements of renal function obtained from the renogram: International Committe from the Scientific Committee of Radionuclides in Nephrourology. *Semin Nucl Med*. 1999;29(2):146–159.

Russel CD, et al. Measurement of renal function with radionuclides. *J Nucl Med*. 1989;30:2053–2057.

# 病例 183

## 病史

患者女,31 岁,腹痛 2~4 周。行 CT 提示严重左肾积水,而没有泌尿系结石或肿瘤。图 183.1 显示了最初 20min 的肾显像和肾图。图 183.2 显示了使用呋塞米后 30min 的肾显像和肾图。

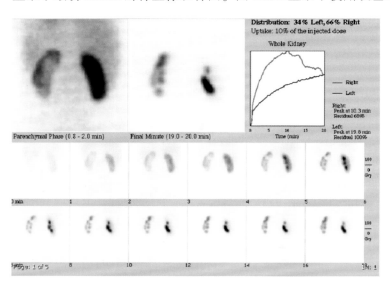

图 183.1

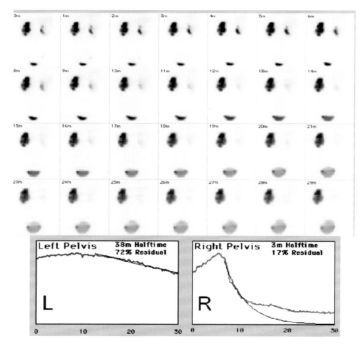

图 183.2

## 病例 183 肾盂输尿管交界处尿路梗阻

**放射性药物/剂量/检查流程**

1.图 183.1：$^{99m}$Tc-MAG3/10mCi/20min 肾动态显像。

2.图 183.2：静脉注射 20mg 呋塞米后再行 30min 肾动态显像。

**影像表现**

1.图 183.1

(1)左肾显像剂摄取减低。

(2)分肾功能：左肾 34%，右肾 66%。

(3)左肾皮质显像剂摄取中等程度延迟，而右肾正常。

(4)左肾集合系统排泄延迟。

2.图 183.2：在静注呋塞米后 30min 肾动态显像的最后仍有 72% 的残余显像剂，左肾的半排时间为 38min。

**鉴别诊断**

左肾盂输尿管交界区梗阻。

**教学要点**

1.见病例 182。

2.使用呋塞米后的正常半排时间应<10min。半排时间>20min 则被认为是有梗阻。临界值不清楚；可反映轻度的或体位性梗阻。

3.报告只显示了肾脏的半排时间异常；若集合系统显像剂在使用呋塞米之前即已清除，那么正常肾脏的半排时间可能会出现异常延迟。

4.除梗阻外，半排时间延长的原因：

(1)脱水：确保适当的水化；鼓励患者适量饮水一般就足够了；如果考虑脱水，则在检查前和期间考虑静脉补液。

(2)膀胱充盈：将推迟肾脏的排泄；如果患者不能避免膀胱充盈，则使用呋塞米之前则需注意提前导尿。

(3)肾集合系统扩张：半排时间与体积成正比；这种关系常常被忽视。

(4)慢性肾功能损害：利尿剂反应弱时，可根据血清肌酐水平使用更高剂量的利尿剂，可高达 80mg，但是仍有可能无效。

(5)如果这些因素混杂存在，那么最终结果可能无法诊断，最终有可能误报半排时间。

5.如果患者不能使用呋塞米，则可行直立位/延迟显像。

**临床处置**

行肾盂输尿管交界区支架植入术后症状缓解。

**参考文献**

Conway JJ. "Well-tempered" diuresis renography. *Semin Nucl Med*. 1992:22(2):78–84.

O'Reilly PH. Diuresis renography: recent advances and recommended protocols. *Br J Urol*. 1992:69(2):113–120.

Sarkar SD. Diuretic renography: concepts and controversies. *Urol Radiol*. 1992:14(2):79–84.

# 病例 184

## 病史

患者 75 岁,患有急性肾衰竭。腹部彩色超声示右肾轻微缩小,但不伴肾盂积水。行肾脏多普勒检查发现非特异性的双肾静脉阻力指数增高。

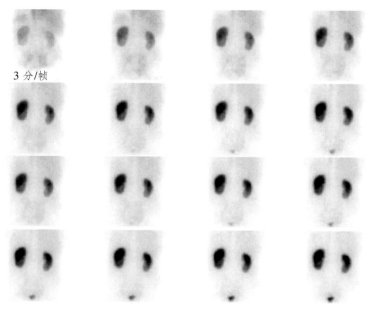

3 分/帧

图 184.1

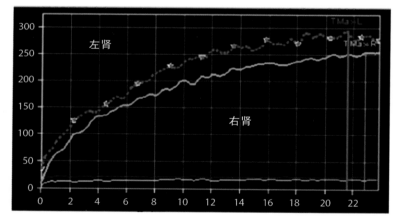

图 184.2

# 病例 184　急性肾小管坏死

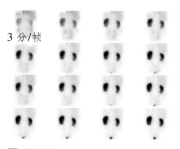

3 分/帧

图 184.3

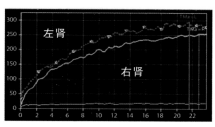

左肾

右肾

图 184.4

## 放射性药物/剂量/检查流程

$^{99m}$Tc-MAG3/10mCi/行 24min 肾动态显像。

## 影像表现

1.双侧肾皮质显像剂摄取均匀性稍降低,除双肾大小稍有不同外,双肾基本对称。

2.血池相和实质相清除轻度延缓。

3.肾皮质显像剂摄取持续性增高(由肾图亦可见)。

4.尽管只有很少的显像剂被排泄到膀胱,但肾脏集合系统没有明显的显像剂摄取。

## 鉴别诊断

1.急性肾小管坏死(ATN)。

2.肝肾综合征:如果有肝功能衰竭病史时考虑。

## 教学要点

1.典型 ATN 的表现

(1)良好的灌注和初始肾皮质出现显像剂的摄取,随后肾皮质显像剂摄取不断增加。(本例患者由于存在慢性肾病,故最开始出现了显像剂摄取轻度降低。)

(2)膀胱的摄取情况各不相同,但是通常肾盂很少或没有显像剂的累积。如果在肾脏集合系统/盆腔中有显像剂的明显摄取增高,那么考虑为急性梗阻。

2.肾脏的高摄取,但未见明显排泄提示预后良好;而肾脏的低摄取提示肾功能恢复的可能性很低。

3. ATN 的两种类型

(1)缺血性:心源性、低血容量性、血管性。

(2)毒性:药物直接毒性(氨基糖苷类、两性霉素 B、顺铂、卡铂和异环磷酰胺)或内源性毒素(肌红蛋白、血红蛋白和骨髓瘤轻链)。

4.肝肾综合征

(1)可能与 ATN 的表现难以区分。

(2)排除诊断。

## 临床处置

该患者出现过一次低血压休克,这可能是急性肾衰竭的原因。通过适当的治疗,肾功能逐渐改善。

## 参考文献

Blaustein DA, et al. The role of technetium-99m MAG3 renal imaging in the diagnosis of acute tubular necrosis of native kidneys. *Clin Nucl Med*. 2002;27(3):165–168.

Shanahan WS, et al. 99mTc-DTPA renal studies for acute tubular necrosis: specificity of dissociation between perfusion and clearance. *Am J Roentgenol*. 1981;136(2):249–253.

# 病例 185

## 病史

患者男,81 岁,肌酐急剧上升。

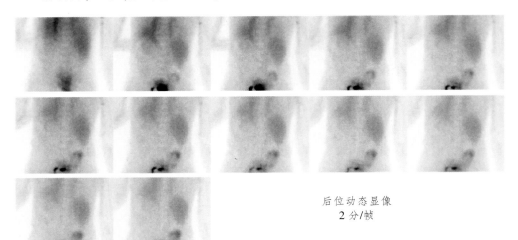

后位动态显像
2 分/帧

图 185.1

# 病例 185　盆腔交叉肾融合

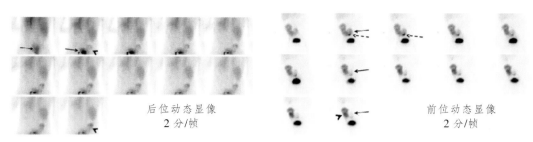

后位动态显像
2 分/帧

前位动态显像
2 分/帧

图 185.2　　　　　　　　　　　　　　　　图 185.3

## 放射性药物/剂量/检查流程

$^{99m}$Tc-MAG3/静脉注射 10mCi 后行肾动态后位显像（图 185.2）,7mCi 后行肾动态前位显像（图 185.3）。

## 影像表现

1.图 185.2:后位图像(经典肾显像操作)显示,在骨腔中线(箭)和右下腹(箭头)见边界不规则的显像剂摄取增高,肾脏也没有在预期位置显像。根据医疗记录提示患者有盆腔肾融合术的病史。患者在采集第 1 帧图像时移动了。

2.图 185.3:随即,在静注稍小剂量的显像剂后行前位采集。

(1)第 1 帧图显示了融合异位肾的显像剂摄取(右边显像剂摄取明显更多),并且从第 1 帧图像开始就有显像剂排泄入膀胱。

(2)第 2 帧图出现了左肾残余部分的显像剂摄取增加,然后在后续显像上逐渐降低(实箭)。虚箭显示了左肾集合系统的显像剂摄取情况,也是先增高后降低。

(3)相反,右侧剩余部分持续出现集合系统的显像剂缓慢摄取(箭头)。

## 鉴别诊断

肾融合伴右侧残肾的梗阻。

## 教学要点

1.肾融合常在临床上无法识别,常在对不相关的原因进行影像检查时偶然发现。然而,需要注意的是,因为患者有肾结石和感染的风险,那么肾盂积水发生率高达 50%。

(1)发生率 1/1000。

(2)男性:女性=2:1。

(3)大多数(>90%)异位肾出现融合。

2.在这些患者中,需要采集前后位图像来获得分肾功能的定量平均数。注意,这可能还受脊柱椎体衰减的影响。

## 临床处置

泌尿外科就诊。

### 参考文献

Applegate K, et al. Tc-99m DMSA imaging of crossed fused renal ectopia. *Clin Nucl Med*. 1995;20(10):947–948.

Boyan N, et al. Crossed renal ectopia with fusion: report of two patients. *Clin Anat*. 2007;20(6):699–702.

## 病例 186

### 病史

40 岁健康志愿者, 肾脏捐赠者。其术前血清肌酐为 0.97。行肾动态检查以评估肾小球滤过率(GFR)。得到注射示踪剂后 6min 的图像(30 秒/帧)。

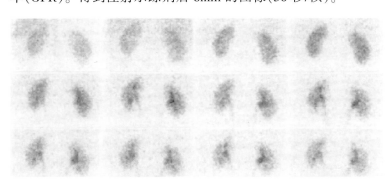

图 186.1

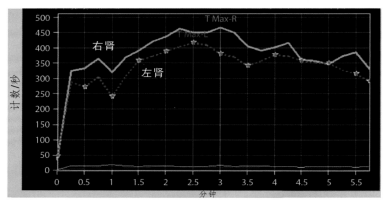

图 186.2

## 病例 186　肾小球滤过率的测量

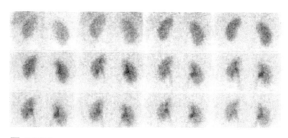

图 186.3

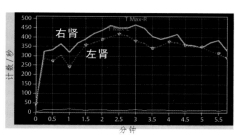

图 186.4

### 放射性药物/剂量/检查流程

$^{99m}$Tc-DTPA/10mCi/GFR 测量。

### 影像表现

1.图 186.3

(1)肾脏摄取正常,双肾功能分别为:左肾 46%,右肾 54%。

(2)集合系统在 2~3min(5~6 帧)时可见显像剂摄取,接下来输尿管显影;用 6min 来评估排泄后期太短了,但是评估 GFR 足够了。

(3)肝脏、脾脏在血流相的前 2min 内可见轻微的显像剂摄取。

2.图 186.4

(1)6min 的一段肾图。

(2)达峰时间:2.5~3min。

(3)双肾 GFR:118.4mL/min;左肾 54.6mL/min;右肾 63.8mL/min。

(4)通过体表面积矫正双肾 GFR:96.6mL/(min·1.73m²)。低线值:82mL/(min·1.73m²)/年龄。

### 鉴别诊断

正常 DTPA 肾图。

### 教学要点

1. GFR 测量可以使用滤过型显像剂,包括 $^{99m}$Tc-DTPA 来计算。$^{99m}$Tc-MAG3 是分泌型显像剂,由于其被肾脏高摄取可用于测量肾脏有效血浆流量。

2. GFR 显像测量法较血浆测量法的优势:

方便(不需要收集血浆或尿液样本);可以测量分肾功能。

3.不足

(1)过度依赖肾脏深度,如果肾脏深度高估 1cm 会导致 GFR 低估 14%,高估了 2cm 会导致 GFR 低估 26%;深度估算在肾扭转/异位肾/肾移植等方面可能会出现更多的问题。

(2)如果显像剂是渗透性的,结果可能是无效的、低估了实际情况。注射部位必须采集图像。

(3)因此,显像法可能没有双血浆法准确。对于一般临床适应证很有用,但不推荐用于研究。

### 临床处置

行左肾移植,无并发症发生。

### 参考文献

Gates GF. Split renal function testing using Tc-99m DTPA. A rapid technique for determining differential glomerular function. *Clin Nucl Med.* 1983;8(9):400–407.

Tonnesen KH, et al. Influence on the renogram of variation in skin to kidney distance and the clinical importance thereof. In: Zum Winkel K, et al., eds. *Radionuclides in Nephrology.* Acton, MA: Publishing Sciences Group; 1975:79–86.

# 病例 187

## 病史

患者女,52 岁,行肾移植 1 周后少尿。

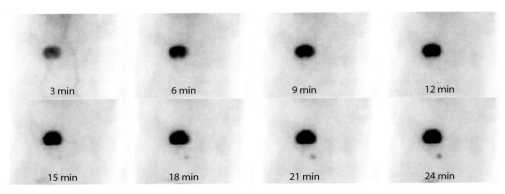

图 187.1

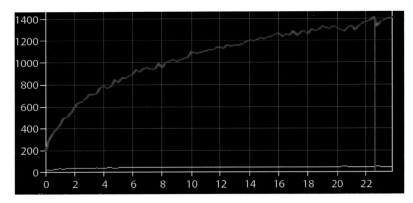

图 187.2

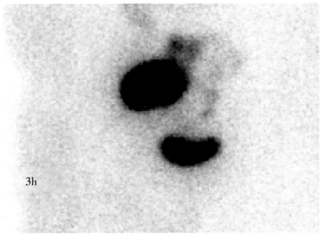

图 187.3

# 病例 187　急性肾小管坏死和尿漏

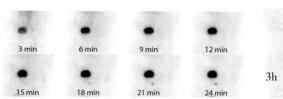

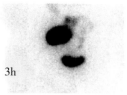

图 187.4　　　　　　　　　　图 187.5

## 放射性药物/剂量/检查流程

$^{99m}$Tc-MAG3/10mCi/行肾动态显像;3h 后行延迟显像。

## 影像表现

1.移植肾的显像剂快速摄取。

2.在动态显像最初的 25min,肾皮质显像剂不断摄取增高。

3.排泄明显延缓。

4.移植肾上内侧及中间肾外的显像剂分布与超声检测肾周液体相对应。

5.中等量排泄到膀胱。

## 鉴别诊断

1.肾移植后肾周积液的鉴别

(1)尿漏(尿囊肿)–最可能的显像结果。

(2)血清肿;血肿;淋巴囊肿(移植后几周/月)。

2.其他影像表现的鉴别

(1)急性肾小管坏死——最可能的情况。

(2)环孢素 A 的毒性;急性排斥反应。

## 教学要点

1.持续灌注,肾皮质显像剂摄取持续增高,而肾盂很少或没有积累,是典型的 ATN 的显像剂分布表现(见病例 184)。

在急性排斥反应中,灌注和功能成比例地降低。

2.发生于输尿管(手术损伤或发生排斥反应)或吻合部位的尿漏。治疗方案包括减压(行经皮肾支架植入术)和外科修复。

3.由于稀释作用,包裹性积液可能会轻度显像,而不像肾脏集合系统显像那么强烈;行延迟显像或 SPECT/CT 对诊断可能有帮助。

4.其他移植并发症

(1)超急性排斥:非常罕见。

(2)慢性排斥:随着时间的推移,灌注和摄取减少;类似于环孢素 A 的毒性和原发性肾病的复发;需要活检来鉴别。

(3)梗死:局灶性显像剂分布稀疏,边缘可见显像剂摄取。

(4)肾动脉狭窄:用卡托普利试验进行评估研究。

(5)尿路梗阻:肾盂中的示踪剂,缓慢出现在膀胱;呋塞米试验将证明半排时间延长。

## 临床处置

1.经尿道输尿管引流术和输尿管逆行支架置入术,改善尿排出。

2.治疗急性肾小管坏死。

**参考文献**

Maaloul M, et al. Diagnosis of urinoma complicating a renal graft using Tc99m-DTPA scintigraphy and factor analysis. *Eur J Nucl Med Mol Imaging*. 2005;32(7):854.

Nicoletti R. Evaluation of renal transplant perfusion by functional imaging. *Eur J Nucl Med*. 1990;16(8–10):733–739.

# 病例 188

## 病史

患者 26 岁,患有高血压,在 2 天内接受了 2 次肾脏扫描。

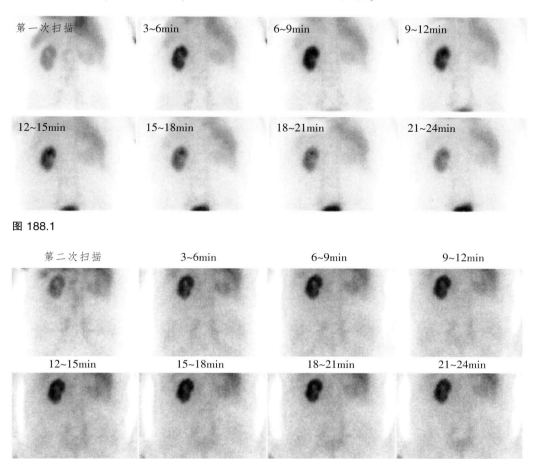

图 188.1

图 188.2

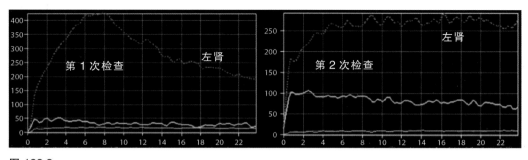

图 188.3

# 病例 188    血流动力学显著的左侧肾动脉狭窄

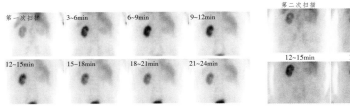

图 188.4                                          图 188.5

## 放射性药物/剂量/检查流程

$^{99m}$Tc-MAG3/10mCi/基础的肾显像(图 188.4),使用卡托普利(50mg,口服)后再次扫描(图 188.5)。

## 影像表现

1.在这两次显像中,右肾可见浅淡的显像剂分布。

2.图 188.4:左肾显像剂摄取增加到 6~9min 后开始减少。膀胱并不完全包括在视野中。膀胱充盈时间为 6~9min。血池相排泄延缓。

3.图 188.5:左肾皮质显像剂摄取滞留时间延长;在最后几帧图上可看到膀胱的轻度摄取。

4.图 188.3:在两次肾图中左肾的曲线有明显区别。

## 鉴别诊断

1.双侧肾动脉狭窄(RAS)(右肾长期存在)。

2.左侧 RAS 和其他原因引起的右肾萎缩。

## 教学要点

1.卡托普利阳性试验提示肾血管性高血压,进行血管成形术或外科手术可纠正 RAS。

2.RAS 导致滤过压减低;肾素-血管紧张素-醛固酮系统使肾出球小动脉保持滤过功能。血管紧张素转化酶抑制剂阻断了 RASS 系统,最终导致滤过降低。

3.行 $^{99m}$Tc-DTPA 肾动态检查卡托普利阳性试验有明显差异,这取决于卡托普利引起的肾失代偿的程度(即减少的 GFR)。而使用 $^{99m}$Tc-MAG3 显像时则表现得更直接,增加了肾皮质代谢时间。

4.达峰时间延长或显像剂持续摄取,无明显达峰的情况出现。肾图类似于急性肾小管坏死。

5.严重肾功能障碍时,甚至伴随 RAS 时,卡托普利试验常不能诊断。

6.ACE 抑制试验前使用 ACEI 48~72h,使用利尿剂 24~48h。

7.肾盂积水的处理:可在检查前或检查早期使用呋塞米(1mg/kg,最大剂量:40mg),使肾盏/盆腔放射活性降到最低。

## 临床处置

行肾动脉血管成形术以改善左侧 RAS 引起的高血压。

### 参考文献

Dondi M, et al. Prognostic value of captopril renal scintigraphy in renovascular hypertension. *J Nucl Med.* 1992;33(11):2040–2044.

Sfakianakis GN, et al. Single-dose captopril scintigraphy in the diagnosis of renovascular hypertension. *J Nucl Med.* 1987;28(9):1383–1392.

(张蜀茂 译)

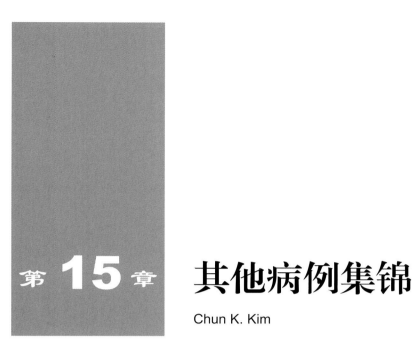

第 **15** 章 其他病例集锦

Chun K. Kim

## 病例 189

### 病史

1 例患者发现气管轻度左偏,疑有胸骨后异位甲状腺。行甲状腺扫描,下颈部的浓聚区(箭)是位于胸骨上切迹的放射性标记物。

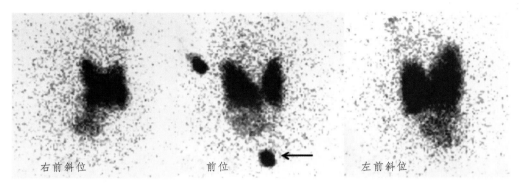

右前斜位　　　　　　　前位　　　　　　左前斜位

图 189.1

## 病例 189　视差错误和胸骨后异位甲状腺

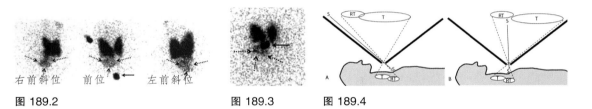

右前斜位　　前位　　左前斜位
图 189.2　　　　　　图 189.3　　图 189.4

### 放射性药物/剂量/检查流程

$^{123}$I-NaI/0.2mCi/针孔显像。

### 影像表现

1.图 189.2:甲状腺右叶(虚箭)较下方稍微靠后的位置可见放射碘的摄取,但位置显著高于胸骨上切迹(实箭)。

2.图 189.3:图 189.3 是一个重复图像,其中针孔开口位于胸骨上切迹的中央,同样显示于胸骨上切迹后稍下方的结构。

### 鉴别诊断

除胸骨后的异位甲状腺外无其他诊断。

### 教学要点

1.在图 189.4(A)中,针孔准直器位于甲状腺(T)的中央,这是甲状腺成像的典型位置。但是这种定位导致了视差错误。如图 189.4(A)所示,在针孔图像上胸骨后甲状腺组织(RT)错误地投影在胸骨上切迹(S)之上。

2.视差可以通过将针孔准直器定位在参考点之上(在这例患者是胸骨上切迹)来校正。图 189.3 就是按照图 189.4(B)所示采集的。

3.同样的,也可以使用平行孔准直器或 SPECT/CT 来明确解剖位置。

4.一些研究者建议采用 $^{131}$I 评估胸骨后甲状腺,因为 $^{131}$I 高能光子(364KeV)较 $^{123}$I 光子(159KeV)在胸骨的衰减小。然而,与 $^{131}$I 相比,$^{123}$I 由于其最佳的 γ 成像光子能量提供了更好的图像质量,较低的辐射导致 $^{123}$I 需采用更高剂量的显像剂。因此,$^{123}$I 一般足以达到评估胸骨后甲状腺的目的,如本案所示。$^{99m}$Tc-高锝酸盐不建议使用,是因为胸骨后区的血池活性高,甲状腺/本底比率很低。

### 临床处置

手术被认为是胸骨后甲状腺肿的治疗方案。

### 参考文献

McKitrick WL, et al. Parallax error in pinhole thyroid scintigraphy: a critical consideration in the evaluation of substernal goiters. *J Nucl Med.* 1985;26(4):418–420.

## 病例 190

### 病史

进行 $^{111}$In-WBC 扫描以定位菌血症的来源。全身前后位图如图 190.1 所示。

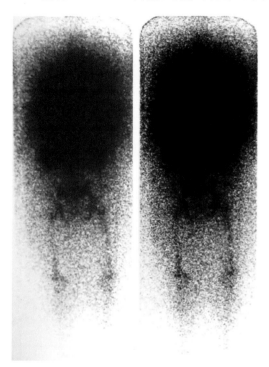

图 190.1

## 病例 190　近期放射性碘治疗 Graves 病

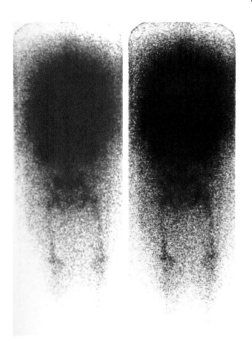

图 190.2

### 放射性药物/剂量/检查流程

$^{111}$In-WBC/0.5mCi/静脉注射 24h 后显像。

### 影像表现

1.除下肢外,全身都可见明显显像剂浓聚。

2.示踪剂在股骨和胫骨平台区域的摄取代表轻微的骨髓扩张。

正常情况下,活动性造血骨髓仅限于成人的中轴骨、近端肱骨和股骨。然而,在各种疾病所致的贫血患者中,骨髓扩张范围更远。

### 鉴别诊断和教学要点

1.显像剂污染:考虑到显像剂全身分布的程度和强度,不大可能。

2.患者在本次扫描前数天接受 15mCi $^{131}$I 治疗 Graves 病。全身都呈模糊的放射性显像剂分布,是因为患者进行了比 0.5mCi $^{111}$In 活度更高的 $^{131}$I(15mCi)治疗,$^{131}$I 在甲状腺中高保留,其半衰期为 8 天,其高能量(364keV)γ 光子可穿透用于 $^{111}$In 成像的中能量准直器的隔片。

图 190.1 所示的图像是基于模拟的,用于在计算机上查看"数字"图像之前在视图框中查看。在数字图像上,降低显像剂摄取程度将显示甲状腺床区的局灶性显像剂浓聚,并且会降低具有 $^{111}$In-WBC 摄取(即肝脏、脾脏和骨髓)的结构的可见度。

### 临床处置

1.放射性核素治疗前采集病史。

2.停止成像,因为无诊断作用。

## 病例 191

### 病史

　　患者女,42 岁,行 $^{99m}$Tc 标记的红细胞胃肠道出血显像。图 191.1 显示了第 1 组连续的动态图像(约 30min)。

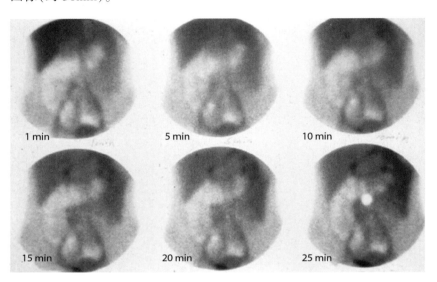

图 191.1

# 病例 191　钡餐的 γ 光子衰减

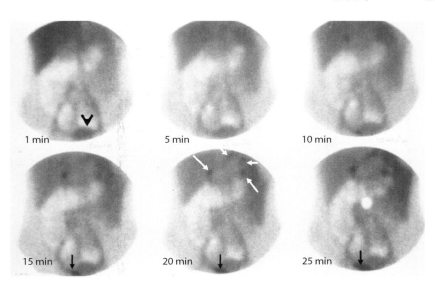

图 191.2

## 放射性药物/剂量/检查流程

$^{99m}$Tc-RBC/20mCi/腹部前位动态显像。

## 影像表现、鉴别诊断和教学要点

1.影像表现 1：升结肠和横结肠的显像剂缺损。

(1)显像剂分布缺损是由于结肠钡餐造成的。高密度对比材料可以减弱 γ 光子并掩盖消化道出血的表现。钡积聚在一个区域可能会导致类似于肿块的显像剂缺损区。例如，在骨或肾脏扫描的后视图中，直肠内的钡可能表现为膀胱尿液中的显像剂分布缺损区。行其他体位显像可能有帮助。

(2)肠管内空气不会衰减光子，而充满液体或粪便的肠管可能会出现一定程度的衰减，但通常不会出现如图 191.1 所示的缺损。

2.影像表现 2：椭圆形显像剂摄取增加(箭头)。

(1)与子宫、子宫肌瘤、其他盆腔肿块的比较——可能与月经情况相关，需要行盆腔超声检查。

(2)这并不是由于胃肠道出血引起的，因为放射性活动在第 1 帧出现，且整个显像过程中都不变。

3.影像表现 3：上腹部显像剂摄取逐渐增加(图 191.2，白箭)。

游离高锝酸盐、胃出血、胃炎的比较。如果是出血，显像剂会出现移位。如果是胃炎，会从一开始出现血池活性增加，且不会有任何明显的变化。最有可能是游离高锝酸盐，因为放射性活度逐渐增加，不像膀胱的显像剂摄取情况(见影像表现 4)。

4.影像表现 4：示踪剂在下骨盆中的积聚(黑箭)。

膀胱中的排泄活性与下骨盆出血比较。额外的动态图像显示显像剂没有移位或不同体位显像可提供更详细的位置(前位对比后位)。

5.影像表现 5：脾大，符合白血病的病史。

## 临床处置

患者诊断为感染性结肠炎，并进行了相关治疗。

# 病例 192

## 病史

气短;排除肺栓塞。在吸入 $^{99m}$Tc-DTPA 气雾剂后获得肺通气图像(前 2 排)。随后给患者注射 $^{99m}$Tc-MAA,获得肺灌注图像(底部 2 行)。使用双探头 γ 照相机进行检查,用探头 1 得到前位、右前斜位、右侧和右后斜位图像。探头 2 得到后位、左后斜位、左侧位、左前斜位图像。

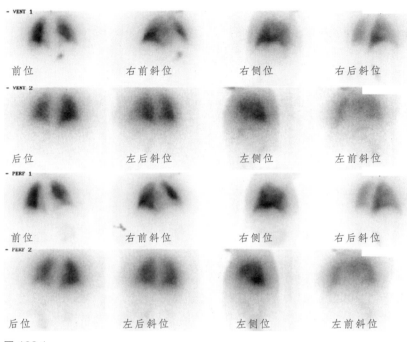

图 192.1

# 病例 192 显像过程中探头 2 移位

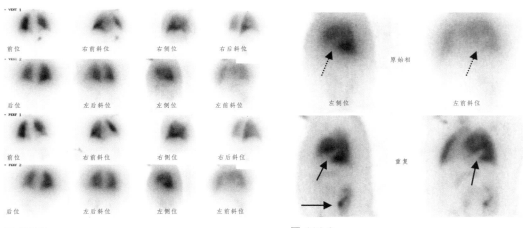

图 192.2

图 192.3

## 放射性药物/剂量/检查流程

见病例 30。

## 影像表现

1.图 192.2:探头 2(第 2 行和第 4 行)获得的通气和灌注图像不像探头 1(第 1 行和第 3 行)获得的图像那样清晰。此外,第 2 行和第 4 行的图像质量从左到右变差。

2.图 192.3:重复使用探头 1 得到左侧和左前斜位灌注图像(下排),显示下舌段尖锐的楔形缺损,以及肾脏中显像剂摄取增加,符合 DTPA 气雾剂间歇吸入血液,随后经肾脏排泄。

## 鉴别诊断

由于患者与探头 2(检查床下方)之间的距离增加而导致分辨率降低。

## 教学要点

1.不正确的能量设置会降低图像均匀度,降低灵敏度并增加散射。

(1)光峰的变化可能是由于电压或温度变化或光电倍增管等因素造成的。

(2)需考虑光峰设置的突然变化。

(3)如果发现光峰变化,则需要检查其他放射性核素的设置。

2.图像低分辨率的一个常见原因(可以说是最常见的原因)是因为平行孔准直器离患者太远了。相机越远,图像分辨率越低。这通常导致结构边缘模糊,但不会增加散射光子的数量。在图 192.2 和图 192.3 的上图中,可看到肺周围组织中散射光子的数量增加。

## 临床处置

需完成 γ 相机的质量控制,包括对问题的全面检查。

## 参考文献

Minimum quality control requirements for nuclear medicine equipment. http://www.anzsnm.org.au/cms/assets/Uploads/Documents/Committees/Technical-Standards/Minimum_QC_Tests_5_7.pdf (accessed on October 5, 2014).

## 病例 193

### 病史

无。放射性药物是什么？出现图 193.1 中的现象的原因是什么？

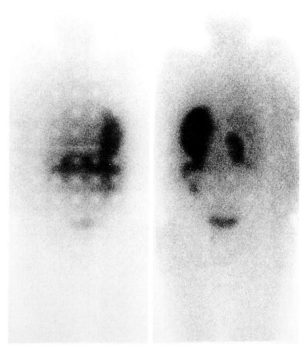

图 193.1

## 病例 193 光电倍增管由于光峰能量设置错误造成的伪影

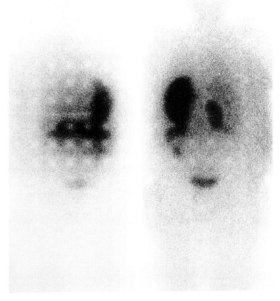

图 193.2

### 放射性药物/剂量/检查流程

In–喷曲肽/5mCi/静脉注射后 24h 显像。

### 影像表现

1.多发显像剂分布缺损。

2.图像分辨率差。

### 鉴别诊断

无。

### 教学要点

1.设置光峰的能量在该区域主要能量的上缘光峰(更高的光子能量范围)可能导致光电倍增管(PM)相对显像剂分布缺损。相反,光峰能量窗口设置在该区域的主要能量的下缘光峰(较低的光子能量范围)会导致相对的显像"热点"。

2.当光电倍增管使用另外的核素调整成最佳图像质量时,这种效应可能会增强。

### 临床处置

γ 相机需行质量控制。

**参考文献**

Early PJ. Chapter 13. Planar imaging. In: Early PJ, Sodee DB, eds. *Principles and Practice of Nuclear Medicine*. 2nd ed. St. Louis: Mosby-Year Book; 1995:251–290.

# 病例 194

## 病史

具有血小板减少性紫癜和脾切除史的患者使用核医学 $^{99m}$Tc–硫胶体显像来评估副脾。

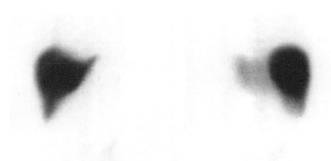

5 月 6 日

图 194.1

# 病例 194　强度设置不理想致副脾硫胶体假阴性显像

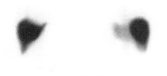

5月6日

图 194.2

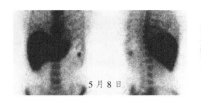

5月8日

图 194.3

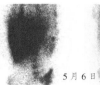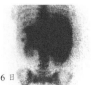

5月6日

图 194.4

## 放射性药物/剂量/检查流程

1.图 194.2 和图 194.4：⁹⁹ᵐTc–硫胶体/5mCi/在注射显像剂 15min 后行多方位成像。

2.图 194.3：热变性 ⁹⁹ᵐTc-RBC/5mCi/显像剂注射 60min 后行静态多方位成像。

## 影像表现

1.图 194.2：肝脏和骨髓中正常摄取。显像结果认为"没有副脾"。请注意，对于典型的肝脏/脾脏扫描，图像强度进行了优化。

2.图 194.3：2 天后进行的热变性红细胞显像，可见左上象限中的显像剂摄取增加，与副脾一致。

3.图 194.4：回顾性分析 ⁹⁹ᵐTc–硫胶体显像，调节不同的参数清楚地显示副脾。

## 鉴别诊断

无。

## 教学要点

1.见病例 171。

2.脾脏组织对硫胶体的摄取低于变性红细胞的摄取。尽管如此，适当调整图像设置可改善硫胶体显像时对副脾的探测。如果平面成像的结果是阴性或不确定的，强烈建议使用 SPECT（或 SPECT/CT）进行扫描。

## 临床处置

手术切除。

### 参考文献

Alvarez R, Diehl KM, Avram A, Brown R. Piert M. Localization of splenosis using 99mTc-damaged red blood cell SPECT/CT and intraoperative gamma probe measurements. *Eur J Nucl Med Mol Imaging.* 2007;34(6):969.

Armas RR. Clinical studies with spleen-specific radiolabeled agents. *Semin Nucl Med.* 1985;15(3):260–275.

（张瑜　译）

# 附 录

表 1 放射性核素的物理特性

| 放射性核素 | 物理半衰期 | 衰变类型（释放 γ 射线或 X 线） |
|---|---|---|
| $^{11}$C（碳-11） | 20min | β+（γ 511keV） |
| $^{13}$N（氮-13） | 10min | β+（γ 511keV） |
| $^{15}$O（氧-15） | 2min | β+（γ 511keV） |
| $^{18}$F（氟-18） | 110min | β+（γ 511keV） |
| $^{32}$P（磷-32） | 14.3 天 | β- |
| $^{57}$Co（钴-57） | 271 天 | EC（γ 122keV） |
| $^{67}$Ga（稼-67） | 78h | EC（γ 93、185、300、394keV） |
| $^{81m}$Kr（氪-81m） | 13s | IT（γ 191keV） |
| $^{82}$Rb（铷-82） | 1.3min | EC |
| | | β+（γ 511keV） |
| $^{89}$Sr（锶-89） | 50.5 天 | β- |
| $^{90}$Y（钇-90） | 64h | β- |
| $^{99}$Mo（钼-99） | 66h | β- |
| $^{99m}$Tc（锝-99m） | 6h | IT（γ 140keV） |
| $^{111}$In（铟-111） | 2.8 天 | EC（γ 171、245keV） |
| $^{123}$I（碘-123） | 13.2h | EC（γ 159keV） |
| $^{124}$I（碘-124） | 4.2 天 | EC（大量的 γ 射线） |
| | | β+（γ 511keV） |
| $^{125}$I（碘-125） | 60 天 | EC（γ 35keV 与大量 X 线 27~32keV） |
| $^{131}$I（碘-131） | 8 天 | β-（γ 364keV） |
| $^{133}$Xe（氙-133） | 5.2 天 | β-（γ 81keV） |
| $^{153}$Sm（钐-153） | 46.7 天 | β-（γ 103keV） |
| $^{201}$Th（铊-201） | 73h | EC（γ 135、157keV）（X 线 69~80keV） |
| $^{223}$Ra（镭-223） | 11.4 天 | α |

# 病例索引

# 索引